実験医学 増刊 Vol.37-No.2 2019

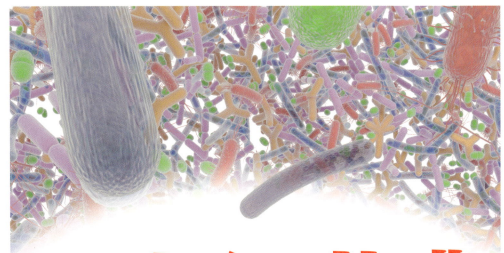

腸内細菌叢
健康と疾患を制御するエコシステム

編集＝大野博司

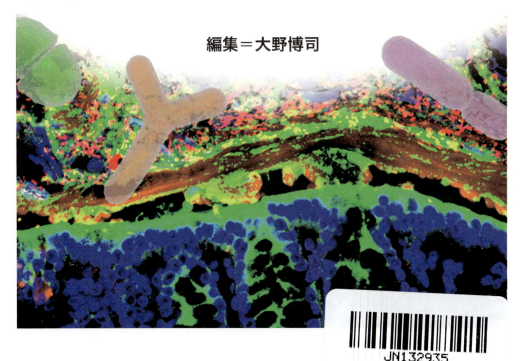

羊土社

【注意事項】本書の情報について─────────────────────────────────
　本書に記載されている内容は，発行時点における最新の情報に基づき，正確を期するよう，執筆者，監修・編者ならびに出版社はそれぞれ最善の努力を払っております．しかし科学・医学・医療の進歩により，定義や概念，技術の操作方法や診療の方針が変更となり，本書をご使用になる時点においては記載された内容が正確かつ完全ではなくなる場合がございます．また，本書に記載されている企業名や商品名，URL等の情報が予告なく変更される場合もございますのでご了承ください．

序

　2014年3月に服部正平博士とともに編者を務めた実験医学増刊号Vol.32 No.5「常在細菌叢が操るヒトの健康と疾患」が刊行されてからちょうど5年が経過しようとしている今，めまぐるしい展開を見せる細菌叢研究の最新の情報を，再び実験医学増刊号の編者として上梓できることになった．

　そもそも，ヒトの腸内（糞便内）の共生微生物の存在は，17世紀後半に「微生物学の父」と称されるアントーニ・ファン・レーウェンフック（Springerから「Antonie van Leeuwenhoek」と言う微生物学学術誌が刊行されている）が，自作の顕微鏡（彼は商人でありながら趣味として顕微鏡を作製し，その倍率200倍以上と，当時の一般的な顕微鏡の10倍以上を誇っていたことから，「顕微鏡の父」と言われることもある）を用いて，人間の糞便を観察し，うごめく微小な生物を発見したことに端を発して知られるようになった．ちなみに，画家のフェルメールもレーウェンフックと同じ1632年に同じオランダのデルフトで誕生している．レーウェンフックの顕微鏡スケッチ画が，あるときから芸術作品のような筆致で描かれており，福岡伸一博士はフェルメールが代わりに描くようになったとの仮説をたてている（レーウェンフックはフェルメールの死後，その遺産管財人となっていることから，何らかの関係があった可能性は高い．実際，美術研究者らは，フェルメールの「天文学者」，「地理学者」のモデルはレーウェンフックであると考えている）．

　前置きが長くなったが，腸内細菌叢はレーウェンフックの時代から，神秘的な人体の小宇宙として研究者を，ときには芸術家を惹き続けたに違いない．時を経ること300有余年，腸内細菌叢の正常な組成からの逸脱・異常（dysbiosis）が様々な疾患の発症要因や増悪因子となることなど，現在では腸内細菌叢をはじめとする共生細菌群が宿主の生理・病理に多大な影響を及ぼすことが次々と明らかになっている．

　本書が，この分野や周辺・関連領域の研究者の新たな視点や着想の一助となり，さらには生物学・生命科学を志す若き研究者や臨床に携わる医師の皆様が共生細菌叢と宿主の生理や病理の関係に興味を持ち，あるいはこの分野に参入するきっかけとなれば望外の喜びである．お忙しい中ご執筆いただいた先生方には，この場を借りて心からお礼を申し上げたい．さらに，羊土社の早河輝幸氏ならびに本多正徳氏には，本企画の立案から編集を通して大変お世話になった．末筆ながらここに深謝の意を表する．

2019年1月

大野博司

実験医学 増刊 Vol.37-No.2 2019

腸内細菌叢
健康と疾患を制御するエコシステム

序 .... 大野博司

概論 拡大・深化する常在細菌叢研究 .... 大野博司　10（154）

第1章　常在細菌叢の基礎と解析技術

1. ロングリードシークエンサーを用いた
   ヒトマイクロバイオーム解析の新展開 .... 須田 亙　16（160）

2. メタゲノムデータの情報解析とデータベース
   .... 村上 匠，森 宙史，黒川 顕　23（167）

3. *de novo*アセンブリの新技術とメタゲノムへの応用
   .... 梶谷 嶺，伊藤武彦　29（173）

4. マイクロバイオームの数理モデル .... 高安伶奈　36（180）

5. マイクロバイオームの1細胞解析技術の現状 .... 雪 真弘，大熊盛也　42（186）

CONTENTS

第2章　常在細菌叢と生理・病理

I　免疫・腫瘍免疫の制御

1. 腸管上皮細胞の粘膜バリアによる腸内細菌制御 ……………奥村　龍，竹田　潔　48 (192)

2. 腸管IgAによる腸内細菌制御 ……………………………………石垣佳祐，新藏礼子　55 (199)

3. 共生細菌が制御する自然リンパ球と疾患誘導 ………………佐藤尚子，大野博司　61 (205)

4. T細胞を誘導する腸内常在菌とがん免疫への関与
　　　　　　　　　　　　　　　　　　　　　　田之上 大，新　幸二，本田賢也　67 (211)

5. 腸内細菌叢とがん免疫応答 ……………………………………福岡聖大，西川博嘉　73 (217)

II　炎症・免疫関連疾患

6. 炎症性腸疾患 (IBD) と腸内細菌叢 …………………………………………大草敏史　78 (222)

7. 糞便微生物移植は腸内環境改善の最適解か？ ………………水野慎大，金井隆典　85 (229)

8. 腸内細菌と自己免疫疾患 ………………………………………髙橋大輔，長谷耕二　91 (235)

9. アレルギー疾患と腸内細菌叢 ………………………………………………下条直樹　97 (241)

10. 菌叢, 病原微生物のクオラムセンシングと皮膚炎惹起 ……………松岡悠美　104 (248)

11. 口－腸－全身軸に基づく歯周病と全身疾患の関係 …………………山崎和久　110 (254)

III 全身恒常性の制御

12. 宿主代謝制御と腸内細菌叢 ································ 木村郁夫　119 (263)

13. 自己免疫疾患としての1型糖尿病と腸内細菌との関連 ············ 下川周子　127 (271)

14. 老化と腸内細菌 ································ 中西裕美子，大野博司　134 (278)

IV 精神・神経系の制御，救急医療

15. 腸内細菌叢や免疫系が情動に及ぼす影響 ······ 宮島倫生，Sidonia Fagarasan　140 (284)

16. 幼少期環境による中枢発達にかかわる腸内細菌叢の役割
································ 菊水健史，上村いつか，茂木一孝　148 (292)

17. パーキンソン病と腸内細菌叢 ································ 大野欽司，平山正昭　155 (299)

18. 多発性硬化症における腸内細菌の影響 ················ 宮内栄治，大野博司　159 (303)

19. 救急・集中治療領域の腸内細菌叢と腸管内治療 ········ 清水健太郎，小倉裕司　164 (308)

CONTENTS

第3章 世界と日本の研究動向

1. ヒトマイクロバイオーム研究の産業への応用
　―JMBCの設立と国内企業の動向について
　　　　寺内　淳, 片岡二郎, 藤井千之, 梶浦貴之, 笠原　堅, 亀山恵司, 柴垣奈佳子　172 (316)

2. IHMC（国際ヒト細菌叢コンソーシアム）と世界細菌叢デー
　　　　　　　　　　　　　　　　　　　　　　　　　　　Todd D. Taylor　176 (320)

3. NIH（米国国立衛生研究所）でのヒト細菌叢研究の概要
　　　　　　　　　　　　　　　　　　　　　　　　　　　Lita M. Proctor　182 (326)

4. EU（欧州連合）におけるヒト細菌叢研究の資金調達と動向
　　　　　　　　　　　　　　　　　　　　　　　　　　　Dirk Hadrich　188 (332)

5. 中国におけるヒト細菌叢研究の動向　　　　Baohong Wang, Lanjuan Li　193 (337)

索　引　　　　　　　　　　　　　　　　　　　　　　　　　　　　　　198 (342)

表紙画像解説

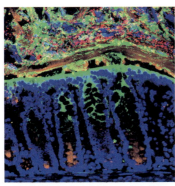

◆管腔内容物を含む大腸組織
詳細は第2章-1参照.

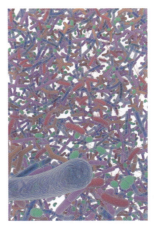

◆腸内細菌叢のイメージ（CG）

執筆者一覧

● 編　集

大野博司　　理化学研究所生命医科学研究センター粘膜システム研究チーム／神奈川県立産業技術総合研究所／横浜市立大学大学院生命医科学研究科生命医科学専攻

● 執　筆 (五十音順)

新　幸二	慶應義塾大学医学部微生物学・免疫学教室／理化学研究所生命医科学研究センター消化管恒常性研究チーム	田之上 大	慶應義塾大学医学部微生物学・免疫学教室／理化学研究所生命医科学研究センター消化管恒常性研究チーム
石垣佳祐	東京大学定量生命科学研究所免疫・感染制御研究分野	寺内　淳	日本マイクロバイオームコンソーシアム／小野薬品工業株式会社
伊藤武彦	東京工業大学生命理工学院	中西裕美子	理化学研究所生命医科学研究センター粘膜システム研究グループ／神奈川県立産業技術総合研究所
大草敏史	順天堂大学大学院腸内フローラ研究講座／東京慈恵会医科大学附属柏病院消化器・肝臓内科	西川博嘉	国立がん研究センター研究所腫瘍免疫研究分野／先端医療開発センター免疫TR分野／名古屋大学大学院医学系研究科微生物・免疫学講座分子細胞免疫学
大熊盛也	理化学研究所バイオリソース研究センター微生物材料開発室		
大野欽司	名古屋大学医学系研究科神経遺伝情報学	長谷耕二	慶應義塾大学薬学部薬科学科生化学講座
大野博司	理化学研究所生命医科学研究センター粘膜システム研究チーム／神奈川県立産業技術総合研究所／横浜市立大学大学院生命医科学研究科生命医科学専攻	平山正昭	名古屋大学医学系研究科医療技術学
		福岡聖大	国立がん研究センター先端医療開発センター新薬臨床開発分野
奥村　龍	大阪大学大学院医学系研究科免疫制御学	藤井千之	日本マイクロバイオームコンソーシアム／大塚製薬株式会社
小倉裕司	大阪大学医学部附属病院高度救命救急センター		
笠原　堅	日本マイクロバイオームコンソーシアム／株式会社ちとせ研究所	本田賢也	慶應義塾大学医学部微生物学・免疫学教室／理化学研究所生命医科学研究センター消化管恒常性研究チーム
梶浦貴之	日本マイクロバイオームコンソーシアム／味の素株式会社	松岡悠美	千葉大学大学院医学研究院皮膚科学
梶谷　嶺	東京工業大学生命理工学院	水野慎大	慶應義塾大学医学部内科学（消化器）
片岡二郎	日本マイクロバイオームコンソーシアム／日本たばこ産業株式会社	宮内栄治	理化学研究所生命医科学研究センター粘膜システム研究チーム
金井隆典	慶應義塾大学医学部内科学（消化器）	宮島倫生	理化学研究所生命医科学研究センター粘膜免疫研究チーム
上村いつか	麻布大学獣医学部		
亀山恵司	日本マイクロバイオームコンソーシアム／味の素株式会社	村上　匠	国立遺伝学研究所生命情報研究センター
菊水健史	麻布大学獣医学部	茂木一孝	麻布大学獣医学部
木村郁夫	東京農工大学大学院農学研究院応用生命化学専攻	森　宙史	国立遺伝学研究所生命情報研究センター
黒川　顕	国立遺伝学研究所生命情報研究センター	山崎和久	新潟大学大学院医歯学総合研究科口腔保健学分野
佐藤尚子	理化学研究所生命医科学研究センター粘膜システム研究チーム	雪　真弘	理化学研究所バイオリソース研究センター微生物材料開発室
柴垣奈佳子	日本マイクロバイオームコンソーシアム／株式会社資生堂	Sidonia Fagarasan	理化学研究所生命医科学研究センター粘膜免疫研究チーム
清水健太郎	大阪大学医学部附属病院高度救命救急センター	Dirk Hadrich	欧州委員会欧州委員会研究イノベーション総局革新個別化医療ユニット
下川周子	群馬大学大学院医学系研究科生体防御学		
下条直樹	千葉大学大学院医学研究院小児病態学	Lanjuan Li	浙江大学医学部附属第一医院感染症診断治療研究室
新藏礼子	東京大学定量生命科学研究所免疫・感染制御研究分野	Lita M. Proctor	米国国立衛生研究所ヒトゲノム研究所
須田　亙	理化学研究所生命医科学研究センターマイクロバイオーム研究チーム	Todd D. Taylor	理化学研究所生命医科学研究センターマイクロバイオーム研究チーム
髙橋大輔	慶應義塾大学薬学部薬科学科生化学講座	Baohong Wang	浙江大学医学部附属第一医院感染症診断治療研究室
高安伶奈	東京大学大学院医学系研究科		
竹田　潔	大阪大学大学院医学系研究科免疫制御学		

実験医学 増刊 Vol.37-No.2 2019

腸内細菌叢
健康と疾患を制御するエコシステム

編集＝大野博司

概論

拡大・深化する常在細菌叢研究

大野博司

はじめに

　地球に存在する生命体はすべて真正細菌（細菌），古細菌，真核生物の3つのドメインに分類される．そのなかで細菌は，地球上に最初に現れ，地球上のほぼあらゆる環境に適応し，最も繁栄している生命体であり，地球上の全バイオマスの1/3～1/2をも占めるとされる．それはわれわれヒトを含む動植物のからだも例外ではなく，例えば動物では外部環境と接する皮膚や粘膜面には，膨大な数の共生細菌群，「常在細菌叢」が定着している（**図1**）．特に大腸は細菌の生育にとって最適な環境であり，地球上のあらゆる環境中でも飛び抜けて高密度の細菌群が棲息するとされ，その総数は40兆以上と[1]，ヒト個体を構築している体細胞数（白人の成人男性で約30兆，女性では23兆と試算されている[1]）を凌駕する．現在でも微生物叢研究の重要な解析手法の1つであり，本増刊号でもさまざまに取り上げられているメタゲノム解析の結果，健常者の糞便中の細菌叢が保有する細菌遺伝子数の総計は約70万と，宿主であるヒトの遺伝子数22,000の数十倍にも及ぶことがわかった[2]．このように多岐にわたる遺伝子を有する腸内細菌叢はわれわれ真核生物とは異なる独自のより複雑な代謝系を有し，宿主の体表面や腸管内でさかんに増殖しながらさまざまな代謝産物を恒常的に産生・分泌しており，われわれの生理・

[略語]
AMED：Japan Agency for Medical Research and Development
　　（国立研究開発法人日本医療研究開発機構）
COCN：Council on Competitiveness-Nippon（産業競争力懇談会）
HMP：Human Microbiome Project
IHMC：International Human Microbiome Consortium（国際ヒト細菌叢コンソーシアム）
MetaHIT：Metagenomics of the Human Intestinal Tract
NGS：next generation sequencer（次世代シークエンサー）
SIP：Cross-ministerial Strategic Innovation Promotion Program
　　（戦略的イノベーション創造プログラム）

Recent expanding and deepening of commensal microbiome study
Hiroshi Ohno[1]～[3]：Laboratory for Intestinal Ecosystem, RIKEN Center for Integrative Medical Sciences[1] /Kanagawa Institute of Industrial Science and Technology[2] /Department of Medical Life Science, Graduate School of Medical Life Science, Yokohama City University[3]（理化学研究所生命医科学研究センター粘膜システム研究チーム[1] /神奈川県立産業技術総合研究所[2] /横浜市立大学大学院生命医科学研究科生命医科学専攻[3]）

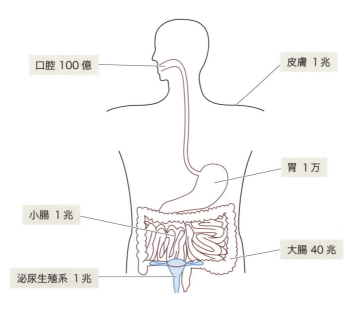

図1　ヒト常在細菌叢の部位別の概数
http://leib.rcai.riken.jp/riken/index.html より引用.

病理に大きな影響を与えている．本増刊号では，常在細菌叢・微生物叢研究の最近のトレンドを紹介するとともに，わが国を含めた各国の微生物叢研究への取り組みについても寄稿いただいた．その構成は，主として解析技術に関する章，常在細菌叢と生理・病理に関する章，世界と日本における研究動向を紹介する章，の3章からなる．以下にその内容を概説する．

1．常在細菌叢の基礎と解析技術

　常在細菌叢の研究は，従来は細菌を単離培養し，その生物学的・生化学的・遺伝学的性状を詳細に調べるのがルーチンであった．ところが2000年中頃より，いわゆる次世代シークエンサー（next generation sequencer：NGS）の登場により，状況は一変した．常在細菌叢から直接ゲノムDNAを抽出し，培養を経ることなく配列決定する「メタゲノム解析」が可能になったことで，培養可能な優勢菌種のみならず，難培養菌や少数菌のゲノム配列も取得可能となった．これにGF（無菌）マウスやノトバイオートマウス（特定の細菌叢が定着したマウス）実験を組合わせることで，生体における菌の挙動も徐々にではあるが明らかにされつつある．
　NGSによる細菌叢集解析は，細菌集団から抽出した細菌ホールゲノムのゲノム断片をランダムにショットガン配列解析することで，集団としてどのような遺伝子をもつかを解析するメタゲノム解析と，系統マーカー遺伝子（細菌の場合一般には16S rRNA遺伝子）を増幅して配列解析することで，その集団がどのような細菌で構成されているかその構成比を解析するアンプリコン解析（メタ16S解析）に大別される．後者は1サンプル当たりの解析単価は比較的安価であるが，集団がどのような細菌から構成されているかという情報しか得られないのに対し，前者は解析単価は高価となるが，細菌群が集団としてどのような遺伝子を保有しているかがわかる．経費やその後の情報解析の複雑さなどから，これまでの解析はメタ16S解析が多かったが，最近では年々解析単価が低く抑えられつつあることも手伝い，得られる情報量が圧倒的に

多いこともあって，徐々にではあるがメタゲノム解析の割合が増えつつある．しかし，これまでのメタゲノム解析はほとんどすべてが100～300 bpという短いDNA断片をIllumina社製に代表されるショートリードNGSで解析するものであり，細菌ゲノム全長をカバーするようなアッセンブリーはほぼ不可能である．これに対し，最近注目されているロングリードNGSを用いることで，細菌のみならずウイルスやファージの配列情報などショートリードでは得られないさまざまな追加情報が得られることから，今後の微生物叢研究に重要な手法と考えられる（第1章-1，須田の稿，以下敬称略）．

NGSによる解析は膨大なデータ量を産出するため，その後のバイオインフォマティクス解析やデータベースの整備も非常に重要である（第1章-2，村上ら）．また，ロングリードが出はじめたとはいえ，いまだショートリードのショットガンメタゲノム解析が主流であり，第1章-3（梶谷ら）は単離サンプルのゲノム解析で進捗の著しい新規ゲノム配列決定（de novoアセンブリ）の新技術をメタゲノム解析への応用について紹介している．さらに，細胞内シグナル伝達や代謝経路などの研究では，その特徴を定量化し，数理モデル化することで，生命活動の初反応を予測しようという研究がさかんである．細菌叢は種類や数も多く複雑でダイナミックであるが，その数理モデルの構築が試みられている（第1章-4，高安）．

メタゲノム解析は微生物叢を網羅的トップダウン手法により俯瞰的に捉える研究法であるが，これと相補的な研究として，細菌叢を構成する個々の細菌を従来の培養を経ずに難培養菌も含めて1細胞レベルで解析しようとする研究も進められており，雪ら（第1章-5）が解説する．

2．常在細菌叢と生理・病理

　腸内細菌叢と宿主のさまざまな生理作用や，免疫関連疾患，腸管疾患，代謝内分泌疾患，精神・神経疾患など多種多様な疾患の発症とのかかわりがこの10年ほどで急速に明らかとなっている（**図2**）．第2章では，この腸内細菌叢と宿主の相互作用による生理・病理の制御について，免疫応答，炎症・免疫関連疾患，代謝恒常性，精神・神経系など，の観点からご執筆いただいている．

　まず免疫応答との相互作用では，宿主粘膜バリアによる腸内微生物の制御機構（第2章-1，奥村ら），粘膜系に分泌され体内外の境界という水際で生体防御を司るIgAによる腸内細菌制御（第2章-2，石垣ら），比較的最近その存在が明らかとなった自然リンパ球とその役割（第2章-3，佐藤ら），種々のT細胞サブセットを誘導する腸内細菌群（第2章-4，田之上ら），腸内細菌叢とがん免疫応答（第2章-5，福岡ら）について解説する．

　ついで炎症・免疫関連疾患では，炎症性腸疾患（第2章-6，大草），糞便微生物移植の可能性（第2章-7，水野ら），腸内細菌と自己免疫疾患（第2章-8，髙橋ら），小児アレルギー疾患（第2章-9，下条），アトピー性皮膚炎と病原菌・皮膚細菌叢のかかわり（第2章-10，松岡），ならびに口腔細菌叢と全身性炎症性疾患とのかかわり（第2章-11，山崎）について紹介する．

　全身の恒常性と代謝にかかわるトピックとしては，腸内細菌叢と代謝制御について，主に食とのかかわりの観点から木村（第2章-12）が，さらに1型糖尿病（第2章-13，下川）および老化（第2章-14，中西ら）を解説している．

　精神・神経系と腸内細菌叢の関連では，宮島ら（第2章-15）が免疫系や情動とのかかわりについて，菊水ら（第2章-16）は中枢神経系の発達と情動における役割について，大野ら（第2章-17）はパーキンソン病との関連について，宮内ら（第2章-18）は多発性硬化症の発症に

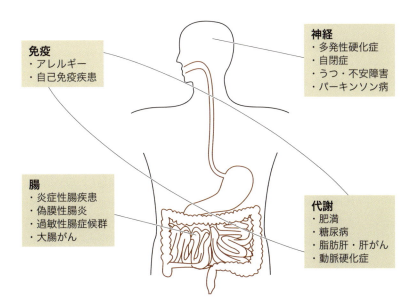

図2　腸内細菌叢が関与する疾患の例
http://leib.rcai.riken.jp/riken/index.html より引用．

おける役割について述べる．さらに，救急・集中治療領域における腸内細菌叢のdysbiosisとそのプロバイオティクス・プレバイオティクスによる介入について清水ら（第2章-19）が概説する．

3．世界と日本の研究動向

　共生細菌叢研究は，特に今世紀初頭のその黎明期には多くのコストを要することから，国家的資金による研究支援が強く望まれた．本邦においては，2003年というかなり早い時期から産業界を巻き込む形で省庁への働きかけが行われたが，残念ながら当時は予算化には至らなかった．世界的にもヒト共生細菌叢研究は今後重要であるとの認識から，細菌学や病原菌ゲノムの研究者達が呼応して国際会合が開かれ，国際的な協力のもとにヒト共生細菌叢研究を推進する目的でIHMC（International Human Microbiome Consortium；国際ヒト細菌叢コンソーシアム）[3]が発足し，日本からは，服部正平（早稲田大学），Todd D. Taylor（第3章-2担当）と筆者が創設メンバーとして参加している．IHMCの活動が実る形で，その後EUではMetaHIT（Metagenomics of the Human Intestinal Tract）[4]，米国ではNIHのHMP（Human Microbiome Project）[5]という，それぞれ5年間で総額100億円規模の国家プロジェクトが2008年発足で推進され，ヒト常在細菌叢のゲノム配列の特徴が次々と報告されてきた．

　わが国でも，ERATOや新学術領域研究への複数年にわたる応募など，共生細菌叢研究の資金獲得の努力はなされたが，結実には至らなかった．しかし，2016年にようやく，国立研究開発法人日本医療研究開発機構（AMED）の革新的先端研究開発支援事業「微生物叢と宿主の相互作用・共生の理解と，それに基づく疾患発症のメカニズム解明」が発足した[6]．ご存じのように本事業は大きなテーマのもとに研究提案を公募する競争的研究資金である．グループで推進するユニットタイプ（AMED-CREST）と個人研究のソロタイプ（PRIME）があり，2016〜

'18年度にかけて，11件のユニットタイプ，24件のソロタイプが採択され，研究を推進している（総研究費は推定約42億円）．

腸内細菌叢は国や居住地域などによって異なること[7]，そして，疾患患者では健常者と細菌叢は異なる（dysbiosis）が，同じ疾患（例えば2型糖尿病）患者であっても，国を超えてクラスタリングされることはなく，異なる国の患者の細菌叢はそれぞれの国の健常者の細菌叢と最も近い組成を示す[8]，ということが知られている．したがって，日本人の疾患のdysbiosisを調べるには，日本人の健常者のリファレンスデータベースが必要である．このような認識はしかし，日本における健常者の腸内細菌叢リファレンスデータベースの整備はEUや米国，中国と比べても大きく後れをとっている．そのようななか，本年度発足した戦略的イノベーション創造プログラム（Cross-ministerial Strategic Innovation Promotion Program：SIP）のなかの「スマートバイオ産業・農業基盤技術」[9]の課題のなかで，研究開発（A）「健康寿命の延伸を図る「食」を通じた新たな健康システムの確立」のなかの③として「腸内マイクロバイオームデータの整備と機能性食品のプロトタイプによる検証」という項目が盛り込まれ，「産業界からのニーズが高いメタゲノム・メタボローム情報を含む日本人の標準的な腸内マイクロバイオームデータを収集・整備し，食と関連付けたサンプリング・データ解析プロトコールの開発および機能性食品のプロトタイプを用いたデータの有用性の検証を実施する．」ということで，小規模ではあるが，日本人の標準的な腸内細菌叢メタゲノムリファレンスデータベースの整備がはじまる．

上記の産業界からのニーズに関しては，「日本の産業競争力の強化に深い関心をもつ産業界の有志により，国の持続的発展の基盤となる産業競争力を高めるため，科学技術政策，産業政策などの諸施策や官民の役割分担を，産官学協力のもと合同検討により政策提言としてとりまとめ，関連機関への働きかけを行い，実現を図る活動」[10]を行っている産業競争力懇談会（Council on Competitiveness-Nippon：COCN）が，2017年度推進テーマ「デジタルを融合したバイオ産業戦略」[11]のなかでも細菌叢やメタゲノム解析の重要性についてページを割き，「マイクロバイオームのデータベースに関しては，米国のHMPおよび欧州のMetaHITなどのいくつかの注目を集める共同プロジェクトが実現している．しかし，日本人に関しては限られたデータしか公開されておらず，日本人の大規模なマイクロバイオームデータベースは存在しないことが国際的にみても問題となっている．」と懸念を示しており，これが上記のSIP事業へとつながった可能性もある．

上記COCNは食品産業界が中心であるが，同じく産業界でも製薬産業界が中心となって，一般社団法人日本マイクロバイオームコンソーシアム（JMBC）を立ち上げ，産業界から細菌叢の日本人の大規模コホート研究に向けた取り組みを検討しており，今回紹介文を寄稿いただいている（第3章-1）．

海外の取り組みとしては，国際的な細菌叢・微生物叢の研究者のコンソーシアムならびに学会の開催によりこの分野を牽引してきたIHMCについてTaylor（第3章-2）が紹介している．また個別の国・地域の取り組みとしては，前回の特集でもEUと中国による国際協働研究であるMeta-HITならびに米国のHMPの紹介を寄稿していただいたが，本増刊号では，米国（第3章-3, Proctor），EU（第3章-4, Hadrich），中国（第3章-5, Wang）にそれぞれのその後の取り組みについて紹介いただく．

本増刊号を通して，共生微生物研究をとり巻く状況が現在どのような位置にあり，今後どのように推移してゆくのかを把握することで，今後のこの分野の発展に多少なりとも寄与できれば幸いである．

文献

1) Sender R, et al：PLoS Biol, 14：e1002533, 2016
2) Qin J, et al：Nature, 464：59-65, 2010
3) 「The International Human Microbiome Consortium」http://www.human-microbiome.org/
4) 「MetaHIT」http://www.metahit.eu/
5) 「Human Microbiome Project」http://commonfund.nih.gov/hmp/index
6) 「微生物叢と宿主の相互作用・共生の理解と，それに基づく疾患発症のメカニズム解明」http://hmportal.org/project/project-index.html
7) Nishijima S, et al：DNA Res, 23：125-133, 2016
8) Karlsson FH, et al：Nature, 498：99-103, 2013
9) https://www8.cao.go.jp/cstp/gaiyo/sip/keikaku2/7_smartbio.pdf
10) 「産業競争力懇談会」http://www.cocn.jp/
11) http://www.cocn.jp/theme104-L.pdf

＜著者プロフィール＞
大野博司：千葉大学医学部卒（1983年），麻酔科での臨床経験を経て大学院進学し，谷口克・斉藤隆両教授の元，免疫学を学ぶ．'91年医学博士．'94年より3年間米国NIH（Juan Bonifacino博士）にて細胞生物学（membrane traffic）の薫陶を受ける．帰国後千葉大学助教授を経て'99年金沢大学教授（がん研究所）．2002年理化学研究所免疫アレルギー科学総合研究センターチームリーダー兼務（'04年より専任）．2度の改組を経て'18年より現職．免疫学と細胞生物学の融合をめざして抗原の取り込みと輸送に特化した腸管上皮細胞M細胞を中心に据えた腸管免疫学と，宿主－腸内細菌叢相互作用の理解という密に関連する2つのテーマを掲げて研究している．

第1章 常在細菌叢の基礎と解析技術

1. ロングリードシークエンサーを用いたヒトマイクロバイオーム解析の新展開

須田 亙

> ヒトには約40兆個の細菌が生息していると考えられており，次世代シークエンサー（next generation sequencer：NGS）を応用した大規模メタゲノム解析によって，ヒト常在細菌叢（ヒトマイクロバイオーム）の基本的性質について多くの重要な知見が得られつつある．これまでに汎用されてきたのは，主に1リード100塩基程度の塩基配列読みとり長をもつショートリードNGSであった．一方で近年，数千塩基の読みとり長をもつロングリードシークエンサーを用いたメタゲノム解析が試みられている．本稿ではロングリードシークエンサーを用いたヒトマイクロバイオームのメタゲノム解析について紹介する．

はじめに

ヒトの身体（口腔，消化器系，皮膚等のさまざまな部位）に生息するヒト常在細菌群の種類は約1,000菌種，その個体数は約40兆個と考えられており，近年，主に腸内細菌叢の研究からこれまでの想像を超えた常在菌叢と宿主との関係が明らかになりつつある．ヒトマイクロバイオームは多くの難培養性細菌を含むので培養を介した解析手法ではその構成菌種を網羅することができない．このため培養を介さずにマイクロバイオーム全体から直接抽出したDNAに対し，網羅的な配列決定を行うメタゲノム解析手法を用いる必要がある．ヒトマイクロバイオームはその構造の複雑さや大きな個人間差のため，その全貌を理解するためには非常に多くの配列を取得し分析する必要があった．2005年以降，従来のシークエンシング技術（サンガー法）とは原理の異なる次世代シークエンサー（next generation sequencer：NGS）が開発されDNA塩基配列の読みとり能力が飛躍的に向上したことで，ヒトマイクロバイオームに関する研究が活発化した．これまでにさまざまな機種（**表1**）のNGSが市場投入されヒトマイクロバイオームの解析に用いられており，NGSを用いたホールメタゲノム解析はヒトマイクロバイオーム研究の標準手法となりつつある．**表2**にはNGSを用いたメタゲノム解析による，ヒト腸内マイクロバイオー

[略語]
COG：Clusters of Orthologous Groups
KEGG：Kyoto Encyclopedia of Genes and Genomes
MGE：mobile genetic element（可動遺伝因子）
NGS：next generation sequencer（次世代シークエンサー）
SMRT：single molecule real time（1分子リアルタイム）

Analysis of human microbiome using long read sequencing technologies
Wataru Suda：RIKEN Center for Integrative Medical Sciences（理化学研究所生命医科学研究センターマイクロバイオーム研究チーム）

表1 主要なNGSの性能比較

ショートリードシークエンサー

メーカー	機種名	読みとり塩基長	総リード数	総読みとり塩基数
Roche*	454 GS FLX +	700 bp	100万	700 Mbase
Illumina	NextSeq500	150 bp × 2	4億	120 Gb
Illumina	HiSeq4000	150 bp × 2	50億	1.5 Tb
Illumina	HiSeq X	150 bp × 2	60億	1.8 Tb
Illumina	NovaSeq	150 bp × 2	200億	6 Tb
Illumina	MiSeq	300 bp × 2	2,500万 × 2	15 Gb
Thermo Fisher	Ion Proton	200 bp	7,500万	15 Gb

1分子リアルタイムシークエンサー

メーカー	機種名	読みとり塩基長	総リード数	総読みとり塩基数
PacBio	PacBio RS II	10〜15 kb	5万	0.5〜1 Gb
PacBio	Sequel	10〜15 kb	40万	5〜10 Gb
Oxford Nanopore	MinION	鋳型DNA依存	鋳型DNA依存	20 Gbまで

合成ロングリードリードシークエンサー

メーカー	機種名	読みとり塩基長	総リード数	総読みとり塩基数
10x Genomics	Chromium (+ Illumina sequencer)	Illumina機種依存	Illumina機種依存	0.8〜1.8 Tb (HiSeq4000 150 bp × 2)

*Roche GS FLX +は販売が終了しており，現在は使われていない．

表2 NGSを用いたメタゲノム解析による，ヒト腸内マイクロバイオームの主要な報告

発表年	解析被験者数	国	使用しているNGS	著者・発表誌
2010	124	Denmark, Spain	Illumina	Qin J, et al：Nature
2012	345	China	Illumina	Qin J, et al：Nature
2013	96	Russia	SOLiD	Tyakht AV, et al：Nat Commun
2013	145	Sweden	Illumina	Karlsson FH, et al：Nature
2014	237	China	Illumina	Qin N, et al：Nature
2014	196	France, Germany	Illumina	Zeller G, et al：Mol Sys Biol
2015	156	Austria	Illumina	Feng Q, et al：Nat Commun
2015	212	China	Illumina	Zhang X, et al：Nat Med
2015	900	Israel	Illumina	Zeevi D, et al：Cell
2016	106	Japan	454, IonPGM, Illumina	Nishijima S, et al：DNA Res
2016	1,179	Netherlands	Illumina	Zhernakova A, et al：Science

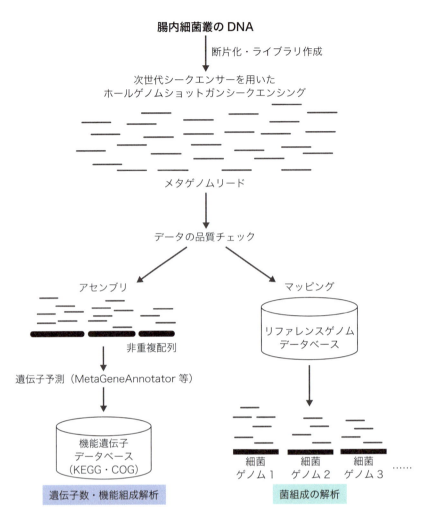

図1 ショートリードNGSを用いたメタゲノム解析の概要

ムの主要な報告についてまとめた．これらの報告から，ヒト腸内マイクロバイオームが個人間および，集団間（国間）レベルで高い多様性をもつこと，さまざまな疾患との深い関連性，腸内マイクロバイオームの遺伝子の多様さなど，基本的かつ重要な知見が明らかにされてきた．今日，一稼働で大量の配列データを低コストで獲得可能なIllumina社を代表とするNGSが汎用されているが，1リード（個々の塩基配列）の読みとり塩基長は100～300程度と比較的短い（ショートリードNGS）．前述のヒトマイクロバイオームに関する知見は，すべてこのショートリードNGSで行われており，ショートリードNGSによるヒトマイクロバイオームの解析は，本研究分野を大きく推進してきたといえる．図1にはショートリードNGSによる一般的なメタゲノム解析の流れを示した．シークエンスによって得られたリードは，リファレンスゲノム配列にマッピング等による菌組成の算出に加え，*de novo*アセンブリを行うことで得られたコンティグに対し，遺伝子予測ソフトによって遺伝子配列が推定される．推定された遺伝子配列をKEGG（Kyoto Encyclopedia of Genes and Genomes）やCOG（Clusters of Orthologous Groups）といった機能既知遺伝子との相同性解析によりアノテーションすることで，マイクロバイオーム全体の機能情報を得る．

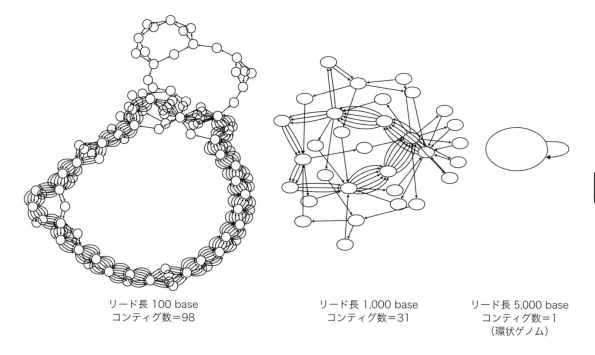

リード長 100 base　　　　　　リード長 1,000 base　　　　リード長 5,000 base
コンティグ数＝98　　　　　　コンティグ数＝31　　　　　コンティグ数＝1
　　　　　　　　　　　　　　　　　　　　　　　　　　　（環状ゲノム）

図2　*B. anthracis*（5.2 Mbp）の *de novo* アセンブルのシミュレーション
100 baseの読みとりリード長では，得られるコンティグは非常に断片的（コンティグ数98）であるが，リード長が長くなることでコンティグ数が減少し，5,000 baseのリード長ではコンティグ数が1となってバクテリアのゲノムを環状にコンプリートすることができる．文献9から引用．

1　ショートリードNGSによる メタゲノム解析の問題点

ショートリードNGSは総読みとり塩基数が多くコストが安価である利点から汎用されてきたが，リード長が短いため，*de novo* アセンブリで得られるコンティグが短いという問題点がある．メタゲノムデータのアセンブルについては今日までにさまざまなソフトウェアが開発され用いられているが[1)〜5)]，いずれも得られるコンティグは短く断片的なものである．各コンティグの配列の塩基の使用頻度や異なるサンプル間での各コンティグのアバンダンスの分布等の情報に基づき，コンティグをグループ化し仮想のドラフトゲノム（Bin）を作製する手法（Binning）なども開発され用いられている[6)〜8)]．しかしながら，これらの手法の正当性は，各ゲノムのカバレッジや菌叢の複雑さに大きく依存し，また，複数の細菌株間で共有する配列を適切に割り当てることができないなどの問題点があり，結果として断片的で不完全なBinを生じる場合が多いという現状がある．*de novo* アセンブリにおけるコンティグの断片化は，汎用される100〜300 bpの読みとり塩基長ではゲノム中に複数ある反復配列（例えばrRNAオペロンなど），よりも短いためアセンブリできないことに起因する．**図2**はシークエンスのリード長がバクテリアゲノムの *de novo* アセンブルへ及ぼす影響をシミュレーションで示したものである[9)]．リード長が100 baseの場合，コンティグは非常に断片的にしか得られないが，リードが長くなるとコンティグ数は減少することがわかる．これは長いリードが複数の反復配列をまたぐことができるためである．Robertsらのシミュレーションでは，5,000 baseのリード長ではバクテリアのゲノムを環状にコンプリートできることが示されている．

表3　SMRTシークエンサーを用いた腸内マイクロバイオーム・メタゲノムデータの統計値

	個人1	個人2	個人3
Total read#	4,409	2,495	3,467
Total bases	1,366,043	1,064,393	1,678,772
Average read length	9,353,688,278	8,495,823,488	11,677,505,729
# contigs	4,409	2,495	3,467
Largest contig length	5,181,145	5,087,227	3,362,659
Total length	211,320,794	112,307,090	132,894,875
N50	265,703	516,340	141,511
N75	43,930	43,158	33,677

PacBio Sequelによるシークエンスデータ．数百kbを超えるN50が得られている（ショートリードでは数10 kb程度）．

2　ロングリードシークエンサーによるヒトマイクロバイオームのメタゲノム解析の試み

　ショートリードNGSに対して，長い読みとりリード（数千base以上）を読みとることができるロングリードシークエンサーがある．ロングリードシークエンス技術には各種あるが，その1つに1分子リアルタイム（single molecule real time：SMRT）シークエンスがあり（**表1**），ヒトマイクロバイオームへの応用が試みられている．Leonardら[10]は，1分子リアルタイムシークエンサーであるPacBioによる，糞便検体のロングリードメタゲノムデータを用いた de novo アセンブリによって，2名の異なる個人から，それぞれ Bacteroides dorei の完全ゲノムを構築した．また，Tsaiら[11]も，PacBioを用いて，皮膚常在細菌叢のメタゲノム解析を行っている．データの de novo アセンブリによって，それまでリファレンスゲノムに含まれない Corynebacterium simulans の新規株とそれに付随するバクテリオファージの完全ゲノム配列を決定した．

　PacBioで得られるシークエンスデータには，約15％程度のランダムなエラーが含まれることが知られている．これは，約1％と見積もられているショートリードNGSのエラー率よりも顕著に高いため，解析に与える影響が懸念されたが，Tsaiら[11]は，ショートリードNGSを併用したハイブリッドアプローチにより，シークエンスの精度を高めることで，最終的には菌株による一塩基多型レベルの差異を分離することが可能であることを報告している．ロングリードシークエンスデータのアセンブリのためには，ショートリードとはアルゴリズムが異なる専用のアセンブラ（HGAPやCanuなど[12][13]）も開発されており，ヒトマイクロバイオームへの有効性が検討されている．

　また，BacBioによるシークエンスでは，塩基取り込み時の反応変化を測定することで塩基のメチル化を検出することが可能である．細菌のDNAメチル化は，配列特異性の高いDNAメチルトランスフェラーゼ（MTases）によって触媒されるため，対応する配列モチーフはほぼ100％メチル化されており，他のモチーフは非メチル化されないという性質がある．前述のLeonardら[10]はそれぞれ異なる2名の被験者から de novo アセンブリによってコンプリートした異なる Bacteroides dorei 株のゲノムにおける，メチル化パターンが有意に異なることを報告している．また，Beaulaurierら[14]は同じ細菌細胞中にあるゲノムDNAが同じメチル化修飾を受けることを応用し，メチル化モチーフのパターンによって，コンティグをBinningできることを示した．さらに，コンティグのBinningのみではなく，プラスミドやファージなどの可動遺伝因子（mobile genetic elements：MGEs）をそれらのホストゲノムと対応づけることができる可能性も示された．従来のメタゲノムシークエンス技術ではこのようなMGEsの宿主推定は困難であった．

　PacBioシークエンサーは～10 kbの読みとり能力が

ある（**表1**）．しかしながら，前述の研究[10) 11)]では，得られた平均リード長は約3 kb程度にとどまっており，シークエンサーの性能を発揮できていない．予想より短いリード長が得られる原因として，シークエンスに供するDNAの断片化が考えられる．前述の報告では，菌叢からのDNA調製にビーズ破砕を応用しており，これらの手法では得られるDNAが物理的断裂を受けることが知られている．われわれは物理的な破砕を行わず，サンプル中の菌叢に対し，酵素処理で溶菌を行うことで，菌叢DNAを調製する手法[15)]を採用しており，比較的長い平均リード長を達成することができている．**表3**にはわれわれが試みている日本人ヒト腸内マイクロバイオームの，PacBioシークエンシングによるメタゲノムデータの統計と *de novo* アセンブリ結果の例を示した．ロングリードメタゲノムデータの *de novo* アセンブリによってショートリードデータに比し，顕著に長いコンティグを得ることができているのがわかる．1分子リアルタイムシークエンスでは鋳型の増幅を行わずにDNA1分子をもとにシークエンスを行うため，必要とされるDNAの量は1 μg以上と非常に多く，微量検体のシークエンスが困難であるという問題点もある．

一方で，1分子リアルタイムシークエンスとは異なるロングリードシークエンスのアプローチとして，合成ロングリードシークエンス技術（synthetic long readsあるいはlinked-read sequencing）がある（10x Genomics社）．この技術では調製した長鎖DNAにマイクロ流体技術を応用することで，1分子がドロップレット（エマルジョン）に含まれる状態をつくる．その分子にユニークなバーコードをもったプライマーを用いた増幅を行うことで，バーコード付きアダプターが付加された短いDNAフラグメントを生成する．すなわち，同一の長鎖DNA分子に由来するDNA断片は同一のバーコードを有するので，Illuminaによるシークエンスに供し得られたショートリードをバーコードによって分類することで，結果としてロングリードを *in silico* で合成することを可能とする．合成ロングリードシークエンスでは，DNAを増幅しシークエンスするため，1分子リアルタイムシークエンスとは異なりメチル化の情報を得ることはできないが，必要とされるDNA量が数ngと少ない利点がある．合成ロングリードシークエンスのヒトマイクロバイオームへの応用例はいまだ少ないが，Bishara[16)]らは合成ロングリードシークエンスとショートリードシークエンスの双方のメタゲノムデータを用いた *de novo* アセンブリ手法を用いることで，ヒト腸内マイクロバイオームから複数のコンプリートに近いゲノム（＞90％ completeness，＜5％ contaminated：CheckM[17)]による評価）を構築できることを示している．

おわりに

本稿では，近年試みられているロングリードシークエンス技術を応用したヒトマイクロバイオームのメタゲノム解析の現状を紹介してきた．ロングリードによるヒトマイクロバイオーム解析はまだ緒についたばかりであるため，各種手法間の比較や，さまざまなタイプの菌叢に対する汎用性や精度の評価などこれからの課題も多い．しかしながら，これまでのいずれの報告もロングリードを用いることで腸内マイクロバイオームを構成する細菌のゲノムをさらに効率よく正確にアセンブルし，より完全に近いゲノム情報を得ることが可能になることを示している．ロングリードタイプのシークエンサーはエラー率が比較的高く，データ量あたりの解析コストもショートリードよりも高い問題点があるが，今後の技術の向上によってこれらが改善されればヒトマイクロバイオーム解析の新たな主力となると期待される．

文献

1) Namiki T, et al：Nucleic Acids Res, 40：e155, 2012
2) Peng Y, et al：Bioinformatics, 28：1420-1428, 2012
3) Luo R, et al：Gigascience, 4：30, 2015
4) Li D, et al：Bioinformatics, 31：1674-1676, 2015
5) Nurk S, et al：Genome Res, 27：824-834, 2017
6) Albertsen M, et al：Nat Biotechnol, 31：533-538, 2013
7) Alneberg J, et al：Nat Methods, 11：1144-1146, 2014
8) Kang DD, et al：PeerJ, 3：e1165, 2015
9) Roberts RJ, et al：Genome Biol, 14：405, 2013
10) Leonard MT, et al：Front Microbiol, 5：361, 2014
11) Tsai YC, et al：MBio, 7：e01948-15, 2016
12) Chin CS, et al：Nat Methods, 10：563-569, 2013
13) Koren S, et al：Genome Res, 27：722-736, 2017
14) Beaulaurier J, et al：Nat Biotechnol, 36：61-69, 2018
15) Ueno M, et al：Assessment and Improvement of Methods for Microbial DNA Preparation from Fecal

Samples.「Handbook of Molecular Microbial Ecology II」(Bruijn FJ, ed), pp191-198, Wiley, 2011
16) Bishara A, et al：Nat Biotechnol：10.1038/nbt.4266, 2018
17) Parks DH, et al：Genome Res, 25：1043-1055, 2015

<著者プロフィール>
須田 亙：理化学研究所生命医科学研究センター・マイクロバイオーム研究チーム副チームリーダー（現職）．2010年3月千葉大学大学院園芸学研究科修了（農学博士）．'10年4月～'14年9月東京大学大学院・新領域創成科学研究科・特任研究員（服部正平研究室）．'14年10月～'15年3月慶應義塾大学医学部助教微生物学免疫学研究室（本田賢也教授研究室），'15年4月～'17年3月同学講師．'17年4月～'17年3月理化学研究所生命医科学研究センターマイクロバイオーム研究チーム研究員．'18年4月～現在 同研究所・副チームリーダー．研究テーマ：ヒトマイクロバイオームを中心に，微生物生態の研究に従事．

第1章 常在細菌叢の基礎と解析技術

2. メタゲノムデータの情報解析とデータベース

村上 匠，森 宙史，黒川 顕

ヒトと，ヒトに共生する細菌叢との相互作用を包括的に理解するうえで，細菌叢の系統や遺伝子機能の組成を解析するメタゲノム解析は有力な解析手法である．複雑な群集を解析対象とするメタゲノム解析においては，データを解釈可能にするためにさまざまな情報解析手法やデータベースを適切に選択して使用する必要がある．本稿では，メタ16S解析とメタゲノム解析の2通りの実験手法によって得られた配列データを対象とした，情報解析手法やデータベースについて概説する．

はじめに

培養困難な細菌が多数存在する群集に対して，16S rRNA遺伝子等の系統マーカー遺伝子を増幅してシークエンシングするアンプリコン解析（メタ16S解析）と，ランダムにゲノム断片をシークエンシングするショットガンメタゲノム解析（メタゲノム解析）は，有効な解析手法である．新型シークエンサーの普及によって，両解析は爆発的な勢いで用いられるようになり，コホート等の大きなサンプルサイズや複雑な時系列・層構造による実験計画でメタ16S・メタゲノム解析が行われることも多くなってきている．特にヒト共生細菌叢に関しては，細菌叢の系統組成や遺伝子機能組成の個人間での差異や個人内での時間に伴う変動を詳細に記述することが可能となり，細菌叢の動態とさまざまな疾患との関連性を多彩なインフォマティクスやデータベースを用いて解析する研究が精力的に進められている[1]．

本稿では，メタ16S・メタゲノム解析に関して，ここ数年で主に用いられている情報解析手法を解説するとともに，既存のメタ16S・メタゲノムデータが蓄積され自分のデータと比較解析可能なメタゲノムデータベースを紹介する．

1 メタ16Sデータの情報解析

群集のメタゲノムDNAから系統マーカーとなる遺伝子をPCRで特異的に増幅してシークエンシングするアンプリコン解析のうち，16S rRNA遺伝子をターゲットとした解析を「メタ16S解析」とよぶ（**表1**）．メタ16S解析は，新型シークエンサーの登場以前から多数の研究の蓄積があるため，参照するデータベースや解

[略語]
OTU：operational taxonomic unit
rRNA：ribosomal RNA

Metagenome informatics and metagenome databases
Takumi Murakami/Hiroshi Mori/Ken Kurokawa：Center for Information Biology, National Institute of Genetics（国立遺伝学研究所生命情報研究センター）

表1 メタ16S・メタゲノム解析の特徴

手法	シークエンシングコスト	必要なDNA量	必要な計算機資源	PCRバイアス	遺伝子機能情報	標準的な手法
メタ16S解析	低	少	小	有	無	有
メタゲノム解析	高	多	大	無	有	無

一般的なメタ16S解析とメタゲノム解析を比較した場合の両解析手法の特徴．これらの特徴は用いるシークエンサーや実験・情報解析手法によって多少変わる点に注意．

析ツールが充実しており広く行われている．

1）配列のクオリティコントロールとクラスタリング

PCRに用いたプライマーやアダプターシークエンスなどの人工的な配列部位や，シークエンスエラーを多く含む低品質の配列および3'末端等の低品質配列部位は，後の配列クラスタリングや系統推定の際に悪影響を与えるので，除去する．低品質配列の除去後，残った配列に対しては多くの場合，配列間の一定の相同性（例えば，配列相同性97％以上）に基づいてクラスタリングを行い，類似した配列同士をまとめたクラスタを作成する．ここで形成された各クラスタはOTU（operational taxonomic unit）と称され，配列相同性で定義された便宜上の分類群として扱われる．OTUを作成する利点として，以降の計算ではOTUの代表配列のみを利用することで計算コストを削減できる点や，PCRやシークエンシング時に生じたエラーの解析結果への影響をある程度軽減できる点があげられる．しかしながら，大量の配列を高速にOTUクラスタリングするUCLUST等のソフトウェアは正確性に欠けるため解析の解像度が低下し，結果を解釈する際に実際の種分類とOTUが大きく乖離してしまう等の問題がある[2]．そこで最近では，配列相同性の閾値を設定せず，シークエンスエラーを除去した後に完全に同一な配列（ユニーク配列）のみをクラスタリングする手法がOTUクラスタリングにとって代わって用いられるようになってきた[3)4)]．

ユニーク配列のクラスタリングで課題となるのは，シークエンスエラーの存在である．ここ数年で開発されているDADA2やDeblur，UNOISE3等の配列クラスタリングツールは，各ユニーク配列の配列数や配列品質を勘案して，生物由来の真の配列と，エラーが入った配列とを区別するアルゴリズムを導入している．このようにエラー配列を推定・除去する工程をdenoising

とよぶ．denoising後に生成されたユニーク配列は，現状統一されたよび名は存在せず，OTUと区別して単に「ユニーク配列」とよぶ場合が多い．しかしながら，denoisingはあくまで推定結果であり，エラーとして除去されてしまったが実際には真の配列や，取り除けなかったエラー配列が少なからず存在すると考えるべきである．また，同じゲノム上に配列が異なる16S rRNA遺伝子を複数個保有している株も多く存在するため，異なるユニーク配列を単純に別のゲノム由来と考えることはできない．それらの注意点はあるものの，denoising後のユニーク配列を用いた解析は，解像度の高いメタ16S解析を行ううえで今後OTU解析に代わり主流になると考えられる．

2）メタ16S配列の系統アサインメント

得られたOTUまたはユニーク配列がどの系統由来であるかを推定するために，既知の系統名と16S rRNA遺伝子配列が対応付けられた参照配列データベースに対して，系統を推定したい配列の相同性検索を行い，ある閾値以上で類似した参照配列の系統名を配列の系統として付すことを「系統アサインメント」とよぶ．16S rRNA遺伝子の場合，広く利用されている参照配列データベースとしてRDP，SILVA，Greengenesなどがあげられる[5]．データベースごとに微生物の分類体系や蓄積している配列データが異なるため，異なるデータベース由来の系統アサインメント結果を詳細に比較することは一般に困難である．また，現在主にメタ16S解析で用いられているシークエンス長は150〜300 bpほどであり，シークエンスペアをあわせても550 bp程度であるため，種レベルの分解能はない系統も多く，解析の結果得られる系統組成は，属レベルに留める場合が多い．

現状，denoisingやOTUクラスタリング後に系統アサインメントを行う研究が多いが，denoisingやOTU

表2 メタゲノムデータの情報解析の戦略

解析戦略	遺伝子の完全長配列	隣接遺伝子の情報	ドラフトゲノム配列	小数種の検出	水平伝播の検出	必要な計算機資源	参照配列に対する感度
アセンブル	○	○	△	×	○	大	高
アセンブル＋ビニング	○	○	○	×	△	大	高
リードマッピング	×	×	×	○	×	小	低
リードから遺伝子予測	△	×	×	○	×	中	高

メタゲノムデータの情報解析における4種類の主要な方法の特徴．遺伝子の完全長配列，遺伝子の隣接関係，ドラフトゲノム配列，小数種の情報，水平伝播の情報が得られるか否かや，解析に必要な計算機資源の大きさ，配列相同性検索時の参照配列に対する検出感度について整理した．

クラスタリングを行わず，すべてのメタ16Sリードを用いて高速に配列相同性検索することで系統アサインメントを行うMAPseqやVITCOMIC2等のツールも存在する[6)7)]．配列クラスタリングを行わないこれらのツールは，参照配列データベースが変わらなければ検索したい配列が追加されても計算ずみの配列の系統アサインメント結果は変わらないため，頻繁にサンプルが追加されるプロジェクトで特に有用である．

2 ショットガンメタゲノムデータの情報解析

細菌群集のメタゲノムDNAを断片化した後，ランダムにシークエンシングする手法をショットガンメタゲノム解析または単に「メタゲノム解析」とよぶ（**表1**）．メタゲノム解析の場合，アダプターや低品質な配列の除去はメタ16S解析と同様な手法で行うが，配列のクラスタリングやdenoising等は行わず，配列のクオリティコントロール後の解析も目的依存でさまざまな方法が存在する．それらの解析の戦略は，現状大まかには4つの戦略に分けられる（**表2**）．具体的には，リードをアセンブルし得られたコンティグ配列から遺伝子予測を行い個々の遺伝子またはコンティグ単位で解析を行う戦略，コンティグ配列を群集中の相対存在量や連続塩基頻度等をもとにクラスタリング（ビニング）し，分けられたクラスタ（ビン）ごとに個々の菌のゲノムとして解析を行う戦略，リードをゲノムにマッピングしてリード単位で解析を行う戦略，リードから遺伝子を予測し個々の遺伝子単位で解析を行う戦略の4通りである．個々の遺伝子やオペロン構造等を詳細に解析したい場合はアセンブルを行う場合が多いのに対して，各メタゲノムサンプルの全体的な遺伝子機能組成を俯瞰したい場合はアセンブルを行わずリード単位での解析を行う場合が多い．また，群集中で優占した系統に近縁なゲノム配列がいまだシークエンスされていない場合には，MetaBATやMaxBin等のビニングを行えるソフトウェアを用いて，優占系統のドラフトゲノム配列の再構築に挑戦する場合も多い[7)]．しかしながら，群集中に複数の近縁系統が存在した場合や水平伝播領域の扱い等，ビンをドラフトゲノムと仮定して結果を解釈するには注意すべき点も多い．ビニングの成否にはメタゲノムアセンブルの結果の良し悪しが大きくかかわってくるが，メタゲノムのアセンブルについては，第1章-3を参照されたい．

1）メタゲノム配列の系統・遺伝子機能アサインメント

メタゲノム配列から細菌群集の系統組成を推定する手法として主なものとその特徴を**表3**に整理した．メタ16S解析と同様に16S rRNA遺伝子を用いる手法や，ほとんどの細菌ゲノム中に1コピーのみ存在するsingle copy遺伝子を用いる手法，系統特異的に保有する遺伝子を用いる手法，シークエンサーから得られたリードデータを既知のゲノム配列にマッピングする手法，リードやアセンブル後のコンティグ配列の連続塩基（k-mer）頻度を用いる手法の5種類が，メタゲノム配列の代表的な系統アサインメント手法である．これらは参照データベースの充実度や真核生物やウイ

表3　メタゲノムデータの系統アサインメント法

使用する領域	参照配列データベースの充実度	ゲノム中に1コピーのみか？	真核生物やウイルスの解析の可否	水平伝播の起こりにくさ	ソフトウェアの例
16S rRNA遺伝子	○	×	×	○	MAPseq, VITCOMIC2
single copy遺伝子	△	○	△	○	mOTU, MAPLE
系統特異的遺伝子	△	○	×	△	MetaPhlAn2
全リード	△	×	○	×	BWA-MEM, Bowtie2
k-mer	△	×	○	×	Kraken, CLARK

メタゲノムデータの系統アサインメントで使用する領域ごとの特徴．参照配列データベースの充実度と真核生物やウイルスの解析の可否については，系統アサインメントの感度，ゲノム中に1コピーのみか否かや水平伝播の起こりにくさについては，系統アサインメントの精度にそれぞれ関係する．

ルスまで同時に解析対象にできるか等，検出感度に違いがあるだけでなく，ゲノム中のコピー数，水平伝播の起こりやすさ等，系統組成の推定精度にも違いがあるため，それらを考慮しつつ，研究目的に応じた最適な手法を選ぶ必要がある．

メタゲノム配列から細菌群集の遺伝子機能組成を推定する手法としては，リードを既知のゲノム配列にマッピングする方法と，リードやコンティグからタンパク質コーディング遺伝子を予測した後，KEGGやMetaCyc等の遺伝子機能とアミノ酸配列の情報が整理されたデータベースに対して配列相同性検索をする方法の大きく分けて2通りが存在する．塩基配列間の検索よりもアミノ酸配列間の検索の方が，同義置換の違いを考慮する必要がない等の理由でより遠縁の配列間での比較が可能となるため，計算量の問題が深刻でない場合はアミノ酸配列を用いることがより推奨される．ただし，ヒト腸内細菌叢については，ゲノムが解読されている細菌種の数が他の環境に比べて格段に多いため，一般的には検出感度が低いとされる，リードをゲノムにマッピングする方法も比較的有効であり，大規模なヒトメタゲノムデータを高速に解析する目的で広く用いられている[9]．一方，メタゲノムのアミノ酸配列の相同性検索は検出感度が高いものの膨大な計算量になる場合が多く，一般的な配列相同性検索で広く使用されているBLASTではなく，多少精度は落ちるものの格段に高速なDIAMONDやMMscqs2等のソフトウェアを用いることが多くなってきている[10)11]．

3 メタゲノムデータの現状

メタ16Sおよびメタゲノムデータは，仮説検証型および仮説探索型の両研究において，多サンプルでの比較解析が基本になる．具体的には，仮説検証型の研究の場合は，サンプルを群に分けて群間での統計的仮説検定をはじめとしたさまざまな比較解析が行われ，仮説探索型の研究の場合は，多サンプルを対象にした多変量解析によるサンプルの群分けや特徴抽出が行われる[12]．サンプル間の比較解析の際には，同一の解析手法で解析した各サンプルの系統組成や遺伝子機能組成のデータと，各サンプルに付随するさまざまな情報（メタデータ）を対応付けて比較解析が行われる．特に，ヒト細菌叢のメタ16S・メタゲノム解析では，すでに他のグループが類似したサンプルの解析を行いデータが公共の塩基配列データベースで公開されている場合が多いため，他の研究のデータとあわせた比較解析が重要になる．しかしながら，論文を出版する際に登録が必須なDDBJ等の公共の塩基配列データリポジトリでは，各配列が由来した系統や，コードする遺伝子についての情報が付随していないため，それらのリポジトリのデータを利用する場合，配列データをダウンロードした後に再解析が必要となる．また，公共の塩基配列データリポジトリで公開されているメタ16S・メタゲノムデータのサンプル数はすでに100万サンプルを突破しており，比較対象とすべきサンプルをそのなかから検索した後，自分のサンプルと同様の解析手法に

より配列データから系統組成や遺伝子機能組成を推定して比較解析することは困難になりつつある．

1）メタゲノムのデータベース

このように公共の塩基配列データリポジトリのみでは使い勝手が悪いため，リポジトリから公開ずみの大量のメタ16S・メタゲノムデータを独自の解析パイプラインで解析し，サンプルに付随するメタデータとともに系統組成や遺伝子機能組成等の情報を俯瞰できるようにしたメタゲノムのデータベースがいくつか開発・公開されている．代表的なメタゲノムデータベースとしては，IMG/M, MGnify, MG-RAST, MicrobeDB.jp等があげられる．IMG/Mはアメリカの Joint Genome Institute が開発しているデータベースであり，主に彼らが共同研究でシークエンシングおよび解析を行ったメタ16S・メタゲノムサンプルのデータを中心に，後に述べる他のデータベースとは異なり，サンプルごとにアセンブルを行いさまざまな解析を行った結果が公開されている[13]．MGnify は European Bioinformatics Institute が開発しているデータベースであり，以前は EBI Metagenomics とよばれていた．MGnify では，リードから系統組成・遺伝子機能組成を推定した結果と，一部のサンプルのアセンブルに基づく解析結果が公開されている[14]．MG-RASTはアメリカのシカゴ大学が開発しているデータベースであり，リードから系統組成・遺伝子機能組成を推定した結果が公開されており，現状最も利用者が多いメタゲノムデータベースである[15]．MicrobeDB.jp は JST National Bioscience Database Center の統合化推進プログラムで，われわれのグループが中心となって開発している微生物のゲノムやメタゲノム情報を基盤とした微生物統合データベースである．MicrobeDB.jp では，メタゲノムのリードから系統組成・遺伝子機能組成を推定した結果を，セマンティックウェブ技術を用いてゲノムや系統等の他の情報と統合化したうえでデータベースとして公開している．これらのデータベースでは，解析パイプラインとデータベースがセットになっていることが重要であり，前述で紹介したデータベースはいずれも，Web上でユーザが自分のサンプルを既存のサンプルと同じ手法で解析し容易に比較解析できるようになっている．

2）ヒトメタゲノムのデータベース

メタゲノム一般のデータベースは前述のようなものが存在するが，ヒトメタ16S・メタゲノムに特化したデータベースは，Human Microbiome Project等のプロジェクトごとに構築されたデータベースは存在するものの[16]，網羅性の高いデータベースはいまだ存在しない．その理由として，ヒトメタ16S・メタゲノムは細菌群集の研究のなかでも最もさかんに研究が行われているためデータ量が膨大であり，かつメタデータはヒトのカルテ情報等を含んでいるため，dbGaP等のアクセス制限付きのデータベースのみで公開されることも多いことがあげられる[9]．しかしながら，ヒト常在細菌叢はヒトの健康に密接にかかわっているため，ヒトメタ16S・メタゲノムデータを整理したうえで公開し共有することは今後の領域の発展に非常に重要である．そこでわれわれは，現在AMED-CREST「微生物叢と宿主の相互作用・共生の理解と，それに基づく疾患発症のメカニズム解明」において，ヒトマイクロバイオーム研究開発支援拠点の形成プロジェクトの一環として，ヒトメタ16S・メタゲノムデータのデータベースを開発している．ヒト常在細菌叢は食生活等の環境要因によって変化することが多数報告されており[1]，欧米人とは食事や生活習慣が異なる日本人の常在細菌叢が欧米人と同様か否か，などが注目されているが[17]，日本人の大規模メタ16S・メタゲノムデータはいまだほとんど存在しない．健常および疾患をもつ日本人のメタ16S・メタゲノムデータを集めて整理しデータベースとして公開し，個々の研究者が自分のサンプルと比較解析できるような解析システムを構築することが日本のヒト細菌叢研究において不可欠であると考え，現在開発を進めている．

おわりに

ヒト常在細菌叢を対象としたメタ16S・メタゲノム解析は，大規模化や時系列等の複雑化が顕著であり，1プロジェクトで数百〜数万サンプルのデータを扱う研究も増えてきたため[9,18]，比較解析を行ううえで関連するすべてのサンプルを自分で再解析することは大多数の研究者にとってもはや現実的ではない．今後は，メタゲノムデータベースを用いて比較解析すべきサン

プルを効率的に絞り込んだうえで詳細な比較解析を行う戦略へと転換する必要があるだろう．その際に，本稿が参考になれば幸いである．

文献

1) Gilbert JA, et al：Nat Med, 24：392-400, 2018
2) Edgar RC：PeerJ, 5：e3889, 2017
3) Callahan BJ, et al：Nat Methods, 13：581-583, 2016
4) Amir A, et al：mSystems, 2：10.1128/mSystems.00191-16, 2017
5) Balvočiūtė M & Huson DH：BMC Genomics, 18：114, 2017
6) Matias Rodrigues JF, et al：Bioinformatics, 33：3808-3810, 2017
7) Mori H, et al：BMC Syst Biol, 12：30, 2018
8) Meyer F, et al：Gigascience, 7：10.1093/gigascience/giy069, 2018
9) Stewart CJ, et al：Nature, 562：583-588, 2018
10) Buchfink B, et al：Nat Methods, 12：59-60, 2015
11) Steinegger M & Söding J：Nat Biotechnol, 35：1026-1028, 2017
12) Tripathi A, et al：Curr Opin Microbiol, 44：61-69, 2018
13) Chen IMA, et al：Nucleic Acids Res, in press
14) Mitchell AL, et al：Nucleic Acids Res, 46：D726-D735, 2018
15) Meyer F, et al：Brief Bioinform：10.1093/bib/bbx105, 2017
16) Markowitz VM, et al：PLoS One, 7：e40151, 2012
17) Nishijima S, et al：DNA Res, 23：125-133, 2016
18) Vatanen T, et al：Nature, 562：589-594, 2018

＜筆頭著者プロフィール＞
村上　匠：東京工業大学大学院生命理工学研究科博士課程修了．理学博士．在学中，動物に共生する細菌群集の構造や遺伝子機能に興味をもち，昆虫腸内細菌叢のメタ16S・メタゲノム解析を行う．2018年4月より国立遺伝学研究所で特任研究員として，ヒト細菌叢を対象としたメタゲノムデータの情報解析に従事している．フィールドワーク，ウェットな実験から情報解析までを一貫して行っている．

第1章　常在細菌叢の基礎と解析技術

3. *de novo* アセンブリの新技術とメタゲノムへの応用

梶谷　嶺, 伊藤武彦

単離サンプルのゲノム配列決定プロジェクトでは，近年にさまざまな革新的な *de novo* アセンブリ用技術が導入され，「染色体スケール」のドラフトゲノムや正確なハプロタイプ配列が得られるケースが増加している．これら技術がメタゲノム分野にも輸入されれば，未培養種ゲノムの新規発見や種内の詳細なゲノム配列多様性の知見獲得が加速すると期待されるが，実際はメタゲノム解析分野における *de novo* アセンブリ技術導入については停滞の兆候もある．本稿では新技術の紹介とメタゲノムへの応用についての考察を行う．

はじめに

最近5年間においてもDNAシークエンサーのスループットは増加し続けており，加えて新規ゲノム配列決定（*de novo* アセンブリ[※1]）に劇的な効果をもたらす新技術が多く製品化されている．真核生物のゲノムプロジェクト論文のタイトルでは，「染色体スケールのゲノム配列構築」が流行語という印象を受ける．環境メタゲノム解析論文でも数百のドラフトゲノムを一挙に決定したというものを目にするようになった．しかし華やかな風潮の裏で，単離サンプルのゲノムとメタゲノムの分野間で *de novo* アセンブリにおける「文化の溝」が広がっているようにも筆者には感じられるのである．単離サンプルのゲノムプロジェクトでは，染色体スケールのアセンブリ結果（scaffold[※2]）だけでなく，多倍体の個々のハプロタイプ[※3]配列を決定して詳細な変異の情報を求めたり，一分子シークエンサーのロングリードを用いて従来はアクセス不可能であった

リピート配列に富むゲノム領域に進出していくことは歓迎されている．一方，メタゲノムの *de novo* アセンブリにおいては長さ数百bp[※4]のDNA断片の端をショートリード（多くはIllumina社製シークエンサー

※1　*de novo* アセンブリ
DNAシークエンサーが出力する配列をコンピューター上でつなぎ合わせ，参照ゲノム情報を用いないで新規に長い配列を構築する作業．

※2　scaffold
de novo アセンブリで構築された結果配列で，ギャップ部分（配列不明部分）を含むもの．

※3　ハプロタイプ
サンプル中に存在する単一の染色体配列で，差異のある配列を統合したコンセンサス配列でないもの．

※4　bp
base pair（塩基対）をあらわし，DNAを含む塩基配列の長さの単位．コンピューター上では1 bpは1文字（A, T, G, Cなど）であらわされる．Kbpは千bp，Mbpは百万bp，Gbpは十億bpに対応する．

New technologies for *de novo* assembly and the applications to metagenomics
Rei Kajitani/Takehiko Itoh：School of Life Science and Technology, Tokyo Institute of Technology（東京工業大学生命理工学院）

を用いる）で読みとるpaired-end法が圧倒的主流であるが，この状況は5年前より「UPDATE」されていないのである．ここでは，4塩基配列（4-mer）の頻度やリード量情報により配列を種ごとにまとめる（binning）ツールが整備されたことにより，個々の配列が短くともドラフトゲノムとして扱えるようになったことが，皮肉にも de novo メタゲノムアセンブリの発展を妨げている可能性が存在する．しかしながら，単離サンプルで新技術による発見が多くなされている以上，これらの技術をメタゲノム解析に導入することも有意義であると筆者は考え，以降では両分野を跨ぎつつ個々の紹介を行う．なお，本稿ではショートリードの派生技術を主に扱い，ロングリードについての詳細は第1章-1を参照されたい．ロングに対してショートとよばれると劣化版のようにも聞こえるが，スループットや正確性に関しては十分に利点があり，今後もショートリードはメタゲノム解析において大きな役割を果たすと考えられるため，本稿にも興味を抱いていただければ幸いである．

1 de novo メタゲノムアセンブリの現状

1）数百〜数千のドラフトゲノムの構築の報告が相次ぐ

最近5年間，環境DNAサンプルを対象とした de novo アセンブリの重要性を示す研究がいくつも発表されている．例として，2015年12月時点で公共データベースに登録されている1,500以上の環境DNAサンプル由来のリードデータを再解析（de novo アセンブリ）したところ，実に8,000種の微生物のドラフトゲノムを構築することに成功し，既存の系統樹に新規の門（phylum）をバクテリア，アーキアについてそれぞれ17，3系統追加することができたと報告されている[1]．また，地下水のサンプルより797個[2]，ウシ反芻胃のサンプルより913個[3]のドラフトゲノムを一挙に構築し，そのうちの大多数が当時の新種ゲノムであった．このように de novo メタゲノムアセンブリにより未培養かつ新種のゲノム配列が多数取得可能ということが示され，期待は高まっていると言える．ウシ反芻胃のケースではHi-Cとよばれる新技術（後述）が適用されているが，両研究でのドラフトゲノム構築ではサンプル数の多さ，シークエンサーのスループット，MetaBAT[4]をはじめとするbinningツールが大きな役割を果たしていると筆者は考えている．de novo アセンブラは当時でも広く普及していたMEGAHIT[5]，IDBA-UD[6]，metaSPAdes[7]を用いており，各プロジェクトで新規開発されたものはなく，アセンブリ結果の配列長としては特別に長い訳ではない（後述）．

2）株レベルの解像度での解析

16S解析と比較した際のメタゲノム解析の利点としては，未培養種の発見可能性とは別に，種内レベルのゲノムの差異を観察可能な点があげられる．ヒト関連のメタゲノム解析では，先行研究の多さから新種発見は少ないこともあり，変異に焦点が当てられるケースも多い．種内変異が菌の表現型に大きな影響を及ぼすケースは，単離菌での多数の先行研究により示されており，大腸菌を例にすると，点変異が薬剤耐性に影響する場合[8]やファージ様配列の挿入によって腸管出血性大腸菌（O157株）が特徴づけられる場合[9]があげられる．こういった変異情報の視点はメタゲノム解析でも重要であるが，実際には各種のリード量比を調べるのみで終わる研究も多く存在していた．しかし，壊死性腸炎に関連する大腸菌を株レベルの解像度でメタゲノム解析したケース[10]など「strain level」をタイトルに掲げた研究も増えつつある．ただし変異解析において，参照ゲノムへのショートリードのマッピングに基づく方法は複雑な変異を見逃す可能性が高いことは留意すべきである．ヒトゲノムデータを用いたテストでは全変異の半分以下しか検出できないという報告も存在し[11]，解決には de novo アセンブリが有効であると述べられている．だが，互いに配列が類似した株が環境サンプル中に共存している場合は，その状況自体が de novo アセンブリの障害ともなりうる．筆者は真核生物を対象として，変異の多いゲノム領域のアセンブリに長所をもつツールを開発し[12]，ゲノムの多様性が高い野生型サンプルのゲノム配列構築で効力を確認した経験があるが，類似の状況はメタゲノムでも起こるとツールのベンチマーク論文で指摘されている[13]．真核生物ゲノム解析の分野では複数のハプロタイプ配列が混ざりあった配列（コンセンサス配列）を参照ゲノムとして構築するのではなく，個々のハプロタイプ配列を独立にアセンブルする手法：FALCON-Unzipや

表1　de novo アセンブリに応用される技術

使用シークエンサの種類	技術名	説明	真核生物ゲノムアセンブリでの使用状況	メタゲノムアセンブリでの使用状況
Illumina ショートリード	paired-end	200〜600 bp程度のDNA断片の両端を読みとる.	大半のケースで使用.	大半のケースで使用.
	mate-pair	2〜20 Kbp程度のDNA断片の両端を読みとる.	ロングリードの普及に伴い減少傾向．ただし多倍体ゲノムアセンブリで効果を発揮した最近の例も存在.	文献16で効果を示したが，その後の使用ケースは稀.
	TruSeq synthetic long reads（Moleculo）	10 Kbp程度のDNA断片を分画し，バーコード配列により断片ごとにリードをアセンブリし，擬似的なロングリードを得る.	コスト問題やロングリードの普及により使用ケースは稀となった.	ハプロタイプ配列構築等で効果が示されたが，その後の適用は稀.
	10x linked-reads	TruSeq synthetic long readsと発想は類似するが，対象DNA断片長が10〜100 Kbpで，バーコード配列数（分画数）が1 M程度と多く，バーコードごとのアセンブリはされない.	哺乳類を中心とするハプロタイプ構築に高性能を発揮.	文献20の適用例が存在するが，それ以外は稀.
	Hi-C	空間的に近接したゲノム領域の組を，制限酵素処理とライゲーションなどを経て検出可能とするが，アセンブリへの応用も行われている.	2016年以降，染色体レベルのアセンブリ結果を得る用途で急増.	文献3で実データに適用されたがbinning用途のみに用いられ，アセンブリには未適用.
PacBio ロングリード	CLR	長さの最頻値が10 Kbp程度，最大が100 Kbp近くで，エラー率15％程度のロングリードを得る.	近年は使用ケースが急増.	稀.
	CCS	平均4〜6 Kbpだが，エラー率が1〜2％のリードを各DNA断片の複数回シークエンシングにより得る.	稀.	文献26，27が存在するが，それ以外は稀.
Oxford Nanopore ロングリード	Nanopore	最大で1 Mbpを超えるリードが得られた記録あり．エラー率はプロトコールや試薬，機器のバージョンにより5〜20％と幅広いが，アップデートは頻繁.	2018年時点ではPacBioの適用例が多いが，増加傾向あり.	稀だが，増加の可能性あり.

Supernovaというツールが近年に発表[14)][15)]されており，これらのコンセプトがメタゲノム分野にも輸入される可能性も多いにある．筆者も2倍体用ハプロタイプアセンブラ：Platanus-alleeというツールを開発および公開しており（http://platanus.bio.titech.ac.jp/platanus2），この戦略を有望視している．いずれにせよ，株間の変異はそれら自体が重要な研究対象であるとともにゲノム配列構築時の技術的な障害ともなり，メタゲノム解析を行ううえで今後とも鍵となる要素であろう．

3）mate-pair

これよりde novoアセンブリに応用されている技術を紹介する．メタゲノムへの応用実績あるいは可能性のあるものの情報を**表1**にまとめた．最初に紹介するmate-pairというライブラリ調製法は，2〜20 KbpのDNA断片の端をショートリードとして読みとることを可能にする．ロングリードの普及前は大型ゲノムプロジェクトではほぼ確実に適用されており，平均DNA断片長の異なる複数のmate-pairライブラリを用意してde novoアセンブラに入力することで，contig配列を架橋して長くつながったscaffold配列を得ることがで

きる．メタゲノム解析分野ではウシの反芻胃サンプル[16]に適用された例があり，その際は高い効果を発揮したが，その後にメタゲノム解析に適用されることはきわめて稀になってしまい，流行することはなかった．真核生物の分野でもロングリードの普及に隠れて適用頻度は減少している．しかし，2018年にコムギ（6倍体）のハプロタイプ配列を参照ゲノムとして再構築したプロジェクト[17]では，複数のmate-pairライブラリに大きなシークエンシング量が割かれており，paired-endとmate-pairの組合わせだけで，ロングリードでも到達しえなかったような高い完成度のハプロタイプ配列を構築することに成功していた．この際のアセンブリパイプラインはイスラエルの受託解析会社：NRGeneによるDeNovoMagicというもので，フリーのツールではないため自由にテストは行えないが，多倍体ゲノムアセンブリが効果を発揮しうるmate-pairは，メタゲノムでも有効なケースがあるかもしれないと筆者は考えている．

4）TruSeq synthetic long reads

以前はMoleculoとよばれていた時期もある技術である．10 Kbp程度のDNA断片を分画してショートリードによるシークエンシングを実施するが，バーコードとよばれる短い配列により各DNA断片に由来するリードを識別可能とする．そして，バーコード配列ごとに別々にde novoアセンブリを行い，断片配列を再構築することで擬似的なロングリードを得られる．その擬似ロングリード配列を構築できれば，長さと精度を兼ね備えた配列データとなるため，ヒト腸内の株ハプロタイプ配列を構築する用途に効力が報告されている[18]．ただし，多くの菌株をカバーするには大量のシークエンシングが要求されるためか，その後の適用例は稀となっている．

5）10x linked-reads（10x Genomics社）

コンセプトは前述TruSeq synthetic long readsに似るが，バーコード配列数（分画数）1 M程度と多く，各DNA断片長も10〜100 Kbp程と長くなるように機器が設計されている[19]．DNA断片あたりのリード数は少なくなるため，擬似的なロングリードを得ることはできないものの，ヒトゲノムのハプロタイプ構築用途ではバーコード情報を活用することで，ロングリードでも達成できないほどの長さの配列構築に成功したと

報告されている[15]．また，必要DNA量が少ないという点も特徴であることからメタゲノムアセンブリへの応用も期待され，ヒト腸内サンプルに適用して優れたアセンブリ結果を得た研究も最近発表されている[20]．

6）Hi-C

空間的に近接したゲノム領域の組を，制限酵素処理とライゲーション（クロスリンキング）を経て検出可能とする．元はゲノムの空間的配置を観察する用途で開発された手法だが，de novoアセンブリ結果配列の順序を決定する用途（scaffolding）にも応用が考案された[21]．その後，Dovetail Genomics社による受託解析サービスとして，染色体スケールのscaffold配列を得るために広く普及している[22]．メタゲノムへの応用例としてはウシの反芻胃サンプルの例[3]が存在するが，ここでは配列をまとめるbinningのみに用いられ，前述のscaffoldingとは結果が異なる．つまり，配列の順序は未決定ということになる．プラスミドとホストゲノムの関連を捕捉できるという有用な用途も示唆されたが，メタゲノムでの「染色体スケール」の配列構築へは改良の余地を残していると言えそうである．

2 当グループの研究：新規メタゲノム用 *de novo* アセンブラの開発

筆者を含む研究グループではメタゲノム用*de novo*アセンブラ：MetaPlatanusの開発を進めている（**図1**）．このツールは①メタゲノム用ショットガンリードをつなげてcontigとよばれる配列をつくるContig-assembly，②contig配列をpaired-end, mate-pair, 10x linked-readsなどを用いて架橋し，ギャップ部分を含みながらもさらに配列を延長するScaffolding，③paired-end, mate-pairリードの再マッピングに基づいてギャップを埋めるGap-closing，④コドン頻度情報を用いたBinning，⑤各bin内でさらに配列を延長するRe-scaffolding，のステップより成り立つ．特徴としては，アセンブリ後の解析で最も悪影響を及ぼすエラーである，異種間の配列を誤ってつなげてしまう（ミスアセンブリ）をリード量や4-mer頻度情報をもとに防ぐ機能や，ScaffoldingとGap-closingを反復して配列を延長する機能などがある．また，既存ツールは標準的なpaired-endライブラリのみが存在する

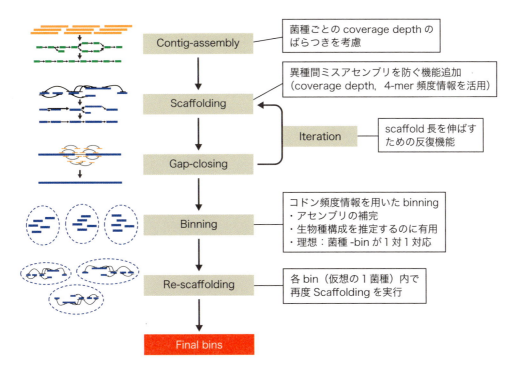

図1 メタゲノム用 *de novo* アセンブラ：MetaPlatanus の模式図

ケースに最適化されている可能性が高いと考えているが，われわれは mate-pair や 10x linked-reads といった前述の技術による入力データについてもテストを行い，活用を図れるように開発を進めている．

実際のテスト結果を**表2**に記すが，MetaPlatanus の実行に関しては mate-pair ライブラリを含むウシ反芻胃メタゲノムデータ[16]（2011年発表の公開データ）を入力とし，そのライブラリの有効性の一端を示す．比較用として，数百のドラフトゲノムを構築したと報告された2018年のウシ反芻胃データ[3]，2015年の地下水データ，さらにヒトの細菌叢のケースとして2010年の大規模プロジェクトの結果[23]や，最近（2018年）のプロジェクト例として妊婦の腸，膣，唾液のメタゲノムアセンブリの結果[24]も**表2**には含められている．評価指標としては，バクテリアゲノム配列として全長に近い配列がどれだけ構築されているかを推定したが，ここでは CheckM[25]という評価ツールを用いており，これは多くのバクテリアゲノムで共有される遺伝子の検出数によりゲノムとしての完成度を推定する．その完成度が60％以上，80％以上の scaffold をそれぞれカウントしたが（**表2**）いずれの値も MetaPlatanus の結果が他より大きくなっている．さらに詳細な配列の長さの評価として，NG length プロットや N-len (x) プロットとよばれるグラフを**図2**に示す．長さの指標とし広く用いられる N50長（加重中央値）は，メタゲノムのアセンブリ結果のように合計長が大きく異なる配列セットを評価するには適切でないためこのグラフを用いている．見方は図の説明文を参照されたいが，要するにプロットが上の方にあるほどよくつながった結果で，アセンブリとしては好ましいということである．ここでも MetaPlatanus の結果は良好であるが，注目すべきは，発表ずみのアセンブリ結果については，最近になるほど改善している傾向はなく，むしろ mate-pair を用いていた2011年のウシ反芻胃[16]の結果の方がよいという点である．これこそが，「はじめに」で述べたように，最近のメタゲノムアセンブリが「UPDATE」されていないという筆者の所感に対応する．

表2　メタゲノムデータの de novo アセンブリ結果

シークエンシング実施研究	論文発表年	サンプル採取元	アセンブリの種類	入力ライブラリ調製法	配列長合計(Gbp)	推定完成度≥60%の配列数	推定完成度≥80%の配列数
Hess M, et al [16]	2011	ウシ反芻胃	MetaPlatanusの結果	paired-end, mate-pair	3.05	22	7
			MEGAHITの結果	paired-end	4.15	0	0
			公開データ	paired-end, mate-pair	1.93	1	0
Stewart RD, et al [3]	2018	ウシ反芻胃	公開データ	paired-end, Hi-C	2.18	0	0
Brown C, et al [2]	2015	地下水	公開データ	paired-end	0.60	13	0
Qin J, et al [23]	2010	ヒト腸内	公開データ	paired-end	7.88	0	0
Gortsman DSA, et al [24]	2018	妊婦 腸-膣-唾液	公開データ	paired-end	4.42	1	1

「推定完成度」はバクテリアゲノムの完成度評価ツール：CheckM[25] を用いて産出した．

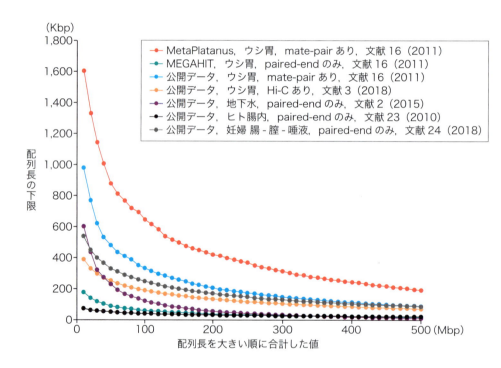

図2　メタゲノムデータの de novo アセンブリ結果の長さの評価
NG length プロットや N-len(x) プロットとよばれるグラフを示す．各アセンブリ結果について，配列長を大きい方から足し合わせていき，横軸の値に達したときの配列長を縦軸の値としてプロットする．プロットが上の方に位置するほど配列がよくつながっていることを意味する．横軸の値がアセンブリ結果の合計長の50%になるときは，縦軸の値が一般的に用いられる N50 長となる．

おわりに

メタゲノム解析論文では，scaffold配列をbinningによりまとめて，前述のCheckMによる完成度評価が良好であるという結果が示されることが多い．確かにこの評価方法は追加コストもかからず便利で筆者もよく用いるが，水平伝播しうるゲノム領域や株ごとに有無が異なるアクセサリ遺伝子についての評価はできない．また，これらのゲノム領域は他の領域と性質が異なることでbinningも困難である可能性がある．各株の全長に近い配列を1本のscaffold（contig）として構築してしまえばこのような懸念は減ると期待されるため，筆者はbinningだけでなく*de novo*アセンブリの重要性も説いていきたい．

文献

1) Parks DH, et al：Nat Microbiol, 2：1533-1542, 2017
2) Brown CT, et al：Nature, 523：208-211, 2015
3) Stewart RD, et al：Nat Commun, 9：870, 2018
4) Kang DD, et al：PeerJ, 3：e1165, 2015
5) Li D, et al：Methods, 102：3-11, 2016
6) Peng Y, et al：Bioinformatics, 28：1420-1428, 2012
7) Nurk S, et al：Genome Res, 27：824-834, 2017
8) Bagel S, et al：Antimicrob Agents Chemother, 43：868-875, 1999
9) Hayashi T, et al：DNA Res, 8：11-22, 2001
10) Ward DV, et al：Cell Rep, 14：2912-2924, 2016
11) Weisenfeld NI, et al：Nat Genet, 46：1350-1355, 2014
12) Kajitani R, et al：Genome Res, 24：1384-1395, 2014
13) Sczyrba A, et al：Nat Methods, 14：1063-1071, 2017
14) Chin CS, et al：Nat Methods, 13：1050-1054, 2016
15) Weisenfeld NI, et al：Genome Res, 27：757-767, 2017
16) Hess M, et al：Science, 331：463-467, 2011
17) Apples R, et al：Science, 361：eaar7191, 2018
18) Kuleshov V, et al：Nat Biotechnol, 34：64-69, 2016
19) Zheng GX, et al：Nat Biotechnol, 34：303-311, 2016
20) Bishara A, et al：Nat Biotechnol：10.1038/nbt.4266, 2018
21) Putnam NH, et al：Genome Res, 26：342-350, 2016
22) Bickhart DM, et al：Nat Genet, 49：643-650, 2017
23) MetaHIT Consortium：Nature, 464：59-65, 2010
24) Goltsman DSA, et al：Genome Res, 28：1467-1480, 2018
25) Parks DH, et al：Genome Res, 25：1043-1055, 2015
26) Hiraoka S, et al：bioRxiv, doi:10.1101/380360, 2018
27) Frank JA, et al：Sci Rep, 6：25373, 2016

<筆頭著者プロフィール>

梶谷 嶺：2015年東京工業大学博士課程修了．同年東京工業大学助教に着任し現在に至る．研究分野はバイオインフォマティクス，ゲノム配列解析．メタゲノムから大型真核生物ゲノムまで扱い，*de novo*アセンブリツール開発も行っている．コンピューターを通してだけでなく，現実の生き物を観察する機会も大切にしたいと思いつつ，デスクワークの日々を送っている．

第1章 常在細菌叢の基礎と解析技術

4. マイクロバイオームの数理モデル

高安伶奈

> ヒトに常在する微生物群が構築する生態系は，宿主と微生物，あるいは微生物同士での複雑な相互作用で知られている．近年のシークエンス技術や，可視化技術の発展により，細菌叢のダイナミクスや機能について，さまざまな情報が得られるようになってきた．本稿では，数理的な手法を用いて常在細菌叢の特徴を明らかにする試みを，細菌叢の個人間差，時系列ダイナミクス，空間構造のそれぞれに注目して紹介する．ヒトに常在する細菌の生態や相互作用を解明しモデル化していくことで，常在細菌を制御することができるようになれば，細菌叢を介した医療の発展に大きく貢献することだろう．

はじめに

　ヒトの体には推定でヒトの細胞数と同等あるいは同等以上の微生物が住んでいるといわれており，ヒトの細胞や微生物同士で複雑に相互作用しながら，ミクロの生態系を構築している．特に，腸内における細菌群の生態系は，現在観測可能な生態系のなかでは最も密度が高く，しかし一方でその数の割には存在する菌種が少ない環境として知られている[1]．このような特徴は，腸内細菌の集合である「腸内細菌叢」が宿主であるヒトとの長い歴史のなかで，選りすぐられ，淘汰と適応をくり返しながら育まれてきたものであることを意味している．

[略語]
CCM：convergent cross mapping
SIS：strong interacting species
SPF：specific pathogen free
SSM：sparse S-map method

　近年，腸内細菌叢がさまざまな疾病に直接的にかかわっている可能性が示唆され，腸内細菌叢を健康的に維持することや，病気を改善，あるいは薬の効果を高めるために細菌叢を人工的に操作することに注目が集まっている．このような複雑な制御を行うためには，生態系として腸内細菌叢の特徴を知ることが非常に重要であり，その特徴を定量化し，数理モデル化していくことが必須になっていくと考えられる．古典的な細菌学では，1種の菌が侵入することによって引き起こされるさまざまな病原性が明らかにされ，その治療法はその原因菌を抗生物質などを用いて排除することであった．しかし例えば2013年に報告された，常在的にヒトの免疫抑制に積極的に関与していると考えられる菌は，17もの菌株のセットであり[2]，ヒトと長く共生してきた細菌群についてはいまだに知られていない細菌同士の共助や競合関係が多くあるようだ．それらを明らかにしていかなければ，腸内細菌叢の制御が難しいことは明確である．

Mathematical model of human microbiome
Lena Takayasu：Graduate School of Medicine, The University of Tokyo（東京大学大学院医学系研究科）

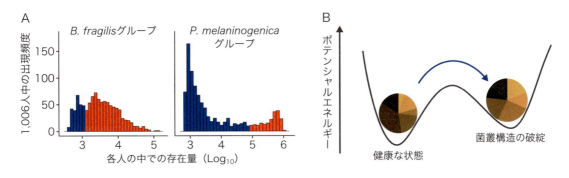

図1 腸内細菌叢の複数安定点
A) 1,006人の健常者の腸内細菌叢中に占める各菌グループの量のヒストグラム．各菌グループを多く保持する人（赤）と少なく保持する人（青）の2つの安定的な菌叢構造が存在することがわかる．文献4より一部引用．B) 腸内細菌叢が2つの安定的な構造をもつイメージ図．健康な状態から，何らかの変化や撹乱を経て，別の不健康な安定的状態に陥ってしまう．文献5より一部引用．

近年の画期的なシークエンス技術や可視化技術の向上によって，ヒトに常在する細菌叢の，複雑なダイナミクスや機能について，さまざまなことが明らかになりつつある．以下では，腸内細菌叢の生態系がもつ特徴的な性質やダイナミクス，複雑な相互作用を説明しようと試みた数理モデルを紹介する．

1 ヒト常在細菌叢の個人間差

腸内細菌叢をはじめとして，ヒト常在細菌叢は，非常に個人間の多様性が大きいことが知られており，似た環境で育ち，遺伝的に同一である一卵性双生児であっても，個人を識別することは可能だと考えられている[3]．このような個人間差は，特に幼少期に接してきた細菌の差異が時間とともに拡大していくことで，個人に特有になっていくと考えられており，このような細菌の定着の時系列をコロナイゼーションヒストリー（定着履歴）とよぶ．乳児の腸内細菌叢は，比較的少数の菌種（乳酸菌や大腸菌など）が独占するような構造が多く，2～3年かけて，成人の菌叢に近づいていくといわれている．どのような菌が最初に定着するかは，分娩の方法などによって変わる可能性が指摘されており，そのようなイニシャルコロナイザーの違いが，免疫の学習などにどのように関与してくるのか研究が進められている．

一方で，いくつかの腸内の細菌種について，その細菌叢中の構成比率のヒストグラムを見てみると，ピークが二峰現れることが報告されており[4]，安定的に多くその菌をもつ宿主群と，安定的に少なくその菌をもつ宿主群が存在するようだ（図1A）．このように腸内細菌種が複数の安定点をもつことは，図1Bのようなイメージでしばしば描写される．このような複数安定点の間の遷移が起こることは，例えば投薬や生活習慣の変化で宿主の腸内細菌叢が今までとは全く違う状態に安定的に変わってしまい，それが発病や治療などに大きく影響するような状態と関連付けて考えることができる．

このような腸内細菌叢の複数安定点の話と関連して，個人の菌叢パターンは数個に分類できることも早くから示唆されており[6]，「エンテロタイプ」とよばれている．例えば，*Bacteroides*属の菌種を多くもつ「バクテロイデス型」や，*Prevotella*属の菌種を多くもつ「プレボテラ型」などの菌叢パターンがよく知られており，生活習慣などとの関連が研究されている．また，日本には*Bifidobacterium*属を多くもつ「ビフィド型」が多いといわれている．このようなエンテロタイプが出てくるしくみとして，2016年にGibsonらは，構成比が中程度の種のなかに，他種との相互作用が非常に強い数種（strong interacting species：SIS）が存在し，それらがエンテロタイプを生成している可能性を，数理モデルを使って示唆した[7]．

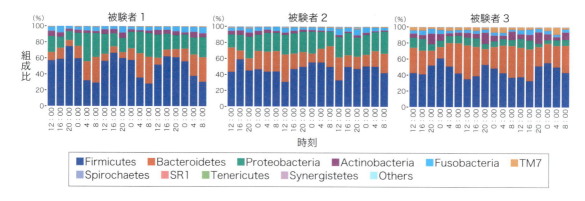

図2　口腔（唾液）細菌叢の概日同期
　　　被験者3人の，3日間にわたる，4時間ごとの唾液中の口腔細菌叢の変動（門レベルの16S解析結果）．文献8より引用．

2 ヒト常在細菌叢の時系列ダイナミクス

　ヒト常在細菌叢は個人に特有である一方で，数時間～数年のタイムスパンでさまざまに変動することが調べられている．例えば，日常的には唾液や腸内細菌叢において，概日リズムに従った菌叢変動が起きており，例えばわれわれの先行研究において，唾液から見る口腔細菌叢では朝と夜で，7～80％もの菌種が変動していることが明らかになっている[8]（**図2**）．このように，特に明確な刺激がなくても常在細菌叢は時間とともに徐々に変化しており，例えば，ヒトの腸内細菌叢の経年変化を，ある時点からの距離（Jaccard index）で特徴づけると，べき分布に従って変化していくことが報告されていることから[9]，菌叢の変動速度には一定の法則があることも示唆される．また，さまざまな年齢のヒトの腸内細菌叢の比較から，年齢ごとの菌叢構造の特徴なども報告されている[10]．

　一方で，ヒトの行動によって常在細菌叢が短期的に変化しうることも報告されている．例えば，食事による変化については，10名のボランティアの食事を低脂肪／高脂肪食に制限すると，1日で腸内細菌叢構造が有意に変化した[11]．このような食事による腸内細菌叢の変動を予測する試みとして，2011年にマウスの餌中のカゼイン，でんぷん，ショ糖，油分の量から線形予測モデルを用いて腸内細菌叢の変化を予測してみたところ，変動の60％以上を当てることができたという報告がある[12]．他にも乳児の食事がフラクトオリゴ糖からフコシルラクトースに変わったときの腸内細菌叢の変動をMonodの微生物増殖モデルをベースにしたシミュレーションで予測するなどの先行研究がある[13]．また，抗生物質の投与や，健常者の便を移植する便移植治療などによる菌叢変動を予測・モデル化する試みも進んでおり，各菌種の成長，相互作用や薬剤感受性などをパラメータとしてロトカ・ボルテラモデルを用いた菌叢変動や菌種間相互作用の推定が行われている[14]．

　このような外的刺激による菌叢変動の影響は多くの場合は有限であり，その刺激が終了すれば一定の時間が経過すると元の菌叢の状態に回復することが知られている．つまり，常在細菌叢は一定のロバスト性をもっており，容易には変化しないと考えられる．しかし，腸管感染症にかかったケースでは，治療後も菌叢が元に戻らなかったという報告もあり[15]，常在細菌叢は一定以上の外的撹乱によって，回復力を失い，定常状態に戻れなくなることも示唆されている．また，このような時系列データから推定される菌種間の相互作用も，細菌叢を制御するうえで今後非常に重要になってくると考えられており，研究が進んでいる．定常的な個体群の時系列変動データから，種同士の因果関係を推定する手法としては，CCM（convergent cross mapping）[16] やSSM（sparse S-map method）[17] などが開発され，ヒト常在細菌叢のデータに適用されはじめている．

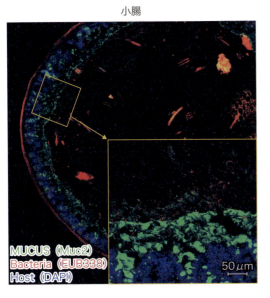
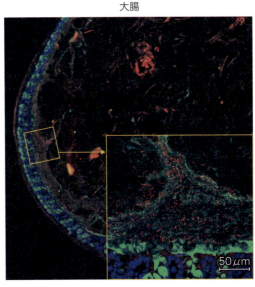

図3 FISH法を用いたマウスの腸管断面図
緑が宿主の腸管粘膜,赤が細菌,青が宿主細胞.文献21より転載.

3 腸内細菌の空間的特徴

　一口に腸内,といってもそのなかの環境は一様ではない.ヒトの小腸は長さ5〜6 mで直径3 cm,大腸は約1.5 mであり,小腸の表面は高さ1 mm直径0.2 mmほどの腸絨毛とよばれる突起が敷き詰められており,表面積を大きくして,効率的に食物を栄養素として吸収している.大腸にはそのようなひだや突起は存在しないが,小腸よりも多くの細菌が存在し,腸粘膜も厚い[18].また,胃に近い部分では胃液が混ざるためpHが低くなっており,酸素量も大腸に近くなるほど少なくなっていく.そのような環境の違いや宿主の行う栄養吸収などは,各菌の腸内分布にも影響していると考えられているが,その詳細については不明な部分が多い.

　実験用にコントロールされていて特定の微生物や寄生虫が存在しないSPF (specific pathogen free)マウスを使って腸内の内容物の菌の分布を調べると回腸付近においてセグメント細菌(segmented filamentous bacteria)を多く見つけることができる.この細菌は,哺乳類,鳥類,魚類など多くの生物の腸に存在すると考えられている常在性細菌で,腸上皮細胞に接着しており免疫機能と深くかかわっていることが確認されている.この他にもその機構については詳しくわかっていないが,いくつかのビフィズス菌や乳酸菌は宿主腸管に接着することが知られている.ここ数年の可視化技術の進歩によって,蛍光 in situ ハイブリダイゼーション(FISH)等を用いて腸管表面の細菌の空間分布を実際に観察することが可能になってきた(図3).例えば,2017年10月には,無菌マウスの腸内にて15の菌種を移植し,その空間配置をFISHで追跡した論文が出ており[19],多くの菌が腸壁の付近に密集する一方で,腸管内部の多くの部分では細菌密度がかなり低い部分がある様子が航空写真のように撮影されている.

4 密集した細菌同士の空間的相互作用

　このように詳細に得られるようになった腸内細菌の空間配置からは,密集した部分における細菌同士の複雑な相互作用が想定される.例えば腸内のグラム陰性菌の25%近くがT6SS(Type VI secretion system)とよばれる,近接する他細菌を物理的に攻撃する"槍"のような分子機械を生成できると考えられており,培養実験ではバクテリア同士が攻撃しあって細胞壁を破壊させる様子が撮影されている.このような機構は,物理的に隣接した状態でしか働かず,バクテリアは特

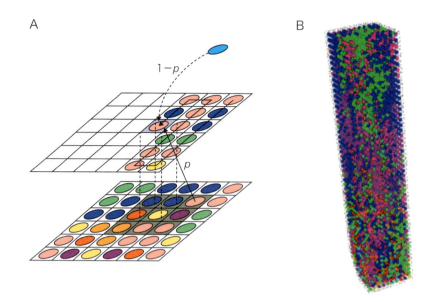

図4　腸内細菌の成長モデル
A）腸壁付近の腸内細菌が三次元的に場所を取り合いながら競合し成長するモデルの概念図．ある格子点（上層の青アミで示す）の菌種は，隣接する領域（下層の灰アミで示す）内の菌種から，確率pで選ばれる．確率$1-p$で新しい菌種が選ばれる．B）隣接する菌種の成長シミュレーション結果．文献21より引用．

定の配列の相同性から自己と非自己を見分けて攻撃していることがわかってきている[20]．このような積極的な他細菌排除以外にも，腸内の限られた栄養を奪い合うことによって他菌種と競合している場合を考えることもできる．宿主の摂取する栄養源以外にも，宿主の上皮細胞などから分泌されるムチンも多くの細菌種の共通の栄養源となりうると考えられており，近年得られるようになってきた腸管内部の細菌配置のデータからは，多くの細菌種が共通して腸壁の近くで最もその数を増やしていることが観察できる．このような空間配置からは，腸管付近で多くの細菌がニッチを共有し，栄養源を奪い合う可能性も示唆される．

腸壁にいる多くの腸内細菌が，流れてくる内容物などに沿って三次元的に場所を取り合いながら競合し成長するモデル（**図4**）を用いた著者らの研究では，そのような競合が，少し他種より優占する菌がさらに成長するようなしくみを生み出し，個人差の大きいヒト腸内細菌叢に共通して現れる特徴的な種個体数分布に本質的に寄与している可能性を指摘した[21]．また，栄養競合する菌種の多様化が，乳児と成人，あるいは各動物種における，独特の種個体数分布を説明する仮説を提唱した．

おわりに

細菌叢解析が技術的に確立されつつある今，腸内細菌叢における数理モデル研究は緒についたばかりであり，既存の数理生態学等で用いられてきた手法が適用可能であるのかの検証や，またヒト常在細菌叢の特徴を再現する新しいモデルの提唱などが進みつつある．16S解析やメタゲノム解析が一般化し，それぞれの細菌種のダイナミクスを調べられるようになり，多くのコホート研究が行われ，詳細な時系列データをとることも可能になった．また腸管内での細菌の空間的配置についても，可視化技術の発展とともに，ようやくその一端が明らかになりつつあり，細菌同士の空間構造がそのダイナミクスと非常に密接に関係することも予想されている．

一方で，常在細菌を対象とした数理モデルの作成には，常在細菌ならではの問題が伴う．例えば細菌のゲノムは増殖時の突然変異や，細菌間のプラスミド等のやりとりにより連続的に変化しており，既存の生態学

のモデルにおける独立した「種」の概念で表現することが適切ではない可能性がある．また，腸内生態系には寄生虫やウイルスなど，細菌以外にも多くの生物が存在し，それらが腸内細菌叢のダイナミクスを特徴づけている可能性もあるが，それらについてはまだ網羅的な解析をする基盤が整っておらず，多くが未解明である．

今後過去の生態系のデータとは比較にならないほど大規模な細菌生態系の時系列／空間データが得られるようになったときに，それらを説明する新しい生態系理論が必要になるのではないかと考えられる．特に腸内細菌は，生態系の制御が疾患の治癒や健康維持に密接に関係していることが多くの研究から明らかになっており，そのような生態系の特徴を生み出すメカニズムの解明は社会的な要請も強い．菌叢の変化を学習して予想するのみならず，そのミクロなメカニズムに基づいたダイナミクスの再現を行う包括的なモデルが登場すれば，便移植（FMT）をはじめとする常在細菌叢制御に基づいた医療の発展に大きく貢献するだろう．

文献

1) Bäckhed F, et al：Science, 307：1915-1920, 2005
2) Atarashi K, et al：Nature, 500：232-236, 2013
3) Turnbaugh PJ, et al：Nature, 457：480-484, 2009
4) Lahti L, et al：Nat Commun, 5：4344, 2014
5) Faust K, et al：Curr Opin Microbiol, 25：56-66, 2015
6) MetaHIT Consortium.：Nature, 473：174-180, 2011
7) Gibson TE, et al：PLoS Comput Biol, 12：e1004688, 2016
8) Takayasu L, et al：DNA Res, 24：261-270, 2017
9) Faith JJ, et al：Science, 341：1237439, 2013
10) Lozupone CA, et al：Nature, 489：220-230, 2012
11) Wu GD, et al：Science, 334：105-108, 2011
12) Faith JJ, et al：Science, 333：101-104, 2011
13) Medina DA, et al：FEMS Microbiol Ecol, 94：10.1093/femsec/fiy140, 2018
14) Stein RR, et al：PLoS Comput Biol, 9：e1003388, 2013
15) David LA, et al：Genome Biol, 15：R89, 2014
16) Sugihara G, et al：Science, 338：496-500, 2012
17) Suzuki K, et al：Methods Ecol Evol, 8：1774-1785, 2017
18) Mowat AM & Agace WW：Nat Rev Immunol, 14：667-685, 2014
19) Mark Welch JL, et al：Proc Natl Acad Sci U S A, 114：E9105-E9114, 2017
20) Chatzidaki-Livanis M, et al：Proc Natl Acad Sci U S A, 113：3627-3632, 2016
21) Takayasu L, et al：PLoS One, 12：e0180863, 2017

＜著者プロフィール＞
高安伶奈：2012年3月，東京大学理学部卒業．'14年3月，東京大学大学院新領域創成科学研究科にて博士前期課程修了．'14年4月から'17年3月まで，学術振興会・特別研究員DC1に採択され，服部正平教授の指導のもと，研究課題「腸内生態の普遍的な特徴とモデル化」に従事．'17年3月，東京大学大学院新領域創成科学研究科・博士後期課程修了．'17年4月より理化学研究所統合生命医科学研究センター・マイクロバイオーム研究チームにて，特別研究員に就任．'18年7月に，東京大学大学院医学系研究科国際保健学専攻・人類生態学分野にて助教着任（現職）．

第1章 常在細菌叢の基礎と解析技術

5. マイクロバイオームの1細胞解析技術の現状

雪　真弘, 大熊盛也

> メタゲノム解析やメタトランスクリプトーム解析に代表されるメタオミクス解析は, 腸内細菌叢を俯瞰的に捉え, その全体像を明らかにするには非常に有効である. それに対し, 1細胞解析は, 腸内細菌叢を構成する個々の細菌の役割を明らかにできる. 近年, 細菌1細胞からさまざまな情報を得る技術が開発されはじめている. 本稿では, 1細胞解析技術を紹介し, そのメリット, デメリットを議論する.

はじめに

ヒトの腸内細菌叢を理解するために, 細菌叢を構成する個々の細菌を分離培養し, 生化学的機能やゲノム配列を解明することが古くから行われてきた. しかし, ヒト腸内には500以上の細菌種が生育し, その多くが難培養性細菌であるため, すべてを分離培養することは現状の方法ではたいへんな労力と費用をかけても不可能である.

DNAからRNAが転写され, アミノ酸配列に翻訳されて合成されたタンパク質が関与し, 代謝が行われるという遺伝情報の流れのそれぞれの段階を包括的に解析するのがオミクス解析である. 現在はゲノミクス, トランスクリプトミクス, プロテオミクス, メタボロミクス等のオミクス解析は生命現象を知るための一般的な手法となっている. これらオミクス解析の多くが培養を介さずに行うことができるため, 難培養性微生物が多く含まれる微生物叢にも有効であり, さまざまな環境中の微生物叢の潜在機能, 物質循環の全体像が明らかにされている. ヒトの腸内細菌叢に関しても, さまざまなメタオミクス解析が行われている. 一方でメタオミクス解析では腸内細菌叢を構成する主要な細菌種が解析データの多くを占めてしまい, 細菌数が少ない菌種のデータが埋もれてしまう可能性がある. また, メタゲノム解析やメタトランスクリプトーム解析では, 由来細菌が明らかな参照配列を有していないと, 得られた配列がどの細菌種由来であるかを正確に同定することが難しい. 例えば, 異種から水平伝播で獲得した遺伝子に関しては, 由来細菌を間違う可能性が

[略語]
FACS: fluorescence-activated cell sorting
FISH: fluorescence *in situ* hybridization
LIANTI: liner amplification via transposon insertion
MALBAC: multiple annealing and looping-based amplification cycles
MDA: multiple displacement amplification
MMLV: Moloney murine leukemia virus

The current state of single-cell analysis for microbiome
Masahiro Yuki/Moriya Ohkuma：Japan Collection of Microorganisms, RIKEN BioResource Research Center（理化学研究所バイオリソースセンター微生物材料開発室）

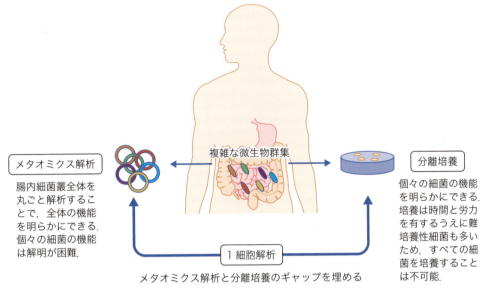

図1　ヒトマイクロバイオームにおける1細胞解析の役割

高い．このようにメタオミクス解析からは，個々の細菌の詳細な役割を明らかにすることは難しい．

この問題を解決でき，メタオミクス解析と分離培養のギャップを埋めるのに有効なのが，難培養性細菌も扱うことができる1細胞技術である（図1）．これまでのオミクス解析は，多数の細胞を用いて行うのが一般的であったが，近年ヒトなどの動物細胞では1細胞からさまざまな解析が試みられている．動物細胞よりサイズが小さく1細胞で扱うことさえ難しい細菌に関しても，技術開発が進められており，本稿ではヒトの常在細菌に応用可能であると考えられるゲノミクスとトランスクリプトミクスの1細胞技術を概説する．

1 細菌1細胞からのゲノム解析

現在，細菌1細胞のオミクス解析技術で進んでいるのが，ゲノム解析である．2005年にphi29 DNAポリメラーゼを用いることにより1細胞の細菌からゲノム増幅が可能であることが示されてから[1]，環境中のさまざまな細菌の1細胞ゲノム解析が行われている[2]．ヒトの常在細菌に関しては，口腔内の未培養細菌であるTM7[3]やSR1[4]，腸内細菌の1細胞ゲノム解析[5]が報告されている．ここでは，1細胞ゲノム解析の肝となる，細菌を1細胞に分離する技術と細菌1細胞のゲノムDNAを次世代シークエンサーで解析できる量まで増幅する技術について紹介する．

1）細菌1細胞の分離

1細胞解析のためには，多種多様な細菌から構成される細菌叢から細菌を1細胞ずつに分離する必要がある．顕微鏡下で細菌の形態を観察しながらマイクロマニピュレーターを用いて，1細胞の細菌を分離する手法もあるが，多くのサンプルを扱うことができず，ロースループットであるという欠点がある．現在，マイクロ流体デバイスとセルソーターを用いる方法が主流となっている．

マイクロ流体デバイスは，さまざまなタイプのものが開発されている．微小チャンバーを備えたマイクロ流体デバイスでは，細菌1細胞が入ると微小チャンバーを閉じることにより分離を行う．さらに，溶菌，中和，全ゲノム増幅を行うチャンバーが備わっており，コンタミネーションを抑えながら，全ゲノム増幅反応までを行うことができる[3]．また，反応容量が微量なため，後述するphi29 DNAポリメラーゼによる増幅バイアスを抑えることができると考えられている．近年，液滴マイクロ流体（droplet microfluidics）によるシングルセルゲノム解析が報告されている[6][7]．これらの方法は，マイクロ流体デバイスによりオイルで細菌1細胞を包み込んだ液滴を作製する．この液滴内で溶菌

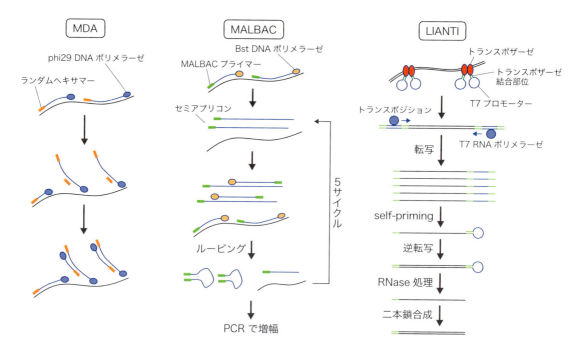

図2　MDA，MALBAC，LIANTIによる全ゲノム増幅

し，全ゲノム増幅試薬を含んだ溶液と融合させることにより，全ゲノム増幅を行う．

　セルソーターは，ハイスループットで細菌を1細胞に分離することができるという利点がある．1細胞解析では効率的なソーティングを行うため，細菌を蛍光標識しソーティング（FACS）することが一般的である．細菌の蛍光標識には，DNAや細胞内基質を染色する試薬を用いることができる．蛍光強度と細菌の細胞サイズや細胞内の複雑さを指標とすることで，細菌ではない粒子を極力分離しないように工夫することができる．細菌を96ウェルや384ウェルのPCRプレートにソーティングすることによって，溶菌，中和，全ゲノム増幅の操作を同じPCRプレートで行うことができ，コンタミネーションを避けることができる．

　16S rRNAに結合する蛍光標識プローブを用いたFISHとセルソーターにソーティングを組合わせることにより，多種多様な細菌が共生する細菌叢から標的細菌を集めることが可能である[8]．しかし，FISH処理で行うパラホルムアルデヒドやエタノールを用いた細胞固定は，その後の全ゲノム増幅を阻害する可能性が報告されている[9]．そのため，FISHを組合わせた1細胞ゲノム解析を行う場合は，細胞固定を行わないfixation-free FISHを用いることが推奨されている[10) 11)]．

　マイクロ流体デバイスの作製やセルソーター等の高額な機器を使用せず，安価に1細胞ゲノム解析する技術が2016年に報告された．仮想マイクロ流体（virtual microfluidics）とよばれるこの技術は，ポリエチレングリコールからなるヒドロゲルに細菌を混ぜることにより，1細胞ずつのヒドロゲル内に閉じ込めることができる．さらに，このヒドロゲル内で溶菌，中和，全ゲノム増幅を行うことが可能であり，ゲノム増幅が確認された領域を切り出し，2回目の全ゲノム増幅を行うことにより，ゲノムDNAを得ることができる．この方法を用いて，ヒトのマイクロバイオームの1細胞ゲノム解析が行われている[5]．現状では，ヒドロゲルを手動で切り出す必要があるためロースループットである．

2）細菌1細胞の全ゲノム増幅

　単離した細菌1細胞からゲノム情報を次世代シークエンサーで解析するためには，少なくとも1 ng以上のDNA量が必要であるため，細菌1細胞から得られたゲノムDNAを全ゲノム増幅することが必須となる．ゲノム増幅方法に関しても，多重置換増幅法（multiple displacement amplification：MDA），多重アニーリ

ング／ループ化増幅サイクル法（multiple annealing and looping-based amplification cycles：MALBAC），トランスポゾン挿入線形増幅法（liner amplification via transposon insertion：LIANTI）等のさまざまな方法が開発されている（**図2**）．

　全ゲノム増幅で広く使われているMDAは，*Bacillus subtilis*ファージphi29由来のphi29 DNAポリメラーゼを用いて行う．phi29 DNAポリメラーゼは高い鎖置換活性を有し，少量のゲノムDNAからランダムヘキサマープライマーを用いることにより30℃で等温全ゲノム増幅が可能である．phi29 DNAポリメラーゼは3′→5′エキソヌクレアーゼ活性を有しているため，DNA合成時のエラー率は低い．また，熱安定性があるphi29 DNAポリメラーゼが開発され，45℃で全ゲノム増幅を行うWGA-Xが開発されている[12) 13)]．このWGA-Xは，ゲノムDNAのGC含量が高い細菌に対して有効である．また，全ゲノム増幅の際のアーティファクトな増幅産物の生成を抑制したMDAが報告されている[14)]．この方法は，*Thermus thermophilus*由来のPrimPol（TthPrimPol）でプライマーを合成させることにより，ランダムヘキサマープライマーを添加する必要がなくphi29 DNAポリメラーゼのみによるMDAが可能である．

　2012年に発表されたMALBACは，鎖置換活性が高いBst DNAポリメラーゼと共通配列とランダム配列からなるMALBACプライマーを用いた全ゲノム増幅方法である[15)]．Bst DNAポリメラーゼを用いてMALBACプライマーが5′側に付加されたセミアプリコンを合成する．Bst DNAポリメラーゼがこれを鋳型にDNA合成すると，3′側にもMALBACプライマーが付加されたフルアンプリコンが合成される．反応温度を下げることにより，両端の配列が相補的であるため，ループ構造を形成し，DNA合成の鋳型にはならない．この反応を5回くり返した後，MALBACプライマーを用いてPCRで増幅を行う．MDAと比べて，ゲノム全体を偏りなく増幅することができるとされている．

　LIANTIは，トランスポゾンを利用した最新の全ゲノム増幅法である[16)]．トランスポザーゼの結合領域とT7プロモーター配列を有したLIANTIトランスポゾンDNAとトランスポザーゼからなるLIANTIトランスポソームを用いて，ゲノムDNAにT7プロモーターを挿入し，切断する．T7 RNAポリメラーゼにより，RNAを転写する．逆転写酵素を用いて，一本鎖DNAを合成した後に，DNAポリメラーゼにより二本鎖DNAを合成する．LIANTIは全ゲノムを均一に精度よく増幅できるという利点がある．

2 環境細菌での応用例

　われわれは，シロアリの腸内に共生する細菌を対象に1細胞ゲノム解析を行っている[17) 18)]．シロアリ腸内には，ヒト腸内と同じく多種多様な細菌が共生しているが，そのほとんどが難培養性細菌であるため，解析が進んでいなかった．われわれは，腸内に共生する細菌の個々の役割を解明するため，1細胞ゲノム解析を行った．

　細菌を単離する方法として，前述のFACSを採用した．まず腸内から細菌を取り出し，遊離のDNAを切断するためDNase Iで処理した．その後，生細胞を染めることができる蛍光試薬で染色し，染色された細菌をセルソーターにより，96穴PCRプレートに1細胞ずつ分離した．分離した細菌をアルカリ変性溶液で溶菌し，中和後，全ゲノム増幅を行った．全ゲノム増幅に際して，前述のphi29 DNAポリメラーゼによるMDAを行った．得られた全ゲノム増幅産物を鋳型に16S rRNA遺伝子を縮重プライマーでPCR増幅した．この増幅産物をサンガーシークエンサーで解析し，得られた波形データから1細胞からのMDAである可能性が高い全ゲノム増幅産物を選択した．選択した全ゲノム増幅産物からシークエンスライブラリーを作製し，MiSeqシークエンサーで解読した．得られたショートリードを用いて*de novo*アセンブルを行い，ドラフトゲノム配列を得た．

　多くの細菌種でゲノム中に1コピーしかない139遺伝子が，得られたドラフトゲノム配列中にいくつコードされているかを調べることにより，全ゲノム配列のうちどれくらいの割合が解読できているのか（ゲノムカバー率）を推定することができる．シロアリ腸内細菌の1細胞ゲノム解析からこれまでに得られたドラフトゲノム配列のゲノムカバー率は20〜90％であった．アノテーション解析をすることにより，宿主であるシロアリや原生生物に酢酸やアミノ酸を供給していること

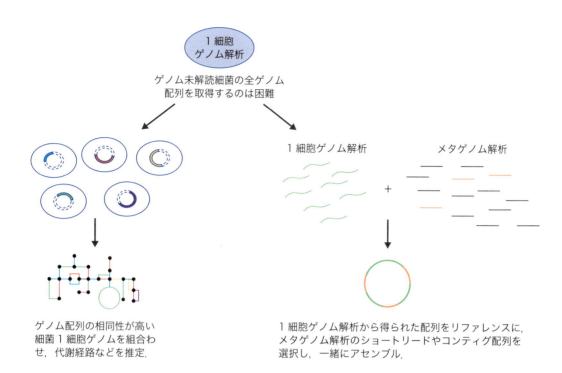

図3　1細胞ゲノム解析の欠点を補う方法

とや，これまで不明であったシロアリの餌である木材の分解に細菌がかかわっていることを明らかにできた．

1細胞ゲノム解析で問題になるのが，リファレンスゲノム配列がない細菌では，全ゲノム配列を得ることが非常に難しい点である．特に，シロアリ腸内細菌はシロアリ腸内のみで生息が確認されている細菌種も多いため，われわれは同一種細菌の1細胞ゲノム解析を複数行うことによって，機能予測を行っている．また，われわれは1細胞ゲノム解析とメタゲノム解析を組合わせた工夫も行っている．この手法では，まず1細胞ゲノム解析で得られたドラフトゲノム配列をリファレンスにして，メタゲノム解析から相同性があるショートリードを選択する．選択されたショートリードと1細胞ゲノム解析のショートリードを合わせてアセンブルする．この過程をくり返すことにより，ゲノムカバー率の向上をめざしている（図3）．

3 細菌1細胞からのトランスクリプトーム解析

ヒトなどの真核生物では，1細胞から細胞内全体での遺伝子発現量を明らかにするトランスクリプトーム解析がさかんに行われ，さまざまな手法が開発されている．しかし，細菌1細胞からのトランスクリプトーム解析例は非常に限られている．細菌1細胞のトランスクリプトーム解析が難しい理由の1つとして，細菌1細胞のRNA量はフェムトグラムレベルと非常に微量である点があげられる．また，細胞内のRNAの大部分を占めているのがrRNA，tRNAであるため，真核生物のトランスクリプトーム解析手法では，真核生物のmRNAの特有の構造である3′ poly（A）を利用して，oligo-dTプライマーを用いて逆転写することでrRNA，tRNAを除く工夫がされている．しかし，細菌のmRNAは3′ poly（A）を有していないため，真核生物のシングルセルトランスクリプトーム解析の手法をそのまま応用することができない．

Kangらは，1細胞の*Burkholderia thailandensis*からcDNAを合成し，マイクロアレイ解析を行っている[19)20)]．この解析では，まず1細胞の*B. thailandensis*を溶菌した後にMMLV（Moloney murine leukemia virus）由来の逆転写酵素とランダムヘキサマープライマーを用いてcDNAを合成する．得られたcDNAを

T4 DNAキナーゼとCircLigase ssDNAリガーゼを用いて環状DNAにし，phi29 DNAポリメラーゼで増幅することで，微量RNAからcDNAの合成を可能にしている．

Wangらは，市販されているキット試薬を使用して1細胞のシアノバクテリア *Synechocystis* のトランスクリプトーム解析を行っている[21]．この方法では，マイクロマニピュレーターで単離した1細胞のシアノバクテリアを溶菌し，DNAとRNAからなるキメラプライマーを用いてcDNAを合成する．これを鋳型にDNAポリメラーゼを用いて，DNA/RNAヘテロ二本鎖が末端の二本鎖cDNAを合成する．この二本鎖cDNAをRNase HとDNAポリメラーゼを用いることにより，DNAを直線的に増幅することができる．この増幅産物を用いてシークエンシングライブラリーを作製し，解析を行っている．

このように，1細胞の細菌からのトランスクリプトーム解析例はあるが，われわれが調べた限り，現時点では難培養性細菌，環境微生物叢やヒト常在細菌に応用した例は報告されていない．

おわりに

今回は，細菌1細胞のゲノム解析とトランスクリプトーム解析について紹介したが，それ以外にも細菌1細胞を対象にした解析方法の開発が進んでいる．例えば，超高空間分解能二次イオン質量分析計（Nano-SIMS）を用いた同位体イメージングは，安定同位体標識した基質で群集ごとに培養することにより，どの細菌細胞がどの基質を利用しているのか1細胞レベルで解明することができる．また，FISHと組合わせることで，微生物叢でどの細菌種がどの基質を取り込んだのかも明らかにできる[22]．さらに，植物1細胞の代謝産物を質量分析計で解析するメタボローム解析が報告されている[23]．今後，細菌1細胞にも応用できるような技術が開発されることを期待したい．

ヒト腸内には，500種以上という多種多様な細菌が共生していることから，すべての細菌を1細胞解析することは，コストや解析時間等の観点から不可能に近いと考えられてきた．しかし，細菌1細胞ゲノム解析に関しては次世代シークエンサーの能力が向上したことにより，現実味を帯びてきた．また，今回紹介した1細胞解析技術も，毎年のように新たな技術が報告されており，近い将来ヒトマイクロバイオームのすべての細菌の1細胞解析が可能になると確信する．今後，1細胞解析のデータと，これまでに蓄積された分離培養された細菌の生理・生化学的解析結果，そしてメタオミクス解析の膨大なデータを合わせることにより，複雑な微生物叢を構成する細菌種のそれぞれの機能・役割を明らかにできると期待したい．

文献

1) Raghunathan A, et al：Appl Environ Microbiol, 71：3342-3347, 2005
2) Woyke T, et al：Nat Methods, 14：1045-1054, 2017
3) Marcy Y, et al：Proc Natl Acad Sci U S A, 104：11889-11894, 2007
4) Campbell JH, et al：Proc Natl Acad Sci U S A, 110：5540-5545, 2013
5) Xu L, et al：Nat Methods, 13：759-762, 2016
6) Hosokawa M, et al：Sci Rep, 7：5199, 2017
7) Lan F, et al：Nat Biotechnol, 35：640-646, 2017
8) Campbell AG, et al：PLoS One, 8：e59361, 2013
9) Clingenpeel S, et al：ISME J, 8：2546-2549, 2014
10) Haroon MF, et al：Methods Enzymol, 531：3-19, 2013
11) Yilmaz S, et al：ISME J, 4：1352-1356, 2010
12) Povilaitis T, et al：Protein Eng Des Sel, 29：617-628, 2016
13) Stepanauskas R, et al：Nat Commun, 8：84, 2017
14) Picher ÁJ, et al：Nat Commun, 7：13296, 2016
15) Zong C, et al：Science, 338：1622-1626, 2012
16) Chen C, et al：Science, 356：189-194, 2017
17) Ohkuma M, et al：Proc Natl Acad Sci U S A, 112：10224-10230, 2015
18) Yuki M, et al：Environ Microbiol, 17：4942-4953, 2015
19) Kang Y, et al：Genome Res, 21：925-935, 2011
20) Kang Y, et al：Nat Protoc, 10：974-984, 2015
21) Wang J, et al：Integr Bio (Camb), 7：1466-1476, 2015
22) Musat N, et al：Proc Natl Acad Sci U S A, 105：17861-17866, 2008
23) Fujii T, et al：Nat Protoc, 10：1445-1456, 2015

＜筆頭著者プロフィール＞
雪　真弘：横浜市立大学大学院国際総合科学研究科博士後期課程修了．博士（理学）．長岡技術科学大学博士研究員，理化学研究所環境資源科学研究センター特別研究員などを経て2018年より理化学研究所バイオリソース研究センター開発研究員．腸内微生物叢を構成するさまざまな微生物が，どのように共生関係を維持しているのかを1細胞レベルで解析することをめざしている．

第2章 常在細菌叢と生理・病理

Ⅰ. 免疫・腫瘍免疫の制御

1. 腸管上皮細胞の粘膜バリアによる腸内細菌制御

奥村　龍, 竹田　潔

> 夥しい数の腸内細菌が共生している腸管においては，それらの細菌を制御し，腸管恒常性を維持するため，粘液層や抗菌ペプチドといった腸管上皮細胞によって構築される粘膜バリアが存在する．われわれはその粘膜バリアにかかわる分子としてLypd8を同定した．大腸上皮に高発現するLypd8は，特に有鞭毛細菌の侵入を制御することで腸管恒常性維持に貢献している．また，Lypd8を含む粘膜バリアの機能が低下すると，腸内細菌の腸管組織への侵入により腸管炎症が誘導されることがさまざまな遺伝子改変マウスの解析から明らかとなっている．今後，粘膜バリア機構のさらなる解明により，炎症性腸疾患に対する新たな治療法の開発が期待される．

はじめに

　食物の消化，吸収を担う腸管では，口から摂取する食物が消化されながら次々と通過していくが，一方でそれらの摂取された食物とともにさまざまな細菌が侵入し，偏性嫌気性菌を中心としたそれら細菌が，栄養豊富な腸内環境のもと定着，増殖し，腸内フローラといわれる細菌叢を形成する．またそれらの腸内細菌は，単に腸内に生息しているだけではなく，食物由来の難消化性の食物繊維等を発酵し，それによって得られる短鎖脂肪酸などの代謝産物を宿主に提供することで宿主に恩恵を与えており，腸内細菌と宿主は良好なwin-winの関係を築いている．しかしながら，他の臓器と比べ豊富な免疫細胞が存在し，最大の免疫器官であると評される腸管において細菌と宿主免疫系が相まみえることなく共存するためには，粘膜固有層に存在する免疫細胞と腸内細菌の間に壁（バリア）が必要であり，それこそが腸管上皮細胞[※1]がつくり出す粘膜バ

[略語]

C1galt：core 1 synthase, glycoprotein-N-acetylgalactosamine 3-beta-galactosyltransferase
DSS：dextran sulfate sodium
ELISA：enzyme-linked immuno sorbent assay
FUT：fucosyltransferase
GPI：glycosylphosphatidylinositol
ILC：Innate lymphoid cell

Lypd8：Ly6/Plaur domain containing 8
MyD：myeloid differentiation primary response
NOD：nucleotide-binding oligomerization domain containing protein
Reg3：regenerating islet-derived protein 3
TLR：Toll-like receptor

Regulation of gut microbes by intestinal mucosal barriers
Ryu Okumura/Kiyoshi Takeda：Laboratory of Immune Regulation, Department of Microbiology and Immunology, Graduate School of Medicine, Osaka University（大阪大学大学院医学系研究科免疫制御学）

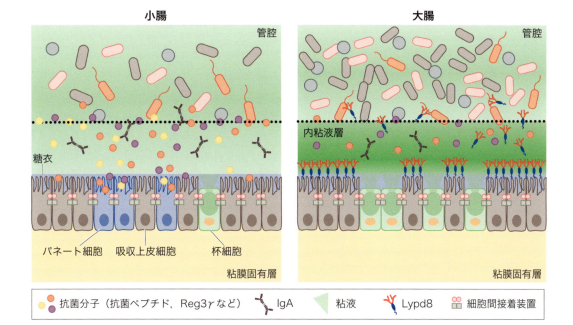

図1　粘膜バリアの概念図
抗菌ペプチドの産生に特化したパネート細胞が存在する小腸においては，パネート細胞から産生される抗菌ペプチドやReg3γといった抗菌分子が，腸内細菌と腸管上皮を分け隔てるのに重要である．一方でパネート細胞が存在せず，杯細胞が豊富に存在する大腸においては，杯細胞から産生されるムチンによって構築される分厚い粘液層が上皮を覆い，腸内細菌と腸管上皮を分け隔てている．また大腸上皮に発現するGPIアンカー型膜タンパク質のLypd8は，恒常的に上皮細胞表面から遊離し管腔に分泌され，遊離したLypd8は有鞭毛細菌に優先的結合し，それらの細菌侵入を防止することで腸管恒常性維持に貢献している．

リアである．腸管上皮細胞は粘液や抗菌分子を産生することにより，病原菌を含む腸内細菌叢と腸管上皮を空間的に分け隔て，侵入する病原性細菌から腸管組織を守るとともに，共生する腸内細菌に対する宿主の過剰な免疫応答を回避させていると考えられている．実際，遺伝的操作により腸管上皮細胞による粘膜バリア機能が破綻したマウスにおいては，腸内細菌に対する過剰な免疫応答が起こり，それにより腸管炎症に対する感受性の亢進が認められる．本稿では，まずこれまでのさまざまな知見によって得られた粘膜バリアの詳細と，近年われわれの研究で明らかとなった新規分子による腸内細菌制御について紹介した後，粘膜バリアの破綻と腸管炎症との関連について概説する．

1 腸管上皮細胞がつくり出す粘膜バリア

夥しい数の腸内細菌が共生する腸管の粘膜には，それら共生細菌から腸管組織を保護し，さらにはそれら細菌に対する過剰な免疫応答を回避するため，腸管上皮によって形成される粘膜バリアといわれる障壁が存在する．粘膜バリアはその機能や性質により，粘液層などの物理的バリアと抗菌ペプチドを中心とした化学的バリアの大きく2つに分類され，抗菌ペプチドの産生に特化したパネート細胞が存在する小腸においては化学的バリアが，杯細胞が豊富に存在する大腸においては粘液層などの物理的バリアが，粘膜バリアとして中心的な役割を果たす（図1）．

1）化学的バリア

化学的バリアとは，抗菌ペプチドに代表される細菌

※1　**腸管上皮細胞**
腸粘膜の単層円柱上皮を構成する上皮細胞．吸収上皮細胞，杯細胞，パネート細胞，腸内分泌細胞，タフト細胞，腸上皮幹細胞の7種の細胞から構成される．

や真菌の菌体表面に化学的変化をもたらし，抗菌活性を発揮することで細菌侵入を抑制する分子群である．抗菌ペプチドは，アルギニンやリジンなどの塩基性アミノ酸を中心とした約20～50個のアミノ酸からなる低分子で，プラスに荷電した塩基性領域と疎水性領域をもち，マイナスに荷電した菌膜にプラスに荷電した塩基性領域を結合させ，疎水性領域が菌膜の透過性を変化させることで抗菌活性を発揮する．抗菌ペプチドの代表的な存在がディフェンシンであるが，ディフェンシンは3つのファミリー分子（α，β，θ-ディフェンシン）からなり，特に腸管の化学的バリアにおいては，主にパネート細胞といわれる抗菌分子の産生に特化した腸管上皮細胞から産生されるcryptdinといわれるα-ディフェンシンが重要である．

近年新たに腸管における抗菌分子として同定されたのがC型レクチンであるregenerating islet-derived protein 3（Reg3）ファミリー分子である．特にグラム陽性細菌表面のペプチドグリカンに結合し，菌表面に小孔を形成することで抗菌活性を発揮し[2]，小腸において腸内細菌群と腸管上皮を分け隔てる重要分子であることが知られている[3]．

2）物理的バリア

物理的バリアとは，文字通り物理的な障壁となって細菌の腸管組織への侵入を防止する粘膜バリアであり，腸粘膜を覆う分厚い粘液層，腸管上皮細胞表面に存在する糖鎖の集合体である糖衣，腸管上皮細胞同士をつなぎとめる細胞間接着装置が含まれる．粘液層は，主に杯細胞から産生されるムチンによって構成される粘液の層であり，特に多数の腸内細菌が存在する大腸においては，厚い粘液層が腸上皮を覆い，腸内細菌と腸上皮を分離している．また大腸ではその粘液層が内粘液層（inner mucus layer）と外粘液層（outer mucus layer）の2層に分かれ，内粘液層ではムチン分子が凝集し，非常に密な網目構造をとっており，その外側の外粘液層ではその密なムチン構造が緩んだ状態にあることが知られている[1]．そのため内粘液層へはムチンの高密度な網目構造により腸内細菌の侵入が制限され，ほぼ無菌の状態に保たれており，一方で外粘液層には多数の腸内細菌が存在している[1]．また粘液の主成分であるムチンは多量の糖鎖を含んでおり，その糖鎖が粘液の粘性を生み出すとともに上皮細胞表面の糖鎖に結合し接着しようとする病原細菌に対して競合的に結合することで，それらの腸管上皮への侵入，接着を防止していると考えられている．

腸内細菌にとって腸粘膜を覆う厚い粘液の次に待ち構える障壁が，腸管上皮細胞の微絨毛上に存在する糖鎖の集合体である糖衣である．糖衣は膜結合型ムチンタンパク質などの腸管上皮細胞表面に発現する膜タンパク質に付加されている糖鎖によって構成され，その密に凝集した糖鎖により物理的に腸管組織内部への細菌侵入を防止していると考えられている．また細菌が粘液層や糖衣をくぐり抜けて侵入したとしても，腸管上皮細胞間の密着結合や接着結合といった細胞間接着装置が低分子すら容易に通さないバリアを形成し，細菌の腸組織内への侵入を防止する．

3）粘膜バリア分子の発現制御機構

前述のように粘膜バリアは腸内細菌に対して防御的に働くが，その分子発現は腸内細菌により正に制御されていることが知られている．粘液の主成分であるムチンの発現や分泌は，腸内細菌によって産生される短鎖脂肪酸，または腸内細菌由来のリポ多糖によるToll-like受容体（TLR）の刺激により亢進することが明らかとなっており[4,5]，細胞間接着関連分子の発現は，インドールなどの腸内細菌の代謝物もしくは宿主のサイトカインによって制御されていることが近年明らかとなっている[6]．

また化学的バリアにおいても，パネート細胞を中心とした腸管上皮細胞からのディフェンシンやReg3ファミリー分子の1つであるReg3γの産生は，TLRを介したシグナルや，粘膜固有層に存在する3型自然リンパ球（ILC3）やTh17細胞から主に産生されるインターロイキン（IL）-22によって正に制御されている[7]～[9]．

2 腸内細菌と大腸上皮を分け隔てる新規分子メカニズム

前述のように夥しい数の腸内細菌（$10^{10～11}$/1gの内容物）が存在する大腸では，内粘液層と外粘液層からなる分厚い粘液層が粘膜を覆い[1,10]，内粘液層により腸内細菌と大腸上皮が分断されているが，小腸とは異なり抗菌ペプチドの産生に特化したパネート細胞が存在しない大腸において，内粘液層によりきれいに腸内

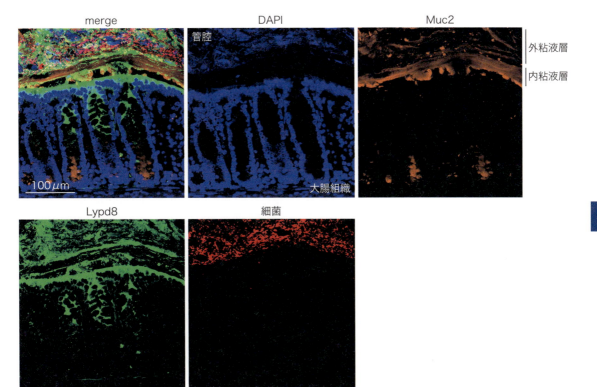

図2 粘液層とLypd8

管腔内容物を含む大腸組織をカルノア固定液で固定後,その組織切片をFISH法による細菌の染色,さらに抗Lypd8抗体,抗Muc2抗体で免疫染色し,共焦点顕微鏡で観察して得られた画像である.大腸上皮直上のMuc2で構成される内粘液層はほぼ無菌に保たれている.またGPIアンカー型膜タンパク質であるLypd8は上皮層の最上層に存在する腸管上皮細胞の頂端部に発現し,さらに分泌型として管腔内に分泌されている.さらに分泌されたLypd8は,腸内細菌が豊富に存在する内粘液層と外粘液層の境界部分に集積し,腸内細菌と結合すると考えられる.

細菌と上皮層が分け隔てられる詳細なメカニズムは明らかではなかった.近年われわれは,そのメカニズムを司る重要な分子の1つとして,大腸上皮に高発現するGPIアンカー型膜タンパク質であるLy6/Plaur domain containing 8(Lypd8)という分子を同定した[11].Lypd8は胃,小腸,大腸などの消化管にしか発現しておらず,そのなかでも大腸に特異的に高発現している.また大腸においては,粘膜層の最上層に存在する上皮細胞の頂端側に特異的に発現し,さらには分泌型として腸管腔に恒常的に分泌されていることが明らかとなった(図2).またこの分子はアミノ酸配列から計13カ所のN型糖鎖修飾サイトが予測されており,Lypd8を強制発現させた腸管上皮細胞株から精製したLypd8リコンビナントタンパク質を,脱糖鎖酵素を用いて解析すると,脱N型糖鎖処理により110,000の分子量が40,000へ低下し,高度にN型糖鎖修飾されていることが明らかとなった.

次にわれわれは,Lypd8の粘膜バリアにおける機能を明らかにするため,Lypd8欠損マウスを作製しその表現型解析を行った.まずLypd8欠損マウスの大腸組織では,野生型マウスであれば細菌が認められない上皮直上の内粘液層への細菌侵入が認められ,さらにLypd8欠損マウスの大腸に付着している腸内細菌を解析すると,大腸菌属,プロテウス属,ヘリコバクター属といった鞭毛をもち運動性の高い細菌が,野生型マウスと比較し有意に多く検出された.これらの結果より,Lypd8は腸内細菌のなかでも,特に鞭毛をもち運動性の高い細菌の腸管上皮への侵入を抑制していることが明らかとなった.次にわれわれはLypd8が有鞭毛細菌の侵入を抑制するメカニズムの解析を行った.ま

ずLypd8が腸管内で腸内細菌に会合しているか抗Lypd8抗体を用いたフローサイトメトリー解析により検討したところ，Lypd8は腸内細菌の約5％程度に会合していることが明らかとなった．さらにLypd8が結合する細菌を細菌属特異的プライマーによるqPCR法で解析すると，Lypd8が会合する細菌群には大腸菌群などの有鞭毛細菌が有意に多く含まれることが明らかとなり，Lypd8は腸管内で優先的に有鞭毛細菌に会合することが示された．次に走査型電子顕微鏡，ELISA，プルダウンアッセイなどの方法でLypd8タンパク質とプロテウス菌や大腸菌の鞭毛との結合を解析したところ，Lypd8はプロテウス菌や大腸菌の鞭毛に結合することが明らかとなり，さらにはLypd8を含んだ軟寒天培地においてはプロテウス菌や大腸菌の運動性が有意に抑制されることが明らかとなった．

ここまではマウスのLypd8について述べてきたが，ヒトでもLypd8は大腸上皮に高発現していることが免疫染色により確認されており[11]，ヒト細胞株やヒト化糖鎖修飾を可能にする*Pichia pastoris*株に発現させたヒトLypd8タンパク質もまたプロテウス菌や大腸菌の鞭毛に結合し，それらの運動性を抑制することが明らかとなった[12]．

以上の解析により大腸上皮に高発現しているLypd8は，恒常的に大腸管腔内に分泌され，大腸菌やプロテウス属菌などの有鞭毛細菌の運動性を抑制することで粘膜バリア分子の1つとして腸管恒常性維持に貢献していることが明らかとなった[11]．しかしながら，Lypd8の細菌運動抑制メカニズムや腸管出血性大腸菌，サルモネラ菌などの病原性細菌に対する感染防御機構の詳細は不明であり，今後の研究課題である．

3 粘膜バリアの破綻によって誘導される腸管炎症

ここまで述べてきたように粘膜バリアは，腸内細菌と腸管上皮を分け隔てるのに必須であるため，遺伝的要因などによりその機能が障害されると腸内細菌と粘膜バリアとの力バランスが崩れ，腸管組織に侵入した腸内細菌に対する過剰な免疫応答により腸管炎症を発症する．このことは，粘膜バリア異常をきたすいくつかの遺伝子改変マウスにおいて，腸炎が自然発症する

もしくは腸管炎症に対する感受性が亢進することから明らかとなっており，ヒトゲノム研究においても炎症性腸疾患[※2]の疾患感受性遺伝子として粘膜バリアに関連するFUT2やNOD2といった遺伝子が同定されている．

腸粘液の主成分であるMucin（Muc）2の欠損マウスにおいては，前述した内粘液層が形成されず，腸内細菌の大腸粘膜への侵入とそれによる大腸炎の自然発症が認められる[1) 13)]．さらに，ムチンの糖鎖付加に必須であるcore 1 synthase, glycoprotein-*N*-acetyl-galactosamine 3-beta-galactosyltransferase 1（C1galt1）が欠損すると，Muc2欠損マウスと同様に内粘液層が形成されず，腸管炎症が発症する[14]．われわれが機能を同定したLypd8の欠損マウスにおいても，腸管炎症との関連が指摘されているプロテウス菌や大腸菌といった有鞭毛細菌の大腸粘膜への侵入が起こり，それによりデキストラン硫酸ナトリウム（DSS）によって誘導される実験的腸炎に対する感受性の著明な亢進が認められる[11]．また遺伝的素因や環境要因などにより細胞間接着が脆弱化している状況では，バリア機能低下に伴い腸管炎症に対する感受性亢進が認められる[15]．さらには，前述の炎症性腸疾患の疾患感受性遺伝子として同定されているFUT2の欠損マウスでは，腸管上皮表面タンパク質のフコース付加（フコシル化）が起こらないことで粘膜バリア機能が低下し，サルモネラ菌などの細菌感染やDSS腸炎モデルに対する感受性が亢進することが報告されている[16]．

一方化学的バリアの異常でも腸管炎症に対する感受性が亢進することが知られている．腸管上皮からの抗菌ペプチドの産生が低下する腸管上皮特異的MyD88欠損マウスやIL-22欠損マウスでは，前述のDSSによる実験的腸炎が重症化し，腸管炎症に対する感受性の亢進が認められる[17)～19)]．前述の炎症性腸疾患の疾患感受性遺伝子として同定されているNOD2の欠損マウスでは，パネート細胞からの抗菌ペプチドの産生が低下し，*Helicobacter hepaticus*感染により，クローン病様の腸管炎症を発症することが明らかとなって

※2　炎症性腸疾患

潰瘍性大腸炎，クローン病といった消化管に寛解と再発をくり返す難治性の慢性炎症をきたす疾患の総称．

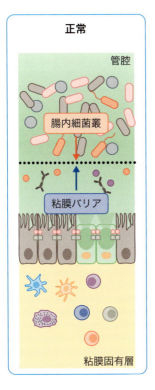
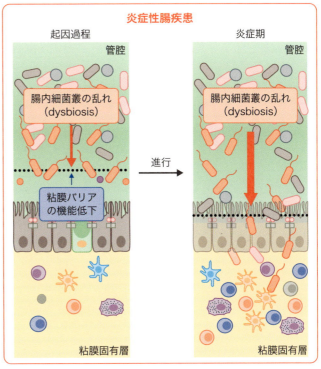

図3 粘膜バリア障害による腸管炎症誘導
定常状態では，粘膜バリアにより腸内細菌が制御され，腸内環境の恒常性が保たれているが，遺伝的要因により粘膜バリアの機能低下が起こる．さらに高脂肪食や抗生剤内服などの環境要因によって腸内細菌叢の乱れ（dysbiosis）が起こると，粘膜バリアと腸内細菌叢の力バランスが崩れ，腸内細菌の組織への侵入増加による宿主免疫系の過剰な活性化の結果，腸管炎症が起こる．

いる[20)～22)]．

これらの遺伝子改変マウスの解析により，粘膜バリアは腸管恒常性維持に必須であり，炎症の防止に大きく貢献していることが明らかとなっている．これらの遺伝子改変マウスの解析ならびにヒトゲノム解析などから，ヒトにおいても遺伝的要因による粘膜バリアの低下に，食事などの環境因子による腸内細菌叢の乱れ（dysbiosis）が加わると，腸内細菌と粘膜バリアとの力バランスが激しく崩れ，腸内細菌の組織への侵入増加による宿主免疫系の過剰な活性化の結果，潰瘍性大腸炎などの炎症性腸疾患でみられるような腸管炎症が惹起されると考えられている（**図3**）．

おわりに

本稿では，われわれが同定したLypd8分子の機能を含めてこれまで明らかになっている粘膜バリア機構の詳細と，粘膜バリアによる腸内細菌の制御，また粘膜バリアの破綻によって誘導される腸管炎症について述べた．粘膜バリアは多数の細菌が共生する腸管において，腸内細菌と腸管免疫系を分け隔て，腸管恒常性を維持するうえで不可欠の存在であり，その粘膜バリア機能の障害は，近年日本において患者数が増加傾向である炎症性腸疾患の一因となっている．炎症性腸疾患に対する現在の治療は，免疫抑制剤を用いた抗炎症による寛解を目的とした治療が主流であり，根治的治療が存在しないことから新たなアプローチによる治療が求められている．一方で，粘膜バリア破綻が原因の1つである炎症性腸疾患に対して粘膜バリアを直接ターゲットとした治療は現在存在していない．今後さらに腸管上皮細胞の免疫学的な機能，粘膜バリア制御メカニズムの詳細を解明していくことで，潰瘍性大腸炎を

中心とした炎症性腸疾患のさらなる病態解明と，粘膜バリアをターゲットとする新たな炎症性腸疾患の治療の開発が期待される．

文献

1) Johansson ME, et al：Proc Natl Acad Sci U S A, 105：15064-15069, 2008
2) Mukherjee S, et al：Nature, 505：103-107, 2014
3) Vaishnava S, et al：Science, 334：255-258, 2011
4) Birchenough GM, et al：Science, 352：1535-1542, 2016
5) Burger-van Paassen N, et al：Biochem J, 420：211-219, 2009
6) Bruewer M, et al：J Immunol, 171：6164-6172, 2003
7) Ayabe T, et al：Nat Immunol, 1：113-118, 2000
8) Liang SC, et al：J Exp Med, 203：2271-2279, 2006
9) Zheng Y, et al：Nat Med, 14：282-289, 2008
10) Rodríguez-Piñeiro AM, et al：Am J Physiol Gastrointest Liver Physiol, 305：G348-G356, 2013
11) Okumura R, et al：Nature, 532：117-121, 2016
12) Hsu CC, et al：Inflamm Regen, 37：23, 2017
13) Van der Sluis M, et al：Gastroenterology, 131：117-129, 2006
14) Fu J, et al：J Clin Invest, 121：1657-1666, 2011
15) Tanaka H, et al：Gut, 64：1529-1538, 2015
16) Goto Y, et al：Science, 345：1254009, 2014
17) Frantz AL, et al：Mucosal Immunol, 5：501-512, 2012
18) Bhinder G, et al：Infect Immun, 82：3753-3763, 2014
19) Zenewicz LA, et al：Immunity, 29：947-957, 2008
20) Hugot JP, et al：Nature, 411：599-603, 2001
21) Biswas A, et al：Proc Natl Acad Sci U S A, 107：14739-14744, 2010
22) Ogura Y, et al：Nature, 411：603-606, 2001

＜筆頭著者プロフィール＞
奥村　龍：2005年和歌山県立医科大学卒業．臨床研修医，小児科専門医研修を経て，'10年大阪大学大学院医学系研究科博士課程に進学．免疫制御学教室にて学位取得後，'16年4月に同教室の助教に着任．現在の研究テーマは大腸粘膜バリア機構の解明と粘膜バリアをターゲットとした潰瘍性大腸炎の治療への応用．将来の抱負は，免疫学研究からの小児医療への貢献．

第2章 常在細菌叢と生理・病理

Ⅰ．免疫・腫瘍免疫の制御

2. 腸管IgAによる腸内細菌制御

石垣佳祐，新藏礼子

> われわれの腸管には，自身の細胞の数をはるかに凌駕する細菌たちが存在している．これら腸内細菌叢と宿主免疫系は互いに作用し合うことで，絶妙なバランスでその恒常性を保っているが，ひとたび腸内細菌叢のバランスが破綻すると腸管だけでなく全身性の疾患をも引き起こす可能性が示唆されている．腸内環境を適切に保つ，言い換えると腸内細菌叢の組成を宿主にとって適切に保つために，腸管に分泌されるIgA抗体は中心的な役割を果たしていると考えられている．本稿では，これまでのIgA研究の歴史に触れながら，腸管IgA抗体による腸内細菌叢制御について概説したい．

はじめに

われわれは皮膚や粘膜上に，自身を構成する細胞の数をはるかに凌駕する数の細菌を有している．特に腸管には体内で最大の細菌叢が存在しており，これらの常在細菌叢による刺激が宿主免疫系の構築・成熟に影響することが知られている．

免疫系によって適切に制御された腸内細菌叢は，宿主に対して無害であり，食餌成分の代謝や，病原細菌の定着阻害など宿主にとって有益な作用をもたらす（symbiosis）．しかし，腸内細菌叢との共生関係は抗生物質の投与や生活習慣の変化，その他環境要因や遺伝的素因により破綻することが知られている（dysbiosis）．こうした腸内細菌叢の構成の変化は，炎症性腸疾患（IBD）や大腸がんといった消化器疾患のみでなく，リウマチ，アレルギーなどの免疫性疾患，自閉症やパーキンソン病などの神経性疾患などの発症への関連が指摘されてきている[1)2)]．

腸管免疫系はこうした変化を防ぎ，自身にとって適切な腸内環境を維持する必要がある．腸内細菌の存在する腸管腔と上皮層の間にはムチンを主成分とする粘液層が存在し，細菌の上皮細胞への接着を防いでいる

［略語］

- **AID**：activation-induced cytidine deaminase
- **CSR**：class switch recombination
- **CVID**：common variable immunodeficiency
- **DSS**：dextran sulfate sodium
- **GALT**：gut-associated lymphoid tissue
- **IgA**：immunogloblin A
- **PD-1**：programmed cell death-1
- **pIgR**：polymeric immunogloblin receptor
- **SC**：secretory component
- **SHM**：somatic hypermutaion
- **SHMT**：serine hydroxymethyletransferase
- **sIgA**：secretory IgA

Intestinal IgA as a modulator of the gut microbiota
Keisuke Ishigaki/Reiko Shinkura：Laboratory of Immunology and Infection Control, Institute for Quantitative Biosciences, The University of Tokyo（東京大学定量生命科学研究所免疫・感染制御研究分野）

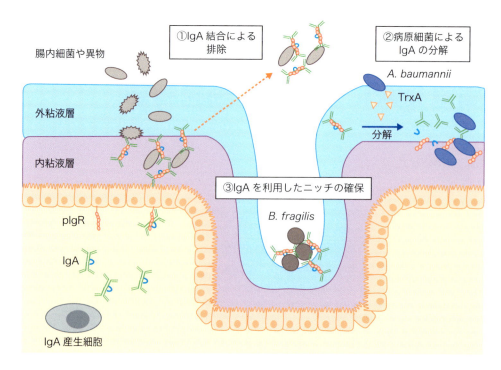

図1　腸管におけるIgA抗体の作用
腸管腔に分泌されたIgA抗体は病原細菌や病原常在菌，毒素などの異物を認識し，排除することで腸内環境の正常化に寄与すると考えられている（①）．一方で，病原細菌のA. baumanniiはIgAを分解することで，腸管での定着に利用する（②）．いわゆる善玉菌のなかには，自らIgA抗体にコートされることで生存・増殖に適したニッチを確保するものもいる（③）．

（図1）．これら粘液中には抗菌ペプチドや免疫グロブリンA（immunogloblin A：IgA）が分泌されており，毒素や病原体などに結合することでその排除に働くと考えられてきた．しかし，腸管IgA抗体がどういった抗原を標的にし，腸内環境の恒常性維持に貢献しているのかについてはこれまでほとんど明らかになっていない．一方で近年，腸管IgA抗体の存在が腸内細菌の定着に利用されているという興味深い報告も増加してきている．本稿では，腸管の免疫監視において重要な機能を担うIgA抗体に注目し，いわゆる悪玉菌の排除・制御といったクラシカルな機能とともに，IgA抗体を介した細菌と宿主の新たな共生機構についても考察したい．

1 腸管IgA抗体について

IgA抗体は哺乳類で最も多く産生される抗体のアイソタイプであり，腸管粘膜以外にも気道上皮や唾液や涙液などさまざまな組織で分泌される．マウスをはじめとする多くの哺乳類は1種類のIgA抗体しかもたないが，ヒトのIgA抗体にはIgA1とIgA2の2種類のサブクラスが存在する．血清中のIgA1とIgA2の比がおよそ9：1程度なのに対し，腸管で産生されるIgA1とIgA2の比は2：1から1：2程度と大きく異なる．髄膜炎菌（*Neisseria meningitidis*）や肺炎球菌（*Streptococcus pneumoniae*）などの病原細菌は，IgA1の特定の配列を切断するプロテアーゼを産生するが，IgA2はこの標的配列をもたないため分解抵抗性を示すことから，感染局所である粘膜面ではIgA2の比率が高くなったと考えられる[3]（図2）．

IgA抗体を産生する形質細胞は主に腸管の粘膜固有層に存在し，産生されたIgA抗体はJ鎖とよばれるポリペプチドと会合することで多量体（主に二量体）を形成する．腸上皮細胞の基底膜側には多量体免疫グロブリンレセプター（polymeric immunogloblin receptor：pIgR）とよばれるポリペプチドが発現して

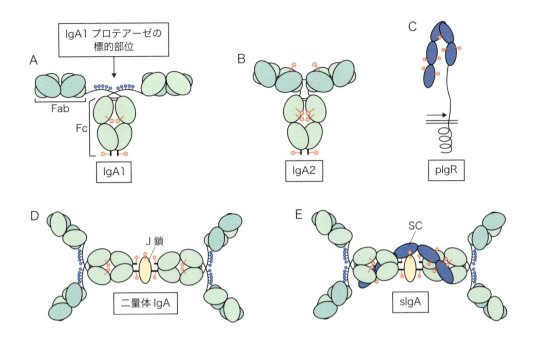

図2　ヒトIgA抗体の構造
ヒトIgA抗体はIgA1とIgA2の2つのサブタイプに分かれる（**A**：単量体IgA1, **B**：単量体IgA2）．赤と青はそれぞれIgA抗体を修飾するN-結合型オリゴ糖とO-結合型オリゴ糖を示す．IgA1には細菌のIgA1プロテアーゼの標的部位が存在するが，IgA2はこの配列をもたない．pIgRは矢印の部分で切断され（**C**），SC（secretory component）として二量体IgAとJ鎖を介して結合し，sIgAとして管腔側へ分泌される（**D, E**）．文献3より引用．

おり，J鎖を介してpIgRと結合した多量体IgAは，トランスサイトーシスによって腸上皮細胞基底膜側から管腔側へと輸送される．その後，pIgRの細胞外ドメインが切断されることで，pIgRの一部を含む形でIgAが分泌される（secretory IgA：sIgA）（**図1，2**）[4]．この切断されたpIgRの一部は，分泌成分（secretory component：SC）ともよばれ，これ自体がプロテアーゼによる分解からIgA抗体を保護するほか，IgA抗体を粘液層につなぎ止める働きをもつ[5)6]．このようにして粘液層に留まったIgA抗体は，粘液層中に侵入してきた微生物や毒素と結合することで，これらの粘膜内部への移行を抑制している．これらは感染防御の面だけでなく，免疫系の過剰な活性化とそれに伴う組織構造の破壊の抑制にも貢献している．

これまで，腸管で産生されるIgA抗体には，高親和性のものと低親和性のものの2種類が存在すると考えられてきた[7]．腸管関連リンパ組織（gut-associated lymphoid tissue：GALT）の1つであるパイエル板の胚中心においてIgM⁺B細胞は，activation-induced cytidine deaminase（AID）の作用によりクラススイッチ組換え（class switch recombination：CSR）と体細胞突然変異（somatic hypermutaion：SHM）を経て，特定の抗原に対して特異性の高いIgA抗体を産生するIgA⁺B細胞へと変化する．これら一連の過程はT細胞依存的経路とよばれ，胚中心に存在する濾胞性T細胞や濾胞性樹状細胞との相互作用を必要とする[8]．一方で腸管粘膜固有層に散在するB細胞は，T細胞非依存的経路を経てIgA抗体を産生する．この経路では管腔の抗原を捕捉した樹状細胞や，間質細胞との相互作用などによりIgA産生B細胞が誘導されるが，SHMの導入がほとんど起こらないため，産生されるIgA抗体は低親和性でpoly-reactiveであると考えられている．これらのpoly-reactive IgA抗体は，"natural antibody"ともよばれ，感染や特定の抗原に対する免疫が行われない場合でも常時産生されることで，常在細菌叢の維持に貢献すると考えられている[9)10]．しかし近年の解析技術の進歩に伴い，これらの分類と相反するIgA抗体の存在も報告されはじめ，この定義は曖

味になりつつある[11)12)].

2 IgA欠損症・モデルマウスから読み解くIgA抗体の重要性

IgA抗体と腸管恒常性維持の関連性を討論するうえで，遺伝子組換えマウスの解析やヒトにおけるIgA欠損症例から得られる知見は重要である．

1）モデルマウス

IgAの重要性についてはさまざまなモデルマウスを用いた研究も行われてきた．本項ではこれまで研究に用いられたマウスの特徴と得られた知見について概説する．最もよく知られたIgA欠損モデルマウスはAID$^{-/-}$マウス[13)14)]である．AIDは前述のようにCSR，SHMに必須のタンパク質であり，これを欠損するとIgMから他のアイソタイプへのスイッチが起こらなくなるため，さまざまなリンパ組織で低親和性IgM産生細胞の集積と胚中心の肥大化が観察される[15)]．AID$^{-/-}$マウスでは，腸管内の嫌気性菌の数がコントロールマウスに比べて100倍以上増加した．

pIgR$^{-/-}$マウス[16)]やJ-chain$^{-/-}$マウス[17)]は粘膜固有層で産生されたIgA抗体が，腸管腔へ輸送・分泌されるために必要な因子を欠損させたマウスモデルである．pIgRは多量体の抗体を輸送するため，欠損マウスではIgAとIgMの両方の分泌が阻害される．これによって腸内細菌叢の多様性は低下するとともに，dextran sulfate sodium（DSS）による腸炎の誘導に対して高い感受性を示す．J-chain$^{-/-}$マウスでは腸管に分泌されるIgA抗体の総量が90％程度減少し，コレラ毒素に対する防御作用が低下することが報告されている．

AID^{G23S}ノックインマウス[18)]はAIDをコードする遺伝子に導入した変異の影響で，抗体のCSRは正常に生じる一方でSHMが特異的に障害されている．このため産生するIgA抗体の量は野生型マウスと同等であるが，高親和性のIgA抗体を産生できず，dysbiosisとそれに伴うリンパ増殖性疾患を発症する．PD-1$^{-/-}$マウス[19)]は，T細胞に発現する抑制性受容体であるPD-1（programmed cell death-1）を欠損しており，パイエル板胚中心における濾胞性ヘルパーT細胞の増加とサイトカイン産生の変化がみられる．これによって，通常は選択されないはずの低親和性B細胞も選択されてしまい，常在細菌に対する結合力の低いIgA抗体が産生される．その結果，dysbiosisと全身性の炎症の活性化が引き起こされる．

2）ヒト疾患

選択的IgA欠損症は，IgGおよびIgMの産生は正常ながらIgAの産生不全を特徴とする，最も頻度が高い原発性免疫不全症である．しかし，患者の多くは無症状であることが知られている．これはIgMやIgDといった他のアイソタイプの抗体が代償的に機能するためだと考えられていた[11)]．しかし，FadlallahらはIgAが結合する菌種とIgMが結合する菌種は完全に重複するわけではなく，IgA欠損患者におけるIgMによる相補作用は部分的であることを示している[20)]．これらのアイソタイプが腸内細菌叢に及ぼす影響についてはいまだ報告が少ないことから，*in vivo*における作用機序の解析について今後の進展が待たれる．

もう1つの主要なIgA欠損症としては，分類不能型免疫不全症（common variable immunodeficiency：CVID）があげられる．CVIDはすべての免疫グロブリンアイソタイプの産生不全を特徴とする疾患で，1〜5万人に1人が発症すると言われる．この症例の患者では選択的IgA欠損症とは異なり，下痢や慢性的な腸炎症状のほか，再発性の呼吸器感染症や自己免疫疾患，リンパ組織の過形成を示すことが多い．2016年にはじめて報告されたCVID患者の腸内細菌叢の解析結果によると，予想通りCVID患者の腸内細菌叢は，健常者に比べ多様性が低下したdysbiosis状態に陥っていることが明らかになった[21)]．興味深いことにCVID患者では，いわゆる善玉菌である*Bifidobacterium*属菌が減少し，病原細菌を多く含むことで知られる*Gammaproteobacteria*綱と*Bacilli*綱に属する細菌が増加していた[21)]．

これまで得られた知見を踏まえると，腸内細菌叢制御にはIgA抗体が存在するだけでは不十分で，SHMによる親和性の高い抗体の選択が必須であることがわかる．しかし，これまでの研究ではIgA抗体が細菌のどのような因子を標的とするかを明らかにした報告は少なく，IgA抗体の結合がFab領域※に存在する抗原結合部位を介して抗原特異的に行われるのか，あるいはFc領域※などを介し抗原非特異的に行われるのかについては不明な点が多い（図2）．われわれの研究室では，マ

E. coli	21-QEKV	RQ	<u>EEHI</u>	ELIASEN	YTSPRVM
Pseudomonas aeruginosa	21-QEAQ	RQ	<u>EEHI</u>	ELIASEN	YTSPAVM
Haemophilus influenzae	21-DENR	RQ	<u>EEHI</u>	ELIASEN	YASPRVM
Klebsiella pneumoniae	21-QEKV	RQ	<u>EEHI</u>	ELIASEN	YTSPRVM
Legionella pneumophiia	21-DEKR	RQ	<u>EEHI</u>	ELIASEN	YVSPRVL
Salmonella paratyphi A	21-QEKV	RQ	<u>EEHI</u>	ELIASEN	YTSPRVM
Salmonella typhimurium	21-QEKV	RQ	<u>EEHI</u>	ELIASEN	YTSPRVM
Shigella flexneri	21-QEKV	RQ	<u>EEHI</u>	ELIASEN	YTSPRVM
Yersinia pestis bv. Antique	21-QEVV	RQ	<u>EEHI</u>	ELIASEN	YTSPRVM
Burkholderia mallei	22-QENV	RQ	<u>EEHI</u>	ELIASEN	YTSPAVM
Viblio cholera	21-EETL	RQ	<u>EEHI</u>	ELIASEN	YTSPRVM
Citrobacter koseri	21-QEKV	RQ	<u>EEHI</u>	ELIASEN	YTSPRVM
Pasteurella multocida	21-DENR	RQ	<u>EEHI</u>	ELIASEN	YASPRVM
Proteus mirabilis	21-GEVT	RQ	<u>EEHI</u>	ELIASEN	YTSPRVM
Staphylococcus lentus	17-KEFD	RQ	NNNI	ELIASEN	FVSEAVM
Lactobacillus casei	16-HEEE	RQ	EHNI	ELIASEN	IISPAVR
Blautia coccoides	20-DEVE	RQ	NSHI	ELIASEN	WVSKAVM
Human	39-KESN	RQ	RVGL	ELIASEN	FASRAVL
Mouse	33-KESN	RQ	RVGL	ELIASEN	FASRAVL

図3 W27抗体が標的とする代謝酵素SHMTのN末端アミノ酸配列
*Proteobacteria*門に属する多くの病原細菌が,大腸菌同様,SHMTのアミノ酸配列中にEEHI配列を有する.一方で,W27抗体が認識しなかった細菌,ヒト,マウスのSHMTにはEEHI配列が含まれない.文献26より引用.

ウスの腸粘膜固有層から得られたモノクローナルIgA抗体の1つであるW27抗体が,大腸菌などの*Proteobacteria*門の細菌には強く結合する一方で,*Lactobacillus casei*に対しては弱い結合しか示さないことを見出している[22].W27抗体が標的とする細菌種が前述のCVID患者でみられた結果と類似しているのも興味深い.さらにW27抗体は大腸菌のもつ代謝酵素の1つであるserine hydroxymethyletransferase(SHMT)を強く認識することがわかり,SHMT内の特定のエピトープ(EEHI配列)の違いで腸内細菌を識別している可能性が示唆された(図3).これらの結果は,IgA抗体が宿主にとって有害な細菌を抗原特異的に認識,結合することでその排除を促し,腸内環境を宿主にとってよい状態に維持している可能性を示唆している(図1①).

> **※ Fab領域/Fc領域**
> 抗体分子はタンパク質分解酵素パパインによって,3つの断片に分かれる.N末端の2つの断片はFab(fragment antigen binding)領域とよばれ,その名の通り抗原特異的な結合活性を有する(図2参照).C末端の断片はFc(fragment crystalizable)領域とよばれ,抗原特異的な結合活性をもたないが,近年Fc領域を含む抗体の糖鎖修飾を介したFab領域に依存しない細菌との結合が報告されている[25)26)].

3 IgAを利用した腸内細菌と宿主の新たな共生機構

前項までで述べたようにこれまでのIgA研究は,IgA抗体が病原体や,pathobiontとよばれる宿主に病原性を示しうる常在細菌をいかに制御するかに焦点が当てられてきた.しかし近年,これまでの理解とは逆にIgA抗体が細菌にとって有益な作用を示す事例の報告が相次いでいる.

Ketterらは,病原細菌のアシネトバクター菌(*Acinetobacter baumannii*)の腸管定着メカニズムを解析するなかで,IgA抗体の存在がアシネトバクター菌の定着を促進するという結果を報告している[23].これは先述の細菌プロテアーゼによるIgAの分解とは無関係であった.さらなる解析の結果,アシネトバクター菌は,チオレドキシンA(TrxA)とよばれる分子により,分泌されたIgA二量体のジスルフィド結合を切断することでSCを遊離させ,それと結合することで粘液層への定着に利用している可能性が示唆された.これはsIgAが粘液中に留まるという性質をうまく利用した細菌側の定着戦略であると言えるだろう(図1②).

一方，*Bacteroides fragilis*は炎症を改善するなどヒトにとって有益な作用をもつ細菌として知られるが，この細菌も自身の定着にIgA抗体を利用していることが明らかになった[24]．病原細菌のなかには菌体表面の糖鎖構造を変化させることで，免疫による認識を回避するものも存在するが，*B. fragilis*は特定のカプセル構造を発現することで，自ら進んでIgAにコートされる．IgA欠損マウスの腸管では*B. fragilis*は粘液層に定着することができなかったことから，菌体を覆ったIgA抗体は，*B. fragilis*に生存に適したニッチを提供するのに必要であると推測された（図1③）．どちらの報告でもIgA抗体の存在が細菌の遺伝子発現プロファイルを変化させていることからも，IgA抗体は有害な菌種の排除だけでなく，適切な細菌種を適切な位置に留めるために必要である可能性を示唆し，われわれの免疫系が日々大量のIgA抗体を産生し続ける理由についても新知見を与えるものである．

おわりに

本稿ではIgAの基本的な機能，ヒトの症例やモデルマウスから積み重ねられてきた知見を中心に，腸内細菌叢の維持におけるIgA抗体の重要性について概説してきた．本稿では割愛したが次世代シークエンサーやオミクス解析などの進歩に伴い，これまで見えていなかった腸管IgA抗体と腸内細菌との相互作用が徐々に明らかになりつつある（詳細については実験医学2018年11月号特集「急増する炎症性腸疾患に挑む」も参照されたい）．これまでのようにIgA抗体がいわゆる悪玉菌を狙い撃ちする"監視員"としての一面だけでなく，進化の過程で育まれてきた宿主と腸内細菌の共生関係を担う因子である可能性が示唆されつつあることも興味深い．今後腸管IgA抗体が，われわれヒトにとって有益な細菌の定着・維持にかかわる可能性をより詳細に検討することで，腸内環境を健康に保つための新たなヒントが得られるかもしれない．そのためには出生から大人になるまでの間にどのような菌が選択されているのかなどの時間的要素や，小腸→大腸といったマクロな視点から，管腔→粘液層→上皮層といったミクロな視点までを含めた空間的要素の影響はどうなのかなどを考慮した多角的なIgA研究の発展にも期待したい．

文献

1) Clemente JC, et al：Cell, 148：1258-1270, 2012
2) Hsiao EY, et al：Cell, 155：1451-1463, 2013
3) Woof JM & Russell MW：Mucosal Immunol, 4：590-597, 2011
4) Phalipon A & Corthésy B：Trends Immunol, 24：55-58, 2003
5) Mantis NJ & Forbes SJ：Immunol Invest, 39：383-406, 2010
6) Phalipon A, et al：Immunity, 17：107-115, 2002
7) Macpherson AJ, et al：Annu Rev Immunol, 36：359-381, 2018
8) Fagarasan S, et al：Annu Rev Immunol, 28：243-273, 2010
9) Bunker JJ, et al：Science, 358：10.1126/science.aan6619, 2017
10) Quan CP, et al：Infect Immun, 65：3997-4004, 1997
11) Cerutti A, et al：Annu Rev Immunol, 29：273-293, 2011
12) Hapfelmeier S, et al：Science, 328：1705-1709, 2010
13) Suzuki K, et al：Proc Natl Acad Sci U S A, 101：1981-1986, 2004
14) Fagarasan S, et al：Science, 298：1424-1427, 2002
15) Fagarasan S, et al：Nature, 413：639-643, 2001
16) Reikvam DH, et al：Eur J Immunol, 42：2959-2970, 2012
17) Lycke N, et al：J Immunol, 163：913-919, 1999
18) Wei M, et al：Nat Immunol, 12：264-270, 2011
19) Kawamoto S, et al：Science, 336：485-489, 2012
20) Fadlallah J, et al：Sci Transl Med, 10：10.1126/scitranslmed.aan1217, 2018
21) Jørgensen SF, et al：Mucosal Immunol, 9：1455-1465, 2016
22) Okai S, et al：Nat Microbiol, 1：16103, 2016
23) Ketter PM, et al：MBio, 9：10.1128/mBio.01298-18, 2018
24) Donaldson GP, et al：Science, 360：795-800, 2018
25) Mathias A & Corthésy B：J Biol Chem, 286：17239-17247, 2011
26) Nakajima A, et al：J Exp Med, 215：2019-2034, 2018

<筆頭著者プロフィール>
石垣佳祐：2014年3月に帯広畜産大学獣医学課程を卒業し，獣医師免許を取得．同年4月より大阪大学大学院医学系研究科に進学し，'18年に学位取得〔博士（医学）〕．'17年4月から'18年3月まで日本学術振興会特別研究員（DC2）．同年4月から東京大学定量生命科学研究所免疫・感染制御研究分野の特任研究員を経て，同年7月から同分野助教．現在は腸管IgAが腸内細菌を識別・制御するメカニズムの解明をめざして研究中．

第2章 常在細菌叢と生理・病理

Ⅰ．免疫・腫瘍免疫の制御

3. 共生細菌が制御する自然リンパ球と疾患誘導

佐藤尚子，大野博司

はじめてその存在が確認されてから10年が経過した自然リンパ球（innate lymphoid cell：ILC）であるが，疾患との関係性について徐々に明らかになってきた．ILCsは，その性質（サイトカイン産生）および分化（核内転写因子）の違いにより，グループ1～3（ILC1～3）の3つに分類される．当初，すべてのサブセットにおいて共生細菌との関連性については不明であったが，近年さまざまなグループによる解析によりILCsも共生細菌により分化・機能制御を受けることが明らかとなってきた．このことは，ILCsが樹状細胞などの抗原提示細胞とTやB細胞などの獲得免疫の間を埋める存在として重要な役割を担っていることを示している．近年では，特に疾患発症・制御の側面からも特に注目されている細胞群である．

はじめに

　自然リンパ球（innate lymphoid cell：ILC）がはじめて同定されて以来，そのユニークな機能と疾患とのかかわりに世界中の研究者が注目し競って研究が進められてきた．獲得免疫を担うT細胞と対応するサイトカインを産生することが知られているが，しかしながらT細胞とは異なり抗原特異的受容体をもたない．基本的には外来と接するような組織（消化管や肺）などに多く存在しており，生体防御に働いていると考えられている．また，一部のサブセットはMHC-Ⅱを発現しており，サイトカインを介した間接的な応答だけではなく直接的な制御を行うことも明らかになってきた．本稿では，3つのILCサブセットと共生細菌または病原性細菌とのかかわりと，これまで明らかになってきた疾患と関係性について最近の知見をもとに概説したい．

1 自然リンパ球の分類

　粘膜組織は常に外来と接しているため，外来抗原，つまり微生物と接触する絶好の場所である．実際にわれわれの腸管には小腸と大腸をあわせて1,000兆個以上の常在菌が存在しているが，その重要性が注目されはじめたのは最近になってからである．近年，粘膜組織におけるユニークな免疫応答が明らかとなり，腸管

[略語]
Eomes：eomesodermin
ILC：innate lymphoid cell
NCR：natural cytotoxicity receptor
NK：natural killar

Commensal bacteria regulating 3 groups of innate lymphoid cells
Naoko Satoh-Takayama[1] /Hiroshi Ohno[1]～[3]：Laboratory for Intestinal Ecosystem, Center for Integrative Medical Science, RIKEN[1] /Kanagawa Institute of Industrial Science and Technology[2] /Department of Medical Life Science, Graduate School of Medical Life Science, Yokohama City University[3]（理化学研究所生命医科学研究センター粘膜システム研究チーム[1] /神奈川県立産業技術総合研究所[2] /横浜市立大学大学院生命医科学研究科[3]）

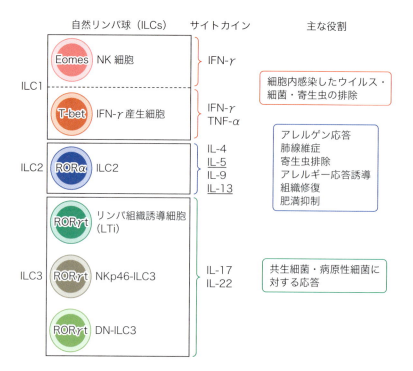

図1　自然リンパ球（ILCs）の分類と疾患との関連性
核内転写因子とサイトカイン産生能の違いによって，ILCsは3つのグループに分けられる．ILC1はIFN-γを産生して細胞内感染したウイルス排除や寄生虫の排除を行う．ILC2はRORαにより分化が制御され，IL-4・IL-5・IL-9・IL-13などの2型サイトカインと産生する．疾患とのかかわりは多岐にわたるが，基本的には組織修復とアレルゲンに対する応答，肥満抑制がある．RORγtを発現する自然リンパ球はすべてILC3であり，そのなかにはLTiを含む．IL-17やIL-22を産生して細菌に対して防御的に働く．

に存在する特定の菌によるIL-17産生性T細胞（Th17）や制御性T細胞（Treg）の誘導が報告されるなど，共生細菌と免疫応答の関係性に注目が集まっている[1)2)]．このように，特定の細菌により誘導される細胞として注目されてきたT細胞であるが，ILCsと共生細菌の関連性について実はあまり明らかとなっていなかった．

ILCsは現在，その転写因子とサイトカイン産生能により大きく3つのグループに分類されている（**図1**）．それぞれのグループは，1型から3型まで分けられているが，1型自然リンパ球（ILC1）は，IFN-γを産生するすべての自然リンパ球を指しており，この場合NK細胞を含んでいる．しかしながら，現在はEomes※で分化・制御されるNK細胞はILC1に加えないとするのが一般的かもしれない．次に2型自然リンパ球（ILC2）は，IL-25またはIL-33刺激によりIL-5，IL-9，IL-13などの2型サイトカインを産生し，アレルギー応答な

どの炎症誘導に関与することが知られていたが，近年では肥満や線維症そして寄生虫感染からの防御にも働くことが明らかとなった注目の細胞である．そして最後に，3型自然リンパ球（ILC3）は今のところ①CCR6を発現しリンパ節誘導能をもつLTiと②NK細胞関連受容体の1つであるNKp46（別名NCR1：natural cytotoxicity receptor 1）を発現しているNKp46-ILC3，そして③このどちらでもないCCR6⁻NKp46⁻(DN)–ILC3の3種の細胞群に分けられる．これらILC3はともにIL-1βまたはIL-23刺激でIL-17やIL-22を産生することが知られている．興味深いのが，ILC2と異なりILC3は基本的に外来と接するような組織，特に

> **※ Eomes**
> T-box brain protein 2 としても知られている核内転写因子であり，免疫細胞の分化にも関与している．発見当初は，CD8⁺T細胞に特異的に発現していることが報告されたが，その後NK細胞の分化にも寄与することが明らかになった．

表 ILCsが発現する細胞表面マーカーと核内転写因子

	抗原	NK	ILC1	ILC2	ILC3 LTi	ILC3 NKp46
細胞表面分子	CD127（IL-7Rα）	−	+/−	+	++	+
	CD161（NK1.1）	+	+	−	−	+/−
	ST2（IL-33R）	−	−	+/−	−	−
	KLRG1	++	−	+	−	−
	CD117（c-kit）	−	+/−	+/−	++	+
	CD69	+	+	?	?	?
	CD25（IL-2Rα）	+	−	+	−	−
	CD122（IL-2Rβ）	+	−	+/−	+/−	+/−
	MHC-II	−	−	+	+	−
	IL-23R	−	−	−	+	+
	IL-1Rβ	−	+	+	+	+
	CD314（NKG2D）	+	−	−	−	−
	CD49d	?	−	−	−	+
	CD90	+/−	+	+	+	+
核内転写因子	T-bet	+	+	−	−	+
	Eomes	+	+/−	−	−	−
	RORγt	−	−	−	+	+
	GATA3	low	low	++	+	+
	Ahr	−	−	−	+	+
	RORα	−	−	+	−	−

?：報告なし，+/−：一部の細胞が発現，low：発現レベルが低い．

消化管に多く局在して防御・制御機構に関連する役割をもっている．これらILCサブセットと共生細菌との関連性は不明であったが，近年ILCsの理解が進んだことに加え1細胞レベルでの解析が可能になったことで詳細が明らかになってきた[3]（細菌叢の1細胞解析については第1章-5参照）．これら各ILCサブセットについて，その特異的な役割と疾患との関係性について次項で述べていきたい．

2 共生細菌が関与するILCsと疾患との関連性

1）ILC1と炎症性腸疾患

前述したが，ILC1が広義には「IFN-γを産生する自然リンパ球」という定義のため，当初のILCサブセットの分類決定後には混乱が生じていた．現在は，Eomesを発現し，かつ細胞障害活性をもつ自然リンパ球はNK（natural killar）細胞とされ，厳密にILC1とは分けられている[4]．しかしながら，実際の疾患との関連性においてこの両者を明確に分けるのは難しく，本稿では大きくIFN-γを産生する自然リンパ球として，特に疾患発症と共生細菌との関連性を踏まえてこれまでの知見とともに整理していく．

ILC1と共生細菌との関係性を述べるために，まずILC1の特徴について考える必要がある．ILC1とNK細胞はともにMHC-IIを発現していないので貪食機能はもっていない．興味深いことに，ILC1はNK1.1やNKp46などのNK細胞にも発現するマーカーを共発現するにもかかわらず，NKG2DやKLRG1は発現しない（表）．つまり，MICAなどを介して制御を受けるNK細胞とは異なり，基本的にサイトカインなどを介した間接的な細胞制御によるものが多いと考えられている．

例えば，サルモネラ菌に感染した際にILC1からのIFN-γ産生が上皮からのムチン産生を誘導し防御していることや，トキソプラズマ感染に対して感受性を示すことなどがわかっている[5]．しかしながら近年，ILC1がTLR4を発現して腸管上皮間中に存在していることが明らかとなり[6]，直接的に細菌を認識して活性化している可能性がでてきた．またこれまでの報告で，NK細胞を含めILC1はウイルス感染からの防御に寄与していることが知られていたが，炎症性腸疾患（IBD）などを呈したヒト腸管においてもILC1の増加が報告されている．また，ヒトのクローン病を発症した腸管では，NKp44$^+$CD103$^+$ILC1が特異的に増加していることも報告され[7]，腸管における共生細菌によって誘導されるILC1がクローン病を含めた炎症性腸疾患に関与することが示された．これらのことは，貪食機能および抗原特異性をもたないILC1が，共生細菌に対して直接的あるいは間接的に応答することを示しており，疾患誘導に重要な働きをすることを示している．

2）ILC2と疾患

もともと，ILC2は2010年の報告によりその存在が明らかになった細胞群であるが[8]〜[10]，他のILC1やILC3と異なるのは，その多様な機能と疾患制御とのかかわりであろう．ILC2もILC1と同様に，基本的にはサイトカイン産生を介した間接的な機能をもつが，このILC2から産生される2型サイトカインがさまざまな疾患の誘導にかかわっていることが近年明らかになってきた．例えば，アレルギーの誘導，肥満の抑制，肺線維症の誘導である．これらの疾患誘導はともに，アレルゲンやストレス感作による上皮細胞ダメージによって誘導されたIL-33の，ILC2の活性化誘導が引き金になっている．またIL-33により活性化したILC2がIL-4やIL-5を産生し好酸球の誘導・肥満細胞の活性化を行い，またIL-13が細胞の線維化の誘導を行うことも明らかになっている．さらに，ILC2がサイトカインだけではなくメチオニン-エンケファリンを産生して脂肪組織の代謝を増加させることが報告された[11]．この報告は，ILC2がサイトカインを介した疾患誘導だけではなく，サイトカイン以外の因子により肥満を制御する機能をもつことへの驚きとともに周知のこととなった．一方，これらILC2の誘導には共生細菌の関与はないと考えられている．しかしながら，共生細菌ではないものの寄生虫感染により誘導された肥満細胞とアポトーシスが誘導された上皮細胞の両者から産生されるIL-33がILC2の活性化を誘導するとする報告も存在する[12]．このように，基本的には上皮細胞などが産生するIL-33を介した機構により制御されるILC2であり，産生する2型サイトカインが疾患を引き起こすという共通した機構が存在する．そしてGF（無菌）マウスを用いた研究により，ILC2の誘導には共生細菌の存在は無関係だと考えられてきた．しかしながら近年，われわれの研究により胃に存在するILC2は共生細菌によって制御されていることが明らかになってきたが，詳細は後述する．

3）ILC3と共生・病原性細菌

前述したように，ILC3はさまざまな細胞を含んだ総称であるため，それぞれのサブセットに関して分けて考える必要がある．この複雑さが，近年までILC3と共生細菌との関連性について議論されていた理由の1つといえるが，われわれは当初より，GFマウスの腸管においてNKp46-ILC3が減少することを明らかにしていた[13]．さらに，このGFマウスを通常の飼育環境下に置くことでNKp46-ILC3数がもとに戻ることも見出しており（**図2**），マウスに感染する病原性大腸菌の一種である*Citrobacter rodentium*（*C. rodentium*）を用いた感染実験においても，NKp46-ILC3からのIL-22産生も強く誘導されることを示した[13]．興味深いことに，当時，全く異なる結果を示すグループも存在しており，ILC3は共生細菌非依存的であるという主張も存在していた．しかしながらその後の報告により，バクテリア産生性また食餌にも含まれているAhr（aryl hydrocarbon receptor）がILC3（LTiとNKp46-ILC3を含む）の分化に必須であることが明らかになったのである[14]．このことは腸内に存在する細菌叢とILC3との密接な関係を示すものであり，つまり「ILC3は共生細菌依存的だ」といっても差し支えないだろう．一方，GFマウスに特殊飼料を投与したマウスの小腸においても一定数のILC3が存在する結果もあわせると（佐藤ら，論文未発表），共生細菌はILC3の増加に関与するものの，ILC3すべての分化を司るものではないと考えられる．特に腸管に多く存在するILC3であり，共生細菌との密接な関係性は存在するが，分化そのものを制御するものではないのかもしれない．

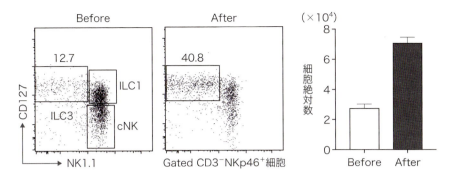

図2　共生細菌とILC3
GFマウス（Before）をSPF環境下で4週間維持し（After），小腸粘膜固有層に存在するILC3を確認．細胞はあらかじめCD3$^-$NKp46$^+$細胞をゲートしている．

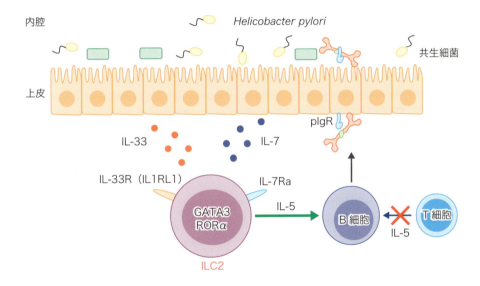

図3　胃に存在するILC2の役割
共生細菌またはHelicobacter pyloriにより胃上皮よりIL-7とIL-33の産生，ILC2からのIL-5産生が誘導される．IL-5はB細胞の分化およびIgAクラススイッチを誘導し，内腔の恒常性を維持する．

3 胃に存在するユニークなILC2

　これまでのILCs研究は，ほとんどが腸管や肺の解析を報告したものが多かった．消化・吸収を行う腸管におけるILCsの動態を明らかにすることは，そこで生じる活性化・抑制化のシステムを知るうえで必須である．通常，口から摂取または侵入した抗原は，鼻・口腔の次に胃を通って消化管に進む．このとき通過する胃は，主に殺菌・分解はしても免疫応答を積極的に行う臓器であるという認識は低かった．しかしながら，最近のわれわれの研究により胃にも重要な免疫制御機構が存在し，そして防御的に機能していることが明らかになってきたのである．しかも前述のように，基本的に共生細菌に非依存的であるという認識であったILC2であるが，胃のILC2は共生細菌の影響を受けるということも明らかになってきた．小腸や肺に存在するILC2はGFマウスにおいてもその細胞数やサイトカイン産生能に差はないが，胃のILC2はGFマウスで減少する．つまり，胃のILC2は他臓器に存在するILC2とは異なるユニークな役割をもつことを示している．このように，

GFマウスで減少する胃ILC2であるが，病原性細菌である *Helicobacter pylori* 感染（ピロリ感染）によっても増加し，さらにIL-5産生を特異的に誘導することがわかった．興味深いのは，ピロリ感染初期に増加するILC2と同じタイミングでB細胞の増加が確認された一方，獲得免疫を司るT細胞は感染後期に増加していたことである．このことは，感染初期に胃を防御するメカニズムが存在していることを示唆している．実際に，ILC2特異的欠損マウスにピロリ感染を行ったところ，B細胞数が激減しさらにIgA産生も減少していた．以上より，これまで報告されたILC2のさまざまな役割に加えて，粘膜組織においてILC2を介したB細胞の活性化とIgAによる防御の誘導が明らかになった（図3：佐藤ら，論文投稿中）．これは，胃のILC2が口腔・鼻腔より侵入した細菌に対して，第一の防御システムとして働くことを示唆している．

おわりに

自然免疫と獲得免疫をつなぐ新たな細胞として報告されたILCであるが，それぞれのサブセットがもつ役割が詳細に明らかになってきた．T細胞やB細胞などのような抗原特異的受容体はもたないといわれているILCであるが，まだ発見されていない受容体をもつ可能性も否定できない．しかしながら，基本的にはサイトカインを介して体内恒常性維持および疾患制御を行う細胞であり，また臓器特異性をもつ性質からも体内において場所特異的にそれぞれが役割を分担していると考えられる．つまり，その細胞間ネットワークが破綻することでさまざまな疾患が誘導されているのかもしれない．近年の，短期間における食文化の変化が腸内細菌叢に影響を及ぼし，そしてその細菌叢の劇的な変化がILCサブセットの乱れを誘導し，最終的にさまざまな疾患の発症につながっていることが考えられる．共生細菌とその重要性に関して今後のさらなる研究が待たれる．

文献

1) Honda K & Littman DR：Nature, 535：75-84, 2016
2) Atarashi K, et al：Nature, 500：232-236, 2013
3) Gury-BenAri M, et al：Cell, 166：1231-1246.e13, 2016
4) Klose CSN, et al：Cell, 157：340-356, 2014
5) Klose CS, et al：Nature, 494：261-265, 2013
6) Wu C, et al：Scand J Immunol, 87：e12661, 2018
7) Fuchs A, et al：Immunity, 38：769-781, 2013
8) Moro K, et al：Nature, 463：540-544, 2010
9) Price AE, et al：Proc Natl Acad Sci U S A, 107：11489-11494, 2010
10) Neill DR, et al：Nature, 464：1367-1370, 2010
11) Brestoff JR, et al：Nature, 519：242-246, 2015
12) Shimokawa C, et al：Immunity, 46：863-874.e4, 2017
13) Satoh-Takayama N, et al：Immunity, 29：958-970, 2008
14) Gomez de Agüero M, et al：Science, 351：1296-1302, 2016

<筆頭著者プロフィール>
佐藤尚子：2007年東京大学医科学研究所にて博士号を取得．その後，フランス政府給費によりパスツール研究所で博士研究員として研究を開始．'08年にNKp46を発現するRORγt⁺自然リンパ球（後のILC3）を発見・報告．'12年パスツール研究所のAssistant professorを経て'15年より現職，現在に至る．

第2章 常在細菌叢と生理・病理

Ⅰ. 免疫・腫瘍免疫の制御

4. T細胞を誘導する腸内常在菌とがん免疫への関与

田之上 大，新 幸二，本田賢也

従来からの無菌動物維持・ノトバイオート技術に加え，次世代シークエンスによる細菌叢解析技術の確立により，腸内常在菌叢の研究はこの10年で飛躍的に発展し多くの成果が生み出された．そのなかでも腸内細菌叢による免疫系調節は当初からさかんな研究分野の1つであり，特定の免疫細胞の誘導に強く影響する腸内細菌種が数多く報告されている．また近年では腸内細菌叢と腫瘍免疫との関係が注目を浴びている．本稿では特にT細胞への影響に着目してその代表例を紹介し，腸内細菌による免疫系調節機構を考察したい．

はじめに

　CD4 T細胞はさまざまなサブセットから構成され，炎症惹起性のTh17細胞，Th1細胞，免疫抑制性のTreg細胞などが知られる．SPF (specific pathogen free) 環境などの常在菌存在下で飼育したマウスの消化管にはこれらのヘルパーT細胞が多く局在する．一方で，抗生剤を投与したマウスや無菌マウスの消化管にはそれらの集積が認められない．この事実は腸内常在菌がこれらのT細胞の誘導に大きくかかわっていることを示唆する．近頃は同じストラテジーを使って，腸内細菌が抗腫瘍免疫応答に寄与していることが報告されはじめている．本稿ではその代表的な研究を紹介する．

1 Th17細胞を誘導する腸内細菌

　CD4 T細胞サブセットの1つであるTh17細胞は，IL-17産生を特徴とした炎症惹起にかかわる免疫細胞であり，病原微生物の排除や自己免疫疾患の病態に大きく寄与する．Th17細胞は腸管とりわけ小腸に多く局在し，無菌マウスではその細胞数が少ないことから以前から腸内細菌による影響が考えられていた．新・本田らは米国Littmanらとの共同研究で，セグメント細菌（segmented filamentous bacteria）が小腸においてTh17細胞をきわめて特異的に誘導することを同

[略語]
ICI : immune checkpoint inhibitor
IDO : indoleamine 2,3-dioxygenase
OMV : outer membrane vesicle
PSA : polysaccharide A
SAA : serum amyloid A
Tfh : follicular helper T
Th : T helper cell
Treg : regulatory T cell

Commensal bacteria that can contribute to induce T lymphocyte and anti-cancer immunity
Takeshi Tanoue/Koji Atarashi/Kenya Honda：Department of Microbiology and Immunology Keio University School of Medicine[1]/RIKEN Center for Integrative Medical Sciences, Laboratory of Gut Homeostasis[2]（慶應義塾大学医学部微生物学・免疫学教室[1]/理化学研究所生命医科学研究センター消化管恒常性研究チーム[2]）

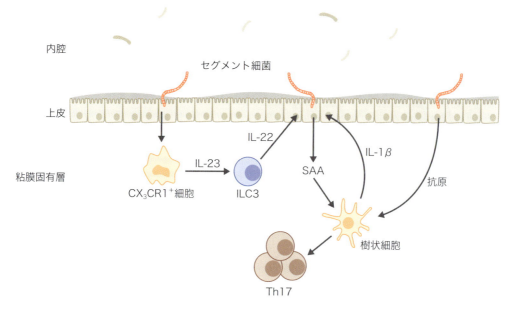

図1 セグメント細菌による小腸Th17細胞の誘導
詳細は本文参照．

定した[1)2)]．セグメント細菌は上皮細胞に強く突き刺さるようにして接着するユニークな常在細菌種であり，この接着が上皮細胞を活性化しTh17細胞の分化誘導因子の1つであるSAA（serum amyloid A）産生を促す[3)]．上皮におけるSAA産生は，特定の免疫細胞を介した間接的経路によっても調節されていて，具体的にはCX3CR1⁺細胞からのIL-23刺激により3型自然リンパ球（ILC3）とよばれる細胞が分泌するIL-22[4)]，および，樹状細胞が産生するIL-1β[3)]の刺激がそうである．同時に樹状細胞はセグメント細菌由来抗原をナイーブCD4 T細胞へ提示することで，セグメント細菌特異的なTh17細胞が誘導される（図1）[3)]．実際，SPFマウスの小腸Th17細胞の多くがセグメント細菌を認識するTCRを発現している[5)6)]．

これまでのところヒトの消化管でセグメント細菌が検出された例がないが，そのカウンターパートとして，本田・新らはヒトの腸内細菌叢から同定・単離した20株がマウス大腸でTh17細胞を誘導することを報告した[3)]．一方，同じくヒト由来の*Bifidobacterium adolescentis*はマウス小腸でTh17細胞を誘導する[7)]．興味深いことにこれらのヒト由来Th17誘導細菌もまた，上皮細胞に接着する性質をもつ．加えて，種々の病原

性細菌・真菌もまた上皮細胞への接着を介してTh17細胞を誘導する[3)]．そのため接着による上皮細胞の活性化は，Th17細胞を誘導するさまざまな微生物に共有される特性なのかもしれない．

セグメント細菌の定着とそれによるTh17細胞の誘導は*Citrobacter rodentium*[※1]などの病原性細菌感染の防除を促進する[1)]．一方で，セグメント細菌によるTh17細胞の誘導は自己免疫疾患を発症しやすい遺伝的背景をもつ宿主においてはその症状を強める事例も示されている．例えば，自己免疫性の関節炎を起こすK/BxNマウスへのセグメント細菌の単独定着は自己抗体の増加と症状悪化を促す[8)]（ただし，これにはTfh細胞の機能も大きくかかわっていると考えられる）．また，無菌マウスへのセグメント細菌の単独定着は実験的脳脊髄炎の発症を促す[9)]．このようなTh17誘導細菌の定着が宿主へ及ぼす影響はいまだ不明な点が多く，例えば無菌BALB/cマウスへのセグメント細菌の単独

> **※1 *Citrobacter rodentium***
> *Citrobacter rodentium*はマウスにおいて感染性の大腸炎を誘導する病原性細菌である．その排除に宿主のTh17反応が重要な役割を担うことが報告されている．

定着はTh17細胞を全く誘導しない[3]．そのため腸内細菌と宿主の遺伝的背景の組合わせが，免疫系や病気への感受性に大きく影響するといえる．

2 Treg細胞を誘導する腸内細菌

Treg細胞は免疫抑制性のCD4 T細胞サブセットであり，マスターレギュレーターのFoxp3を発現し炎症収束・免疫寛容に寄与する重要な細胞である．Treg，特にpTreg細胞の誘導について早くから腸内常在菌の関与が報告されている．例えば，マウスから単離された46種類のClostridiaは大腸においてTreg細胞を誘導する[10]．マウス常在菌である*Bacteroides distasonis*〔altered Schaedler flora 519（ASF519）〕，*Lactobacillus murinus*（ASF361），*Lactobacillus acidophilus*（ASF360），*Mucispirillum schaedleri*（ASF457）and *Clostridium clostridioforme*（Clostridia cluster XIVa）のconsortiumもまたTreg細胞を誘導するのに対し，*Clostridium clostridioforme*単独では誘導できない[11]．その機構の1つとして腸内細菌由来の単鎖脂肪酸が着目されており，上皮細胞を刺激してTreg誘導因子であるTGF-βやIDO（indoleamine 2,3-dioxygenase）の発現を促す[10][12]．また単鎖脂肪酸はnaive CD4 T細胞内のHDAC抑制・GPR43を介した刺激によりFoxp3の発現を安定化・促進させる[12]．一方で，短鎖脂肪酸はGPR109aを介して樹状細胞に作用する[13]．その結果樹状細胞は炎症性サイトカイン（IL-6, 12）や樹状細胞活性化因子RELBの発現を低下させ，TGF-βやレチノイン酸などのTreg細胞誘導に優位なサイトカイン環境にシフトさせる[13]．

Th17細胞同様，Treg誘導能をもつヒト由来の腸内細菌も同定されている．われわれは健常者の便からTreg誘導細菌としてClostridiaに属する17株（cluster IV，XIVa，XVIII）を単離した[14]．そのメカニズムの1つは先述の単鎖脂肪酸産生–上皮細胞–TGF-βによるTregへの分化促進が考えられるが，17菌株による抗原の提供，細胞遊走や細胞増殖など複数の段階に関与しているようで，単鎖脂肪酸に加え他の化合物の寄与も考えられる（図2）．なお別のグループからは，*Clostridium ramosum*（cluster XVIII）がRORγt陽性Helios陰性のTreg細胞を誘導するという報告もなされている[15]．一方で，Treg細胞の機能，特に腸管Treg細胞に特徴的なIL-10産生に作用する代表的な腸内細菌として*Bacteroides fragilis*が知られる．*B. fragilis*はPSA（polysaccharide A）を含んだOMV（outer membrane vesicle）を産生し，それがTLR2を通して樹状細胞を刺激し，GADD45α（growth arrest and DNA damage-inducible 45α）を介してIL-10産生を促す[16]．このようにして樹状細胞から分泌されたIL-10はTreg細胞上のIL-10受容体に作用し下流のSTAT3活性化を介してTreg細胞からのIL-10産生を増長する[17]（図2）．先述の17株Clostridia Tregもまた細胞からのIL-10産生を誘導し，炎症状態を抑制する[14]．*Faecalibacterium prausnitzii*はヒトにおけるCD4$^+$CD8aa$^+$Foxp3$^-$Tr1細胞のIL-10産生を誘導することが知られる[18]．

腸内細菌によって誘導されたTreg細胞は免疫抑制性分子であるIL-10やCTLA4を発現していて，大腸炎モデルにおける免疫学的病態を抑える．前述のマウス由来46株やヒト由来17株Clostridiaの投与はTNBS（トリニトロベンゼンスルホン酸）やCD4$^+$CD45RB^{high}細胞移入による大腸炎や，食物アレルギー性下痢症モデルの症状を抑制する[10][14]．その抑制効果はCD25抗体を投与してTreg細胞を除去すると弱まることからTreg細胞を介して症状が緩和されていると考えられる[14]．同様に，*Clostridium ramosum*や*Bacteroides fragilis*もTNBS腸炎の症状を和らげる[15][17]．これらの結果はTreg誘導細菌を炎症性腸疾患などの治療へ応用できる可能性を示唆している．

3 その他のヘルパーT細胞を誘導する腸内細菌

新・本田らは，炎症性腸疾患患者の唾液中から単離したクレブシエラ属*Klebsiella pneumoniae*や*K. aeromobilis*の消化管への定着が腸炎惹起性のTh1細胞を誘導することを見出した[19]．実際，無菌IL-10欠損マウスに単離したクレブシエラ菌を定着させると大腸炎が惹起される[19]．クレブシエラ菌は健常者に比べIBD患者の腸内細菌叢において高頻度に検出されるため，dysbiosisによる口腔内細菌の消化管への定着が腸炎誘起の原因となるイベントであるのかもしれない．

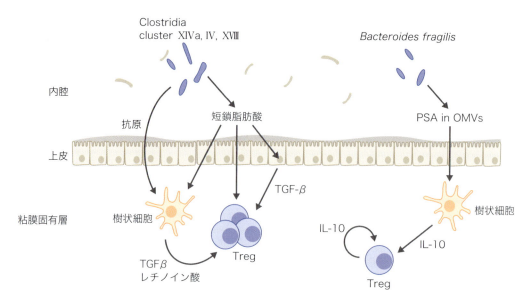

図2　腸内細菌による大腸Treg細胞の誘導
詳細は本文参照.

*Klebsiella pneumoniae*は薬剤耐性を獲得しやすく，特にカルバペネム耐性腸内細菌科細菌の出現が大きな問題となっている．

また，パイエル板などのリンパ組織でB細胞からの高特異性IgA産生を助けるTfh（follicular helper T）細胞の集積にも腸内常在菌が影響している．特に腸内細菌由来のTLRリガンドがTfhへの分化に深くかかわっていて，CD4 T細胞特異的MyD88欠損マウスではTfhとIgA産生に大きな欠陥がみられる．無菌マウスでも同様の欠陥がみられ，TLR2リガンドをアドバックすることでその欠陥が回復する[20]．このように，腸管に存在する多くのヘルパーCD4 T細胞は腸内細菌により影響を受けている．

4 抗腫瘍免疫にかかわる腸内細菌

前述した腸内細菌叢によるT細胞誘導の事実を考えると，腸内細菌が宿主のさまざまな免疫応答を調節することは想像に難くない．事実，腸管以外における免疫応答に腸内細菌がかかわる事例は多く知られ，それはT細胞が深くかかわる腫瘍免疫においても例外ではない．実際，2013年頃からいくつかの抗がん治療に対して，無菌マウスや抗生剤投与マウスに効果が現れにくいことが報告されはじめ，現在では腸内細菌が腫瘍免疫応答を増強することがコンセンサスとなっている[21)22)]（**表**）．例えば，シクロホスファミドの抗腫瘍効果は腸内細菌叢に依存することが知られるが，Zitovogelらのグループは*Enterococcus hirae*と*Barnesiella intestinihominis*がその中心的な役割を担うことを報告した[23]．シクロホスファミドにより消化管粘膜の透過性が高まり，小腸に常在する*E. hirae*が脾臓へ侵入・移行することを促す一方で，大腸において*Barnesiella intestinihominis*の定着量が増加する．結果としてこれら2菌種がNOD2シグナルを介してgdT細胞，CD8 T細胞，Th1細胞を活性化し抗腫瘍効果を及ぼすと報告している[23]．免疫チェックポイント阻害（ICI）療法に用いられる抗体の1つであるCTLA4mAbもまた，その治療効果が腸内細菌に大きく依存し，特に*Bacteroides thetaiotaomicron*や*B. fragilis*などのBacteroides属菌が強くかかわる．実際，CTLA4mAb投与マウスでは，IELが上皮細胞を損傷し結果的にそれらBacteroides属菌の存在量が高まることがIFNγ産生CD4 T細胞応答の活性化を招き，抗腫瘍効果を促す[24]．一方，別のICIであるPDL1mAbの抗腫瘍効果もまた腸内細菌に依存する．実際，Gajewskiらのグループは異なる動物生産業者から同じ遺伝的背景の

表　抗腫瘍効果を促進効果が示されている腸内細菌種

菌種	投与マウス	腫瘍モデル	治療	免疫細胞への影響	文献
Bacteroides thetaiotaomicron *Bacteroides fragilis*	抗生剤投与SPFマウス 無菌マウス	MCA205 皮下腫瘍モデル	抗CTLA4mAb	腫瘍所属リンパ節におけるTh1細胞の増加	Science 2015 Zitvogelら（24）
Bifidobacterium longum *Bifidobacterium breve*	Taconic社SPF （＝Bifidobacterium低定着）マウス	B16.SIY 皮下腫瘍モデル	抗PDL1mAb	脾臓におけるIFNγ産生細胞の増加 腫瘍部への腫瘍特異的CD8 T細胞の集積	Science 2015 Gajewskiら（25）
Enterococcus hirae *Barnesiella intestinihominis*	抗生剤投与SPFマウス	MCA205 皮下腫瘍モデル	シクロフォスファミド	腫瘍部でのIFNγ産生γδT細胞の集積	Immunity 2016 Zitvogelら（23）
Akkermansia muciniphila	抗生剤投与SPFマウス 無菌マウス	MCA205 皮下腫瘍モデル	抗PD1mAb	腫瘍部へのCD4 T細胞の集積	Science 2018 Zitvogel（28）
未定義種 （抗PD1mAb療法Responder便）	無菌マウス	B16.SIY 皮下腫瘍モデル	抗PDL1mAb	腫瘍部への腫瘍特異的CD8 T細胞の集積（抗PDL1mAb非投与条件）	Science 2018 Gajewski（27）
未定義種 （抗PD1mAb療法Responder便）	無菌マウス	BRAF^{V600E} PTEN$^{-/-}$ 皮下腫瘍モデル	抗PDL1mAb	腫瘍部へのCD8 T細胞の集積	Science 2018 Wargo（26）

詳細は本文参照.

SPF C57BL/6マウスを購入し，PDL1mAbの抗腫瘍効果を比べた結果，Taconic社SPFマウスに比べJackson Laboratory社SPFマウスがより顕著な奏効を認めた．この結果は腸内細菌叢の違いを反映していると感じた彼らは両社のSPFマウスの腸内細菌叢を比較し存在量に差があった腸内細菌のうちBifidobacterium属菌がPDL1mAbの抗腫瘍効果を増強することを特定した．実際，Taconic社SPFマウスに*Bifidobacterium bifidum*，*B. longum*，*B. lactis*および*B. breve*の混合液を投与すると樹状細胞の活性化を介してPDL1mAbの効果を増強することを示した[25]．

5　がん治療における腸内細菌叢のコホート研究と有用細菌の探索

これらの実験的知見の一方で，がん治療患者の腸内細菌叢に関するコホート研究が報告されている．いずれの研究でも奏効/非奏効間の腸内細菌叢構成に差違があることを報告しているが，存在量に違いが認められた菌種は各報告でさまざまある．例えばWargoらのグループはPD1mAb療法を受けた悪性黒色腫患者における奏効群と非奏効群の腸内細菌叢を比較したところ，その組成が統計的有意差をもって異なり，特に奏効群にはClostridialesやFaecalibacteriumが多いことを報告している[26]．一方，別の独立したコホート研究として，GajewskiらはPD1mAb療法を受けた転移性黒色腫患者の腸内細菌叢を解析したところ，その奏効群には*Bifidobacterium longum*，*Collinsella aerofaciens*および*Enterococcus faecium*などが多く存在していた[27]．特に，そのうちのBifidobacterium属菌については，彼ら自身でその抗腫瘍効果をマウス実験により報告している（前述[25]）．Zitvogelらは肺がんと腎細胞がんの患者を対象に腸内細菌叢を解析し，その奏効群にはVerrucomicrobia門の代表菌種*Akkermansia muciniphila*やFirmcutes門に属するEubacterium属菌やLachnosperaceae科菌などが多いことを報告した．そのうち*A. muciniphila*の抗腫瘍効果については，そのヒト由来菌株を使って実験的に示している（後述[28]）．Frankelらのグループは39名の悪性黒色腫患者を対象にしたパイロット研究を実施し，*Bacteroides caccae*，*Streptococcus parasanguinis*が対照全体のうちの奏効群腸内細菌叢で多く，個別の療法ではIpilumimab（CTLA4mAb）とNivolmab（PD1mAb）の併用療法における奏効群には*Faecalibacterium prausnitzii*，*Holdemania filiformis*，*Bacteroides thetaiotaomicron*が，Pembrolizumab（PD1mAb）投与患者の奏効群には*Dorea formicigenerans*が多いことを報告している[29]．また，血液系腫瘍の大規模studyとしてPeledらのグループは血液系腫瘍患者541名を対象に造血幹細胞移植後2年間にわたり病状進行（relapse/progression）と腸内細菌叢を追跡した結果，*Eubacterium limosum*が属するOTUが多い患者は致死化しにくいことを報告している[30]．

これらのコホート研究を受けて，現在ではがん治療

に有用なヒト腸内細菌叢の研究に注目が集まっている．実際，複数の研究グループがPD1mAb療法における奏効群患者の便の菌叢を無菌マウスへ定着させた後に皮下腫瘍を誘発すると，非奏効群便定着マウスに比べより強い抗腫瘍効果を認めることを示している[26)～28)]．それに伴い，腫瘍部におけるCD8 T細胞やIFNγ産生細胞の集積がみられる[26) 27)]ことから，腸内細菌の定着が腸管から離れた腫瘍部での免疫応答活性化にも大きく作用すると考えられる．またZitovogelらのグループは，PD1mAb療法の部分奏効もしくは安定を示した患者に高頻度に検出される*A. muciniphila*を，抗生剤を投与したマウスにPD1mAbとともに投与すると腫瘍の成長が抑制されることを報告している[28)]（**表**）．この効果は免疫応答特にIL-12依存的で，腫瘍部へのCD4 T細胞の集積が伴うことを示している[28)]．

おわりに

本稿で見てきたように，抗がん治療，特に免疫チェックポイント阻害療法の奏効に関与する腸内細菌種が示唆されはじめているが，その菌種は各報告によりさまざまである．その理由の1つは，それら複数の細菌種が免疫系に影響して抗腫瘍免疫の活性化を促すためだと考えられる．別に考えられる理由として，真のeffectorとなる細菌種が細菌叢全体のなかでマイナー集団であり，本稿で登場した細菌種たちがそれらeffector菌種の補助役を担っている仮説も考えられる．その場合，そういったマイナー菌種の存在は従来の一般的なシークエンス（16s rDNA解析，メタゲノム解析）に基づいた解析では検出されないため見落とされうる．実際，われわれはノトバイオート[※2]技術を使って健常者便中からIFNγ産生性CD8 T細胞を強力に誘導する細菌を同定・単離し，それらが強い抗腫瘍効果を示すことを確認している（in press）が，その存在量は単離元の健常者便菌叢においてきわめてマイナーであり，同様に既存のパブリックデータベースに登録されているヒト腸内細菌叢のデータセットにおいてもほとんど検出されない．このようなマイナー菌種が真に抗腫瘍免疫応答の中心的な役割を担っている可能性は高く，細菌叢解析精度のさらなる向上が求められるとともにノトバイオート技術を駆使した有用菌単離技術に期待するところが大きい．

文献

1) Ivanov II, et al：Cell, 139：485-498, 2009
2) Bohnhoff M, et al：Proc Soc Exp Biol Med, 86：132-137, 1954
3) Atarashi K, et al：Cell, 163：367-380, 2015
4) Sano T, et al：Cell, 163：381-393, 2015
5) Goto Y, et al：Immunity, 40：594-607, 2014
6) Yang Y, et al：Nature, 510：152-156, 2014
7) Tan TG, et al：Proc Natl Acad Sci U S A, 113：E8141-E8150, 2016
8) Wu HJ, et al：Immunity, 32：815-827, 2010
9) Lee YK, et al：Proc Natl Acad Sci U S A, 108 Suppl 1：4615-4622, 2011
10) Atarashi K, et al：Science, 331：337-341, 2011
11) Geuking MB, et al：Immunity, 34：794-806, 2011
12) Furusawa Y, et al：Nature, 504：446-450, 2013
13) Arpaia N, et al：Nature, 504：451-455, 2013
14) Atarashi K, et al：Nature, 500：232-236, 2013
15) Sefik E, et al：Science, 349：993-997, 2015
16) Shen Y, et al：Cell Host Microbe, 12：509-520, 2012
17) Round JL, et al：Science, 332：974-977, 2011
18) Sarrabayrouse G, et al：PLoS Biol, 12：e1001833, 2014
19) Atarashi K, et al：Science, 358：359-365, 2017
20) Kubinak JL, et al：Cell Host Microbe, 17：153-163, 2015
21) Zitvogel L, et al：Nat Rev Microbiol, 15：465-478, 2017
22) Zitvogel L, et al：Science, 359：1366-1370, 2018
23) Daillère R, et al：Immunity, 45：931-943, 2016
24) Vétizou M, et al：Science, 350：1079-1084, 2015
25) Sivan A, et al：Science, 350：1084-1089, 2015
26) Gopalakrishnan V, et al：Science, 359：97-103, 2018
27) Matson V, et al：Science, 359：104-108, 2018
28) Routy B, et al：Science, 359：91-97, 2018
29) Frankel AE, et al：Neoplasia, 19：848-855, 2017
30) Peled JU, et al：J Clin Oncol, 35：1650-1659, 2017

＜筆頭著者プロフィール＞
田之上 大：2009年神戸大学大学院農学研究科博士課程前期課程修了．'13年東京大学大学院医学系研究科博士課程修了（医学博士）．慶應義塾大学医学部微生物学・免疫学教室専任講師．常在菌と粘膜免疫系との関係について興味をもち研究を行っている．

※2 ノトバイオート
特定の微生物分画（細菌株など）のみが定着した状態を指す．特定の微生物が生体に与える影響を調べる際に，ノトバイオート動物が用いられることが多い．

第2章 常在細菌叢と生理・病理

Ⅰ. 免疫・腫瘍免疫の制御

5. 腸内細菌叢とがん免疫応答

福岡聖大，西川博嘉

腸内細菌叢は非自己に対する免疫監視と自己に対する免疫寛容の調節において重要な役割を果たす．一方で，特定の腸内細菌叢は大腸がんの発生や炎症性腸疾患などの自己免疫疾患にも影響することが示されてきた．また腸管の外のさまざまながんの腫瘍内の炎症細胞や免疫細胞へも作用し，免疫チェックポイント阻害薬を含むがん薬物療法の効果に影響を与えることも明らかになってきた．測定方法の違いや地域差などデータを解釈するうえで課題はあるものの，腸内細菌叢の解析は，複雑ながん免疫応答の解明の一端を担っていることが示唆されている．

はじめに

ヒトの腸管内には100兆個，1,000種類を超える細菌が存在する．近年のメタゲノム解析技術の発達により，腸内細菌叢の役割や詳細な構成が明らかになってきた．腸内細菌は多様な分子機構により，宿主の免疫系の増殖・活性化などに影響を与える．正常状態の腸内細菌叢は病原性細菌に対する免疫監視や，栄養成分などの無害な抗原および自己に対する免疫寛容の誘導において重要な役割を果たしている．一方，腸内細菌叢が何らかの原因で乱れるとdysbiosisとよばれる状態となり，その結果，肥満，糖尿病，自閉症スペクトラム障害，炎症性腸疾患，大腸がんなどさまざまな疾患を引き起こすとされている[1]．近年，腸内細菌叢と免疫チェックポイント阻害剤を中心としたがん薬物療法との関連が注目されている．これは，腸内細菌叢が抗腫瘍免疫応答にも影響を与えることが示されてきたことによる．本稿では，腸内細菌の影響を直接受けている大腸がんと腸内細菌叢の関連，その他のがんを含めたがん薬物療法と腸内細菌叢の関連について免疫応

【略語】
CMS：consensus molecular subtype
CTLA-4：cytotoxic T lymphocyte-associated protein 4
FMT：fecal microbiota transplantation（糞便微生物移植法）
GF：germ free
GVHD：graft versus host disease（移植片対宿主病）
PD-1：programmed cell death 1
PD-L1：programmed cell death-ligand 1
SPF：specific pathogen free

Gut microbiome and anti-tumor immune response
Shota Fukuoka[1] /Hiroyoshi Nishikawa[2][3]：Division of Experimental Therapeutics, Research Institute/Exploratory Oncology Research & Clinical Trial Center（EPOC），National Cancer Center[1] /Division of Cancer Immunology, Research Institute/Exploratory Oncology Research & Clinical Trial Center（EPOC），National Cancer Center[2] /Department of Immunology, Nagoya University Graduate School of Medicine[3]（国立がん研究センター先端医療開発センター新薬臨床開発分野[1] /国立がん研究センター研究所腫瘍免疫研究分野／先端医療開発センター免疫TR分野[2] /名古屋大学大学院医学系研究科微生物・免疫学講座分子細胞免疫学[3]）

答を中心に概説する．

1 腸内細菌叢と大腸がん

　大腸がんの発生・進展において，腸内に常在する微生物叢，とりわけ口腔や腸内の常在細菌群の1つ Fusobacterium 属が重要な役割を果たしていることが報告されている．Fusobacterium nucleatum はアドヘシンの一種であるFad-Aを有し，これを介して粘膜への浸潤を起こすことにより，NF-κB経路やWNTシグナルを活性化し，発がんにかかわるとされている[2]．また，Fusobacterium nucleatum は炎症を惹起することにより，ミスマッチ修復遺伝子の MLH1 の高メチル化を引き起こすことも明らかになりつつある[3]．これらの研究成果は serrated pathway から発生するMSI-High大腸がんの発がん過程で Fusobacerium nucleatum が深くかかわっている可能性を示唆しており，発生だけでなく，エピゲノム異常にも大きく関係していることを示唆している．術後の大腸がん患者を対象としたコホート研究において，再発例では Fusobacterium nucleatum が有意に多く検出されることが報告された[4]．さらに大腸がん細胞株の解析より，術後補助化学療法として用いられる抗がん剤（5-フルオロウラシル，オキサリプラチン）に対する抵抗性に Fusobacterium nucleatum が関与していることが示唆されている．そのメカニズムとして，Toll様受容体（TLR4）やマイクロRNA（miRNA-18aやmiRNA-4802）を介して，オートファジーを促進することにより，抗がん剤によるアポトーシスを阻害することが考えられている．

　FoxP3陽性T細胞に着目したわれわれの研究では，フローサイトメトリー解析から，腫瘍浸潤リンパ球中のFoxP3陽性T細胞分画の違いにより大腸がん患者を2つのタイプに分類できることを示した．大腸がん局所には免疫抑制活性をもつ$CD4^+FOXP3^{high}$制御性T細胞（Tregs）と免疫抑制活性をもたない$CD4^+FOXP3^{low}$non-Tregsが存在し，$CD4^+FOXP3^{low}$non-Tregsの少ないType-A大腸がんと$CD4^+FOXP3^{low}$non-Tregsが多いType-B大腸がんに分けられる．$CD4^+FOXP3^{low}$のnon-Tregsは免疫抑制能をもたず，$CD4^+FOXP3^{high}$のTregsと比較しCTLA-4やTIGITの発現が低く，IFN-γの発現が高かった．また FOXP3 遺伝子上のintron1領域のメチル化を解析したところ，$CD4^+FOXP3^{high}$のTregsはほぼ脱メチル化しているのに対し，non-Tregsは半数においてメチル化が認められた．この免疫抑制作用をもたないnon-Tregsを豊富に有するType-B大腸がんは全体の約半数で，予後良好な集団であることが明らかになった．Type-B大腸がんの腫瘍組織の遺伝子発現解析では，IL12AやTGF-βといった炎症性サイトカイン遺伝子の発現が亢進しており，これらのサイトカインが$CD4^+$ナイーブT細胞からnon-Tregsへ誘導することが判明した．さらなる遺伝子発現解析ではnon-Tregsが多いタイプは NFKB2 や CCDN1 といった炎症性反応に関する遺伝子の発現が高値であった．これらの結果から，Fusobacterium nucleatum といった特定の腸内細菌が存在することにより，炎症性シグナルが亢進し，IL-12およびTGF-βが産生され，non-Tregsの分化が誘導されることにより抗腫瘍免疫が亢進することが示された[5]．

　いずれの報告も大腸がんで代表的な KRAS 遺伝子などの遺伝子変異や，近年提唱されている遺伝子発現に基づくCMS（consensus molecular subtype）[6]との関連は明らかではなく，それらを包括的に解析することにより，腸内細菌叢が直接影響すると考えられる大腸がんと抗腫瘍免疫応答の関連がさらに明らかになると考えられる．

2 腸内細菌叢とがん薬物療法

　腸内細菌叢が腸管での免疫応答や炎症を修飾するだけでなく，腸管の外のさまざまながんの腫瘍内に存在する免疫細胞を修飾し，がん免疫療法だけでなく殺細胞性抗がん剤の効果を変化させることも明らかになってきている．抗菌剤投与により腸内細菌を大幅に殺菌したマウスでは，抗IL-10R抗体とCpGオリゴデオキシヌクレオチドの腫瘍内注入による腫瘍壊死効果が減弱することが報告されている[7]．これは，腫瘍内白血球によるTNFなどの炎症性サイトカイン産生が低下するためであり，腸内細菌叢の網羅的解析から同定された Alistipes shahii を消化管に移植すると，抗菌剤で低下した腫瘍内白血球のTNF産生が，抗菌剤無投与のマ

ウスと同程度まで回復することが示されている．また，シクロホスファミドは，マウスにおいてグラム陽性菌の小腸から二次リンパ組織へのtranslocationを起こし，リンパ組織でヘルパーT細胞のサブセットであるTh17細胞を誘導することが報告されている[8]．一方，抗菌剤投与によりそのグラム陽性菌を殺菌すると，Th17細胞の誘導が減少し，シクロホスファミドへの抵抗性を示す．つまり，腸管のグラム陽性菌がシクロホスファミドの抗腫瘍効果を増強することが示唆されている．実際にシクロホスファミドの投与を受けた慢性リンパ性白血病を対象にグラム陽性菌に対する抗菌剤の影響を検討した報告がある[9]．抗がん剤治療中に抗菌剤投与を受けた患者群は，抗菌剤の投与を受けなかった患者群と比較し，有意に無増悪生存期間や全生存期間が短く，奏効率も低かった．予後因子を用いた多変量解析においても，グラム陽性菌に対する抗菌剤の使用は独立した因子であった．グラム陽性菌だけでなく嫌気性菌をスペクトラムに含む広域抗菌薬の使用は，同種造血幹細胞移植後の移植片対宿主病（GVHD）関連死亡増加に関連するとされている[10]．また，幹細胞移植前に*Blautia*属が豊富であることがGVHD関連の死亡率の減少と関連するとされているとの報告もあり[11]，腸内細菌叢の多様性のみならず，特定の腸内細菌が宿主の免疫応答に影響を与えている可能性も示唆されている．

3 腸内細菌叢と免疫チェックポイント阻害剤

近年，抗PD-1/PD-L1抗体，抗CTLA-4抗体に代表される免疫チェックポイント阻害剤の登場により，がん免疫療法がさまざまながん種において著しい臨床効果をもたらし，注目を集めている．しかしながら，免疫チェックポイント阻害剤により抗腫瘍効果が得られる患者は限定的（10〜40％程度）であることから，治療効果予測につながるバイオマーカーの開発が望まれている．その候補の1つとして腸内細菌叢が注目されている．SPF（specific pathogen free；特定の病原体をもたない）マウスとGF（germ free；無菌）マウスに肉腫細胞を移植し，抗CTLA-4抗体を投与したところ，GFマウスでは抗腫瘍効果が認められなかったのに対し，SPFマウスでは認められた[12]．さらに，抗CTLA-4抗体が投与された患者の糞便中では*Bacteroides*属の特定の菌種が増加しており，その糞便をGFマウスに移植することで抗CTLA-4抗体の抗腫瘍効果が向上することが示された．また，抗PD-L1抗体の治療効果と腸内細菌叢との関連がマウスモデルにて報告された[13]．つまり，異なる2社の実験動物管理施設由来の同系統マウスに悪性黒色腫細胞を移植し，抗PD-L1抗体を投与したところ，片方の施設由来のマウスで抗腫瘍効果が乏しいことが示された．腸内細菌叢の組成を調べると，抗腫瘍効果の乏しいマウスでは*Bifidobacterium*属を欠いていることが明らかとなった．*Bifidobacterium*属は樹状細胞の活性化を促進し，共刺激分子の発現や腫瘍組織への浸潤に必要なケモカイン受容体の発現を高め，抗腫瘍免疫応答を増強することが示されており，特定の腸内細菌が免疫チェックポイント阻害剤の抗腫瘍効果を高めることが動物モデルで示された．

実臨床における腸内細菌叢と免疫チェックポイント阻害剤の効果の関連を検討した研究結果が相次いで報告された（表）．MDアンダーソンからは，抗PD-1抗体の投与を受けた悪性黒色腫患者において，奏効例の腸内細菌叢の多様性は非奏効例と比較して有意に高く，奏効例では*Faecalibacterium*属，*Ruminococcaceae*科などが，非奏効例では*Bacteroides*目が多く検出されることが報告された[14]．*Faecalibacterium*属は他のコホートにおける悪性黒色腫の腸内細菌叢解析においても，治療奏効と関連すると報告されている[15]．またフランスからは，抗PD-1/PD-L1抗体の投与を受けた上皮性腫瘍（非小細胞肺がん，腎細胞がん，尿路上皮がん）患者において，投与の前後に抗菌剤を使用していた患者では生存期間が短いということが報告された[16]．つまり，dysbiosisをもたらす抗菌剤が前述のような殺細胞性抗がん剤だけなく，抗PD-1/PD-L1抗体の治療効果を減弱させる可能性が示唆された．この報告では，奏効例で多く検出された*Akkermansia muciniphila*や*Enterococcus hirae*が，IL-12依存下においてCCR9$^+$CXCR3$^+$CD4$^+$のT細胞を腫瘍近傍に誘導し，抗腫瘍免疫応答を賦活化させることも示唆されている．さらに抗菌剤投与によりdysbiosisを誘導したマウスでは抗PD-1抗体の抗腫瘍効果は消失する

表　腸内細菌叢と免疫チェックポイント阻害剤の関連

対象	治療	解析方法	治療奏効と関連する細菌	文献
進行がん249例（非小細胞肺がん140例，腎細胞がん67例，尿路上皮がん42例）	抗PD-1抗体，抗PD-L1抗体	メタゲノムショットガン解析	*Akkermansia muciniphilia*, *Enterococcus hirae*	16
悪性黒色腫43例	抗PD-1抗体	16S rRNA解析，メタゲノムショットガン解析	*Faecalibacterium*属菌	14
悪性黒色腫42例	抗PD-1抗体	16S rRNA解析，メタゲノムショットガン解析	*Bifidobacterium longum*, *Collinsella aerofaciens*, and *Enterococcus faecium*	17
悪性黒色腫65例	抗CTLA-4抗体，抗PD-1抗体	16S rRNA解析	*Faecalibacterium*属菌	15

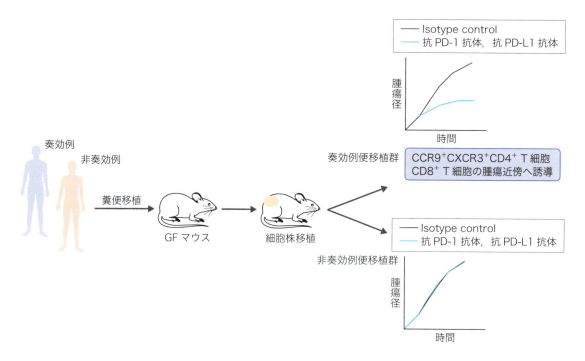

図　既報の糞便移植による免疫チェックポイント阻害剤の抗腫瘍効果増強のイメージ

が，*Akkermansia muciniphilia* や *Enterococcus hirae* を経口投与すると抗PD-1抗体の効果が回復することが示されており，特定の腸内細菌が治療抵抗性の改善に寄与することが明らかになった．また，シカゴ大学からも，抗PD-1抗体を投与された悪性黒色腫患者において，奏効例の腸内細菌叢では*Bifidobacterium*属が優勢であることが報告されている[17]．

当院で抗PD-1抗体の投与を受けた患者（胃がん36例，肺がん14例）の治療前の便検体を収集し，治療効果との関連を検討した．奏効例をCT画像評価によるRECIST ver1.1による評価で部分奏効，完全奏効を得られたもしくは半年以上病勢安定が得られた患者と定義し，非奏効例はそれ以外の症例とした．50例中奏効例は11例であった（胃がん6例，肺がん5例）．腸内細菌叢の多様性に着目し，Shannon指数（生態学で種の多様度を示す）を用いて解析したところ，奏効例で腸内細菌叢の多様性が有意に高いことが明らかになった．また無増悪生存期間を多様性の高い群と低い群に

分けて比較すると，多様性の高い群で有意に長い傾向にあった．また本研究においても，前述の研究グループで同定された*Ruminococcaceae*科が奏効例に多く，*Bacteroides*属が非奏効例に多いという結果が得られた．その一方で，*Bifidobacterium*属や*Akkermansia*属は2群間において差は認められなかった[18]．

これらの報告から，ヒトでも腸内細菌叢が免疫応答に関与していることが明らかになりつつある．それぞれの報告では，GFマウスに糞便移植（FMT）を行い，腸内細菌による抗腫瘍免疫応答の増強効果を確認している．その結果，奏効例の糞便を移植したマウスでは非奏効例の糞便を移植したマウスと比較し，免疫チェックポイント阻害剤の抗腫瘍効果の増強，治療抵抗性の改善を示しており（図），今後の臨床応用に期待がもてる結果であった．すでに血液疾患領域では，同種移植後のGVHD関連の死亡リスク減少を目的として糞便移植が試みられており，多様性の改善がみられたという報告もある[19]．腸内細菌叢は糞便移植だけでなく，プロバイオティクスを含めた治療介入の対象となり得ると同時に，宿主であるヒトとの複雑な相互作用を解明する一助になる可能性をもっている．

おわりに

腸内細菌叢は免疫応答と密接に関連しており，がん治療の治療効果予測や治療成績向上につながる可能性を秘めている．しかしながら，同定される腸内細菌が報告ごとに異なっており，方法，人種，地域，対象がん種などの影響を受けていることが考えられる．また，腸内細菌の数を考慮すると特定の細菌のみが免疫応答に関与しているとは考えにくく，免疫応答を賦活化させる細菌群と抑制性の細菌群が混在すると考えられる．腸内細菌同士の相互作用の研究やシークエンスでの同定のみではなく，培養による細菌の単離に基づいた細菌の性質の解明といった，より詳細にメカニズムに迫る研究が必須な時代になってきている．

文献

1) Sharon G, et al：Cell Metab, 20：719-730, 2014
2) Rubinstein MR, et al：Cell Host Microbe, 14：195-206, 2013
3) Mima K, et al：JAMA Oncol, 1：653-661, 2015
4) Yu T, et al：Cell, 170：548-563.e16, 2017
5) Saito T, et al：Nat Med, 22：679-684, 2016
6) Guinney J, et al：Nat Med, 21：1350-1356, 2015
7) Iida N, et al：Science, 342：967-970, 2013
8) Viaud S, et al：Science, 342：971-976, 2013
9) Pflug N, et al：Oncoimmunology, 5：e1150399, 2016
10) Shono Y, et al：Sci Transl Med, 8：339ra71, 2016
11) Jenq RR, et al：Biol Blood Marrow Transplant, 21：1373-1383, 2015
12) Vétizou M, et al：Science, 350：1079-1084, 2015
13) Sivan A, et al：Science, 350：1084-1089, 2015
14) Gopalakrishnan V, et al：Science, 359：97-103, 2018
15) Chaput N, et al：Ann Oncol, 28：1368-1379, 2017
16) Routy B, et al：Science, 359：91-97, 2018
17) Matson V, et al：Science, 359：104-108, 2018
18) Fukuoka S, et al：ASCO2018：abst3011, 2018
19) DeFilipp Z, et al：Blood Adv, 2：745-753, 2018

＜筆頭著者プロフィール＞
福岡聖大：2008年旭川医科大学医学部医学科卒業，'12年4月より国立がん研究センター東病院消化管内科にて実施臨床および新薬開発の基礎研究に従事．'16年順天堂大学医学博士課程修了．'17年より国立がん研究センター先端医療開発センター特任研究員として，免疫療法のトランスレーショナルリサーチに取り組んでいる．

第2章 常在細菌叢と生理・病理

Ⅱ. 炎症・免疫関連疾患

6. 炎症性腸疾患（IBD）と腸内細菌叢

大草敏史

> 炎症性腸疾患（IBD）のモデルである自然発症腸炎は無菌状態では発症せず腸内細菌によって発症することや，IBDでは腸内細菌叢の乱れ（dysbiosis）が認められ，粘膜透過性が亢進し，粘膜防御能が低下し，多数の細菌が付着し侵入していることから，炎症性腸疾患（IBD）の原因は腸内細菌と言われてきている．そして，細菌DNAを解析する方法が開発され，膨大な腸内細菌からIBDの原因菌や菌群を探索するといったことが行われている．

はじめに

「自己免疫疾患とされてきた炎症性腸疾患（inflammatory bowel disease：IBD）の原因が，じつは，共生していると考えられていた腸内細菌である」1993年に，こんなことを言った私は異端児扱いされてきた．ところが，今や様変わりして，IBDの原因が腸内細菌，microbiotaにあると言っても誰も異論をはさまない時代となってきた．これは，自然免疫系の発見により，腸管炎症に対する腸内細菌の役割が解明され，細菌DNAを解析する方法が開発され，IBDの腸内細菌叢が健常人と比べ明らかに異なっている（dysbiosis）ことが見出されたことによる．具体的には，16S rRNAのメタゲノム解析ではIBDではdysbiosisがあり，Firmicutes門のLactobacillus属や*Fecalibacterium parausnitzii*, *Roseburia hominis*とActinobacteria門のBifidbacterium属が減少し，Proteobacteria門のEnterobacteriaceae科，硫酸還元細菌やBacteroidetes門のBacteroides属，Fusobacteria門が増加していたという報告が多く出されてきている．そして，膨大な腸内細菌からIBDの原因菌や菌群を探索するといったことが行われてきている．本論ではIBDの原因は腸内細菌であるという視点に立ち，今までの歴史を含めて概説する．

[略語]
CD：Crohn's disease（クローン病）
GWAS：genome-wide association study（ゲノムワイド関連研究）
IBD：inflammatory bowel disease（炎症性腸疾患）
SNP：single nucleotide polymorphism（一塩基多型）
SRB：sulphate-reducing bacteria（硫酸還元細菌群）
T-RFLP：terminal restriction fragment length polymorphism
MDP：peptidoglycan product muramyl dipeptide
UC：ulcerative colitis（潰瘍性大腸炎）

Inflammatory bowel disease and gut microbiota
Toshifumi Ohkusa[1)2)]：Department of Microbiota Research, Juntendo University Graduate School of Medicine[1)] / Department of Gastroenterology and Hepatology, The Jikei University Kashiwa Hospital[2)]（順天堂大学大学院腸内フローラ研究講座[1)] / 東京慈恵会医科大学附属柏病院消化器・肝臓内科[2)]）

表1　ゲノムワイド関連研究によりIBDの多型が認められた細菌関係の遺伝子

機能	遺伝子
上皮バリヤー機能	GNA12*, HNF4A*, CDH1*, ERRFI1*, <u>MUC19</u>, ITLN1
パネート細胞	ITLN1, <u>NOD2</u>, <u>ATG16L1</u>, XBP1
自然免疫系粘膜防御	<u>NOD2</u>, ITLN1, CARD9, REL, SLC11A1*, FCGR2A/B*
免疫寛容	IL10, IL27, <u>SBNO2</u>, CREM, IL1R1/IL1R2*, <u>NOD2</u>
オートファジー	<u>ATG16L1</u>, <u>IRGM</u>, <u>NOD2</u>, LRRK2, CUL2, PARK7*, DAP*

*はUC関連遺伝子，下線はCD関連遺伝子，その他はUCとCDに共通の遺伝子．（文献3より引用，下線および*の付与は筆者による）．

1 IBDの腸管粘膜はleaky gutで防御能が低下

　IBDの一塩基多型分析（SNP）の研究はシークエンサーの進歩によって，より多くのより長い遺伝子を同時に解析するゲノムワイド関連研究（genome-wide association study：GWAS）が行われるようになった．その結果，欧米人での分析で，クローン病（CD）では71，潰瘍性大腸炎（UC）では47の疾患関連遺伝子のSNPが発見されてきた[1)2)]．それらのSNPの役割については約80％が不明であるが，判明しているSNPとしては表1のように細菌排除機構や粘膜防御機構に関するものが多い[3)]．特に*NOD2*（*CARD15*）はCDの疾患関連遺伝子として有名で，小腸のパネート細胞に高発現しており，細菌のpeptidoglycan product muramyl dipeptide（MDP）を認識し[4)]，細胞からディフェンシンを分泌させ細菌を排除させるといった機能がある[5)]．また，抑制性サイトカインのIL10の産生を促進するといった作用もあり[6)]，最近話題のオートファジー誘導にも関与している[7)8)]．オートファジーについては関連遺伝子である*ATG16L1*のSNPがCDで認められ，*NOD2*変異細胞や*ATG16L1*変異細胞でオートファジーが抑制されることも報告されている[7)]．すなわち，CDでは細菌を感知しディフェンシンを産生して排除する機能が低下し，さらには，細胞内に侵入した細菌菌体成分の排除ができないといったことが前述のSNPによって引き起こされていると想定される．実際CDで認められる非乾酪性肉芽腫はこれによってつくられている可能性もある．

　IBDでは粘膜透過性が亢進しleaky gut（脆弱腸粘膜）になっていることが注目されている．英国の多施設研究[3)]によると，UCではタイト結合，アドヘレンス結合をはじめとする細胞-細胞接着部に関与するHNF4Aや，細胞と細胞の接着の形成と維持にかかわるE-カドヘリンをコードするCDH1，さらに腸の基底膜で発現され，単層上皮の固定に重要な役割を果たすラミニンβ1サブユニットをコードするLAMB1などの遺伝子のSNPが認められ，上皮バリア機能が低下しleaky gutとなっているとのことである．また，高脂肪食が粘膜透過性亢進をもたらしているといった報告も多く[9)]，近年，わが国でのIBD増加に高脂肪食によるleaky gutが関与していることも否定できない．すなわち，leaky gutにより共生していた腸内細菌が粘膜内に侵入して炎症や潰瘍を形成しIBDが発症するといったことが考えられる．

　腸内細菌と粘膜細胞の共生という点で免疫寛容は重要な機能であるが，GWASによる解析で，そのkeyとなる抑制性サイトカインの*IL10*のSNPもUCとCDで同定され，両疾患でその産生が低下しているといった報告もされている[1)10)]．*IL10*のKOマウスが腸内細菌により自然腸炎を発症することは有名であるが[11)]，ヒトでも*IL10*受容体遺伝子の*IL10RA*と*IL10RB*の変異により早期に重症IBDが発症すると報告されている[12)]．以上のGWASは欧米人での解析結果であり，*NOD2*や*ATG16L1*のSNPは日本人については否定的であり[13)14)]，加えて各SNPがIBDの発症に及ぼすオッズ比は低く，まだ決定的とは言えない．

2 炎症性腸疾患の原因は腸内細菌叢のdysbiosis

　IBDでは腸内細菌叢のバランスが崩れdysbiosisにな

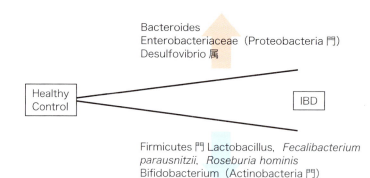

図1　IBDにおけるdysbiosis

り，抗炎症性の細菌が減少し，炎症を引き起こす細菌の増殖を許すことによって，粘膜の炎症や潰瘍が発生するのではないかと考えられてきている．

細菌の16SリボソームRNA（16S rRNA）をコードする遺伝子 *16S rDNA* をターゲットとする細菌解析法が進歩してきているが，その方法による解析では，Proteobacteria 門の特に Enterobacteriaceae や Desulfovibrio 属や Bacteroidetes 門の Bacteroides が増加していたといった報告が多い．Bacteroides や Enterobacteriaceae（*E. coli*, *Klebsiella* など）といった細菌群は compromised host においては敗血症をはじめとした日和見感染を引き起こす病原性菌であり，腸内細菌のなかでは悪玉菌＝aggressive microbial species とされている．これに対して善玉菌＝beneficial microbial species＝probiotics である Firmicutes 門の *Lactobacillus*, *Fecalibacterium parausnitzii*, *Roseburia hominis*, *Clostridium* IXa やIV group や Actinobacteria 門の Bifidobacterium 属が UC や CD で減少しているといった報告が多い（**図1**）[15]．

硫化水素を産生する硫酸還元細菌群（sulphate-reducing bacteria：SRB）がIBDで多いといった報告も出されている[16]．同菌群によって産生される硫化水素は粘膜細胞に対して毒性を有しており，酪酸の吸収を阻害し，細胞の増殖を過剰にさせ，細菌を貪食，殺菌することを阻害するとされていることから[17]，硫化水素を産生する SRB が IBD の原因ではないかとしている．この報告では *Clostridium* IXaやIV group は減少していたとしている．UCの活動期においては，寛解期 UC と健常コントロールと比べ，この SRB が増加していたという報告もある[18]～[20]．このようにコントロールと比べて細菌種のバランスが異なることだけでなく，細菌の産生物質のバランスが異なってくることも dysbiosis として IBD で認められている．

最近，新，本田らは，CD患者の唾液中の口腔細菌の *Klebsiella pneumoniae* がマウスの大腸粘膜に定着し，IFN-γを産生するCD4陽性のヘルパーT細胞（Th1細胞）を増加させることから，同菌が腸管炎症の原因となり，CDの増悪因子となるのではないかと推測している[21]．新しい発想で魅力的な仮説ではあるが，UC患者や健常人から分離した *Klebsiella pneumoniae* でも同じ作用がみられることから，特異性がないことや，実際にIBD患者の腸管に同菌の付着や侵入が証明されていないことなど，未だしの仮説である．なお，*Klebsiella pneumoniae* は Proteobacteria 門に入っている．

3 UCの原因として推測された細菌

歴史的には多数の細菌種がUCの主要な病因と推測されてきた．そのなかで主要な報告を**表2**にまとめた[22]～[27]．これらの報告で注目された菌種の多くは，その後の研究でUCとの関連を否定されたり，決定的な証拠がないために無視されてしまっている．またUCの病原菌探しの研究の多くは，便培養により菌を分離同定している．この方法では腸内の常在菌を病原菌として拾い上げることが多い．感染は通常，宿主細胞への細菌の付着によってはじまるので，糞便に出てくる腸管内細菌叢より粘膜細菌叢がより重要であると考え

表2　潰瘍性大腸炎の原因ではないかと推測された細菌

報告者	報告年	原因菌	検出材料
		増加している細菌	
Jex-Blake & Higgs	1909	*Bacillus coli*, *B. proteus*, *B. pyocyanea*, *B. lactis aerogenes*, *Streptococci*	糞便
Bargen	1924	*Diplostreptococcus*	糞便
Paulson	1928	*Chlamydia*	糞便
Bassler	1933	*B. coli communis*	糞便
Dragstedt	1941	*Bacteroides necrophorum*	粘膜
Burke	1988	*Adhesive E. coli*	糞便
Roediger	1993	sulphate-reducing bacteria	粘膜
Matsuda	2000	*Bacteroides vulgatus*	粘膜
Ohkusa	2002	*Fusobacterium varium*	粘膜
Swidsinski	2002	*Bacteroides*, *Enterobacteriaceae*	粘膜
		減少している細菌	
Sokol	2008	*Faecalibacterium prausnitzii*	糞便
Machiels	2013	*Faecalibacterium prausnitzii*	糞便
		Roseburia hominis	糞便

られる．したがって粘膜の培養によって菌を分離同定することが必要と思われる．Dragstedtら[24]は298例のUC患者の直腸鏡検査時に潰瘍部分の塗沫培養を行い，70％に*Bacterium necrophorum*を検出し，健常対照者からは検出できなかったと報告した．さらにUC患者の65人中35人（54％）に同菌の血清抗体が認められたと報告した．この*Bacterium necrophorum*は，現在の*Bacteroides necrophorum*または，*Fusobacterium necrophorum*に相当する菌種であり，ブタの大腸壊死性潰瘍やウシの肝膿瘍を起こすといわれている．しかし，これ以降，同菌がUC患者より分離されたという報告はない．

前述したように，Roedigerらは，硫化水素を産生するSRBがIBDで多く，同菌群によって産生される硫化水素が酪酸の吸収を阻害し，細胞の増殖を過剰にさせ，細菌を貪食，殺菌することを阻害するとともに，粘膜細胞に対して毒性を有していることから，硫化水素を産生するSRBがUCの原因ではないかとしている[16)17)]．これは，特定の菌種でなく硫化水素を産生する菌群を原因としてとらえている点で興味深い．

われわれは，UCの手術切除標本の病変粘膜を詳細に調べ，桿菌が病変粘膜に付着し，また潰瘍部分では粘膜内に侵入していることを報告した[28]．そしてUC患者の粘膜の炎症部位から分離同定した*Fusobacterium varium*（*F. varium*，バリウム菌）の検出率は，CD，虚血性腸炎または大腸腺腫のある患者や健常人より有意に高く，血清抗体価もUC患者で有意に高いことを報告した．また免疫組織化学染色法を用いて，*F. varium*が粘膜の炎症部位に，他の疾患患者や健常人と比べて高率に存在することを証明した[26]．さらに，*F. varium*はベロ毒素の遺伝子がないにもかかわらずベロ細胞毒性を示したため，その毒性のもとを検索した．その結果，同菌の産生する酪酸がベロ細胞毒性をもつことを明らかにした．そして，同菌の産生する酪酸の注腸で，アポトーシスが生じ，マウスにUC類似病変が惹起されていることを示した[29]．酪酸は大腸においては腸上皮のエネルギー源といわれているが，アポトーシスの誘導作用もある[30]．歯垢の最終代謝物である酪酸が歯周病の原因であるという以前の報告からも酪酸に毒性があることがわかる[31]．小児科では新生児壊死性腸炎は酪酸産生菌によって起こるとも報告されている[32]．これらの報告は，われわれの*F. varium*

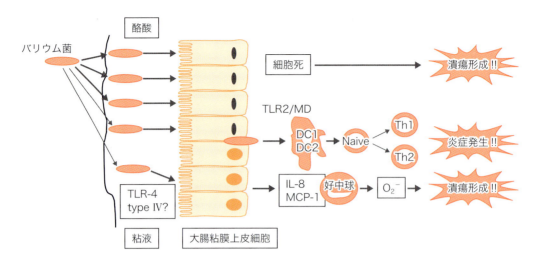

図2　*F. varium*（バリウム菌）による大腸潰瘍と炎症の発生（仮説）

が大腸粘膜に付着・侵入し，酪酸を産生することによって大腸潰瘍が惹起されるといった説を支持するものである．また，*F. varium* が大腸粘膜細胞に付着・侵入し，粘膜から IL-8，TNFα などの炎症性サイトカイン産生を著明に促進する作用があることも確認した[33]．さらに，最新の研究で *F. varium* の全ゲノム解析を行ったところ，同菌はピロリ菌ももっているⅣ型分泌装置やエルシニアや淋菌がもっているⅤ型分泌装置，さらには，病原性の基本としての粘膜接着性を司るアドヒシンを多く保持しており，高い病原性を有していることが明らかとなった[34]．以上から，同菌が潰瘍に加えて炎症も惹起し，潰瘍性大腸炎を引き起こしているのではないかと考えている（**図2**）．

このF. variumと潰瘍性大腸炎に関しては，名古屋大学の Minami らも，UC 患者の *F. varium* 感染率をウエスタンブロッティング法を用いて検査しているが，その結果，血清抗体が認められたのは UC 112 例中 45 例（40.2％）であり，健常対照者 128 名中 20 名（15.6％）と比べ有意に感染率が高かったと報告している（$p < 0.01$）[35]．さらに，彼らは，抗体陽性の UC の方が陰性の患者と比べ，より活動性が高く，全大腸炎型といった病変範囲が広いものが多かったと報告している．Andoh らは，UC の糞便細菌叢を 16S rRNA gene を用いた T-RFLP 法（terminal restriction fragment length polymorphism analysis）で検索しているが，それによると，活動期と非活動期の細菌叢の比較で，活動期では *Fusobacterium* をはじめ *Eubacterium* や未分類の細菌が多かったと報告している[36]．また，最近，UC で手術後の pouchitis（腸管囊炎）では *Fusobactrium* が増加していたという報告も出ている[37,38]．

われわれは，その後 *F. varium* を除菌するために，*F. varium* 抗体陽性の UC 患者に，同菌に感受性がある抗菌剤 3 剤（アモキシシリン，テトラサイクリン，メトロニダゾール）を併用して投与（ATM 療法）したところ，UC の症状と内視鏡および病理組織所見の改善がみられた[39]．さらに多施設共同の 200 名余の二重盲検プラセボ対照試験でも ATM 投与群はプラセボ群と比べて有意に高率に改善と緩解が得られている[40]．以上より同菌が UC の原因の 1 つである可能性は高いと考えられる．

4　CDの原因として推測された細菌

CD の原因細菌としていくつかの細菌が報告されているが（**表3**），そのなかで最も注目されているものは Chiodini ら[41]が報告した *Mycobacterium paratuberculosis*（*M. paratuberculosis*；現在 *Mycobacterium avium* subspecies *paratuberculosis* とよばれている）である．*M. paratuberculosis* は家畜の伝染病であるヨーネ病の起炎菌として知られている．ヨーネ病は下痢や粘血便などを呈する慢性腸炎であり，肉眼的に小

表3 クローン病の原因ではないかと推測された細菌

報告者	報告年	原因菌	検出材料
増加している細菌			
Parent	1978	All forms of *Pseudomonas maltophilia*	粘膜, リンパ節
Burnham	1978	*Mycobacterium kansasii*	リンパ節
Chiodini	1984	*Mycobacterium paratuberculosis*	粘膜, リンパ節
Lui	1995	*Listeria monocytogenes*	粘膜, リンパ節
Darfeuille-Michaud	1998	adherent *E. coli*	粘膜
Swidsinski	2002	*Bacteroides, Enterobacteriaceae*	粘膜
Strauss	2011	*Fusobacterium nucleatum*	粘膜
減少している細菌			
Sokol	2008	*Faecalibacterium prausnitzii*	糞便

腸や大腸潰瘍を,そして病理学的には非乾酪性肉芽腫を伴い,ヒトCDの動物モデルといっても過言でないほどCDに酷似している.この菌はたいへん発育が遅く,通常の方法での培養同定が難しい非定型抗酸菌であるが,最初にCDから分離培養したのが,Chiodiniらである.その後Sandersonらは[42],PCR法を用いてこの菌に特異的なDNA断片(IS*900*)が,CD患者組織の65％に検出されたと報告した.一方UC患者では4％,そして対照群では13％の検出率であった.Wallら[43]も同様な方法でCD患者の20％に同菌の存在が認められると報告した.しかし,PCR法で解析を行ったが病変組織から*M. paratuberculosis*は検出されなかったという報告や,血清学的にも免疫組織染色によっても*M. paratuberculosis*は検出されなかったという報告もある[44)45)].これに対し,Ryanらは,レーザーキャプチャーマイクロダイセクション法で肉芽腫組織のみをくり抜いてDNAを抽出しPCRを行ったところ,CD患者の肉芽腫からはIS*900*が40％に検出され,腸結核やサルコイドーシスなどの肉芽腫からは検出されなかったと報告している[46].さらに,驚くべきことにNaserらはCD患者の末梢血に,高い割合で生きた*M. paratuberculosis*が存在することを培養とPCR法によって証明した[47].CDの*M. paratuberculosis*病因説の真偽をめぐって,今なお多くの議論がくり広げられているが,最近になり抗mycobacterium作用のあるrifaximinを投与しプラセボと比べ,よりCDが緩解となったという報告がなされている[48].

また,Darfeuille-Michaudらが報告した粘膜接着性侵入性(adherent)*E. coli*も候補にあげられている.彼らは手術で切除された回腸を培養し,そこから高率にαヘモリジン活性があり粘膜接着性侵入性の*E. coli*を検出している(活動性病変84.6％,非活動性病変78.9％,対照33％)[49].さらに,最近の報告で*Fusobacterium nucleatum*もCDの内視鏡生検粘膜から検出されている.Straussらの報告によると,CD17例中10例(58.8％)から検出されており,すべて細胞侵入性があったということである[50].

最近,Niらはメタボローム解析を行い,CDでは便中ウレアーゼ活性が増加しアミノ酸濃度が増加しており,そのアミノ酸濃度が疾患活動度と相関していたと報告している.同時にメタゲノム解析も行い,Proteobactria門が増加し,そのProteobactriaの多くにウレアーゼ活性が認められることから,このdysbiosisがCDの発症,増悪因子ではないかと推測している.これは,dysbiosisの実際の病原性を証明した報告として興味深い[51].

おわりに

IBDは,Hostの粘膜防御の低下,leaky gutに加え,Environmentである腸内マイクロビオータの乱れであるdysbiosisが原因であると言われる時代となってきた.しかし,腸内細菌のDNA解析法は菌数が10^6/g以上の菌数でないと検出できないという弱点があり,現

段階では細菌の門〜属のレベルの解析に留まっており，大ざっぱな結果しか出ていないのが現実である．それをもとにdysbiosisと称しているわけであるが，dysbiosisが生じるためには増加する菌と減少する菌があり，それらの細菌の種レベルの解析ができるようになってはじめて腸内細菌叢の全容が解明され，IBDの原因菌，菌群が明らかにされてくると思われる．また，字数の都合で本稿では紹介できなかったが，このdysbiosisの是正を目的に抗生物質，プロバイオティクス，プレバイオティクス，さらに糞便移植（FMT）といった治療法が開発中である（FMTについては第2章-7参照）．難治疾患であるIBDの治癒をめざした原因治療が期待される．

文献

1) Franke A, et al：Nat Genet, 42：1118-1125, 2010
2) Anderson CA, et al：Nat Genet, 43：246-252, 2011
3) Khor B, et al：Nature, 474：307-317, 2011
4) Shaw MH, et al：Trends Immunol, 32：73-79, 2011
5) Gutiérrez A, et al：Inflamm Bowel Dis, 17：1641-1650, 2011
6) Noguchi E, et al：Nat Immunol, 10：471-479, 2009
7) Cooney R, et al：Nat Med, 16：90-97, 2010
8) Travassos LH, et al：Nat Immunol, 11：55-62, 2010
9) Wu GD, et al：Science, 334：105-108, 2011
10) IBSEN study group.：Nat Genet, 40：1319-1323, 2008
11) Glocker EO, et al：N Engl J Med, 361：2033-2045, 2009
12) Inoue N, et al：Gastroenterology, 123：86-91, 2002
13) Ng SC, et al：Inflamm Bowel Dis, 18：1164-1176, 2012
14) Kühn R, et al：Cell, 75：263-274, 1993
15) Ohkusa T & Koido S：J Infect Chemother, 21：761-768, 2015
16) Roediger WE, et al：Gastroenterology, 104：802-809, 1993
17) Gardiner KR, et al：Gut, 36：897-901, 1995
18) Gibson GR, et al：Gut, 34：437-439, 1993
19) Loubinoux J, et al：FEMS Microbiol Ecol, 40：107-112, 2002
20) Pitcher MC, et al：Gut, 46：64-72, 2000
21) Atarashi K, et al：Science, 358：359-365, 2017
22) Machiels K, et al：Gut, 63：1275-1283, 2014
23) 大草敏史，佐藤信紘：腸内細菌と腸疾患（炎症性腸疾患）．G.I.Research, 12：283-290, 2004
24) Dragstedt LR, et al：Ann Surg, 114：653-662, 1941
25) Matsuda H, et al：J Gastroenterol Hepatol, 15：61-68, 2000
26) Ohkusa T, et al：J Gastroenterol Hepatol, 17：849-853, 2002
27) Nomura T, et al：Aliment Pharmacol Ther, 21：1017-1027, 2005
28) Ohkusa T, et al：J Gastroenterol Hepatol, 8：116-118, 1993
29) Ohkusa T, et al：Gut, 52：79-83, 2003
30) Hague A, et al：Int J Cancer, 60：400-406, 1995
31) Singer RE & Buckner BA：Infect Immun, 32：458-463, 1981
32) Popoff MR, et al：Infect Immun, 47：697-703, 1985
33) Ohkusa T, et al：J Med Microbiol, 58：535-545, 2009
34) Sekizuka T, et al：PLoS One, 12：e0189319, 2017
35) Minami M, et al：FEMS Immunol Med Microbiol, 56：67-72, 2009
36) Andoh A, et al：Inflamm Bowel Dis, 13：955-962, 2007
37) Komanduri S, et al：Clin Gastroenterol Hepatol, 5：352-360, 2007
38) Reshef L, et al：Gastroenterology, 149：718-727, 2015
39) Ohkusa T, et al：Scand J Gastroenterol, 40：1334-1342, 2005
40) Japan UC Antibiotic Therapy Study Group.：Am J Gastroenterol, 105：1820-1829, 2010
41) Chiodini RJ, et al：Dig Dis Sci, 29：1073-1079, 1984
42) Sanderson JD, et al：Gut, 33：890-896, 1992
43) Wall S, et al：J Clin Microbiol, 31：1241-1245, 1993
44) Kobayashi K, et al：Gastroenterology, 94：1404-1411, 1988
45) Kobayashi K, et al：Gastroenterology, 96：1009-1015, 1989
46) Ryan P, et al：Gut, 51：665-670, 2002
47) Naser SA, et al：Lancet, 364：1039-1044, 2004
48) Retic Study Group (Rifaximin-Eir Treatment in Crohn's Disease).：Gastroenterology, 142：473-481.e4, 2012
49) Darfeuille-Michaud A, et al：Gastroenterology, 115：1405-1413, 1998
50) Strauss J, et al：Inflamm Bowel Dis, 17：1971-1978, 2011
51) Ni J, et al：Sci Transl Med, 9：10.1126/scitranslmed.aah6888, 2017

＜著者プロフィール＞
大草敏史：1978年東京医科歯科大学医学部卒業．'83年東京医科歯科大学第一内科助手，2007年順天堂大学消化器内科准教授，'08年東京慈恵会医科大学附属柏病院消化器・肝臓内科教授を経て，'17年4月より現職．専門：炎症性腸疾患，腸内細菌，胃ポリープ，ピロリ菌除菌療法，消化器内視鏡，慢性便秘症．著書：世紀を越えるビフィズス菌の研究―その基礎と臨床応用から製品開発へ―（日本ビフィズス菌センター，2011）腸内共生系のバイオサイエンス（丸善出版，2011），慢性便秘症診療ガイドライン2017（南江堂，2017）．

第2章 常在細菌叢と生理・病理

Ⅱ. 炎症・免疫関連疾患

7. 糞便微生物移植は腸内環境改善の最適解か？

水野慎大，金井隆典

ヒトは膨大な数の腸内微生物と共生関係を築いており，その大半が腸内細菌である．そのため，腸内細菌叢の攪乱は多くの疾患の発症につながる．裏を返すと，腸内細菌叢と良好な関係を構築することが，健康増進につながることも意味しているが，それは一朝一夕に構築できるものではない．糞便微生物移植法は，共生関係を回復するうえで非常に有用な手法であることは事実であるが，潜在的な有害事象や最適な投与方法など，明らかになっていないことが多く，確立した治療法とは言い難い．本稿では，糞便微生物移植法の歴史を振り返りつつ，将来展望について概説する．

はじめに

PubMedで"fecal microbiota transplantation"（FMT，糞便微生物移植法）と検索すると1,200報以上の文献が出てくる．2012年までは合計30〜40報の論文が発表される程度だったが，2013年に1年間で60報以上に急増し，2014年以降は100・200・300報と発表論文数が毎年増加している．転換点となった2013年は再発性 Clostridium difficile 感染症（rCDI）に対するFMTが既存治療の抗生剤投与に比して圧倒的な優位性を示すことが報告された年である．この報告を皮切りに，CDI関連の報告が増加するとともに，他の消化管疾患や腸管外疾患に対するFMTの報告が急増している．消化管疾患については，既存治療と同等以上の有効性が期待できる疾患，既存治療抵抗例に限定すべき疾患，挑戦的な試みとして考慮すべき疾患，という区別がある程度明確化されつつある．一方，腸管外疾患に対するFMTの報告はいまだに試行錯誤が続いており，精神神経系疾患からピーナツアレルギーまで，幅広く挑戦が続けられている．

[略語]
CD：Crohn's disease（クローン病）
CDI：Clostridium difficile infection（クロストリジウム感染性腸炎）
FMT：fecal microbiota transplantation（糞便微生物移植法）
IBD：inflammatory bowel disease（炎症性腸疾患）
IBS：irritable bowel syndrome（過敏性腸症候群）
RCT：randomized controlled trial（無作為化比較試験）
UC：ulcerative colitis（潰瘍性大腸炎）

Is fecal transplant the optimal solution for inducing symbiosis in human intestine？
Shinta Mizuno/Takanori Kanai：Division of Gastroenterology and Hepatology, Department of Internal Medicine, Keio University School of Medicine〔慶應義塾大学医学部内科学（消化器）〕

本稿では，FMTが生み出された歴史的な流れを俯瞰するとともに，腸内細菌叢治療の将来像について考えたい．

1 腸内細菌叢改善の試み

他稿で詳述されているように，腸内細菌叢が生体に及ぼす影響力は，想像をはるかに上回るものであることが明らかになりつつある．約200年前に確立された，培養法を用いた研究から地道に積み上げられてきた研究成果は，2000年代に入って長足の進歩を遂げた．これらを通じて，腸内細菌叢に含まれる細胞数・遺伝子数が宿主である生体を圧倒するほどの存在感を示すことが明らかになった．さらに，腸管内で生息する腸内細菌だけでなく，そこから産生される豊富な代謝産物によってつくり上げられる"場"の重要性も徐々に明らかになってきた．構成細菌の偏りと多様性の喪失により腸内環境が悪化することを"dysbiosis"とよび，多くの疾患発症につながる．良好な細菌叢，つまり良質な"場"の形成をいかにして行うか，ということは，健康をいかに維持するか，という生物としての根源にかかわる課題である．

既報によれば，アメリカの都市部で生活する人に比べて，中南米で生活する人の腸内細菌叢が多様性に富んでいる[1]．しかし，腸内細菌叢を改善するためにアメリカからヴェネズエラに移住することは現実的ではない．また，パンを主食とする欧州の住民と，粉末状のとうもろこしを水で練ったトーを主食とするブルキナファソの住民では，肥満にかかわるBacteroidetes属細菌とFirmicutes属細菌の構成比が逆転していることも知られている[2]．とはいえ，明日から食卓にトーを並べることは難しい．経腟分娩で生まれた児と帝王切開で生まれた児でも腸内細菌叢が異なることが知られている[3]が，われわれが今から母体内に戻って分娩様式を変更してもらうことは不可能である．

それでは，現実にわれわれが腸内細菌叢のバランスをとり戻す方法はないのだろうか？　この考えに基づいて，最も汎用されている手法が，"善玉菌"を取り込むためにプロバイオティクスを使用する方法である．しかし，エース1人だけ頑張っても試合には勝てないように，大量の"悪玉菌"のなかで"善玉菌"が孤軍奮闘しても腸内環境の劇的な変化は期待できない．最も身近な手段で腸管上皮を保護してくれる細菌叢を育てる方法は，日常生活の食事において食物繊維を積極的に摂取することで炎症抑制性のT細胞を中心とした免疫系を教育することだろう[4]．食物繊維を利用できる細菌群によって，プロピオン酸・酢酸・酪酸などの短鎖脂肪酸が産生され，抑制性T細胞が誘導されることにより，腸管内の恒常性が維持される．現在，大きなトラブルに見舞われていない人にとっては，日常生活のなかから改善を進めるこれらのアプローチが最も有効かつ長続きする方法だろう．一方で，CDIや炎症性腸疾患（IBD）などのようにdysbiosisが関与する疾患に苦しんでいる患者にとっては，日々の生活の改善によって環境改善を図る，というような悠長なことは言っていられないだろう．そのような患者を対象として劇的な環境改善を図る方法が糞便微生物移植法（FMT）で，健常者の糞便を患者に投与することで患者の腸内環境を一変させる方法である．

2 FMTの歴史

FMTの歴史はGe Hong（中国の学者）が急性下痢症患者に対して健常人の糞便を投与することを紹介した，4世紀の書物（肘後備急方）までさかのぼる．その後は，この治療法を体系化する動きはなく，民間療法に類するものとして扱われていたと推察されている．

近代医学の時代に入り，1958年にBen Eisemanらが偽膜性腸炎の患者4名にFMTを行った[5]ものの，抗生物質によって多くの細菌感染症が治療できるようになった時代に逆行するような治療法だったことから，あまり注目を集めることはなかった．その後，抗生物質を多用することに伴うさまざまな弊害が顕在化してくるようになったことに加えて，2013年にアムステルダム医療センターがrCDIに対するFMTのRCT研究を発表したことが契機となり，FMTが表舞台に帰ってきた．この研究は，毒素を高産生する*C. Difficile*の変異株BI/NAP1/027株が欧米で出現したことと深く関係しており，同菌株は既存の抗生物質による治療に抵抗し容易に再発する．重症化して致死的になる症例も多く，米国では毎年3万人近くが亡くなっている，という報告もある．本研究では，4日間の抗生物質＋FMT

表　FMT研究進行状況

	消化管疾患	消化管外疾患
メタ解析で有効性証明	rCDI	―
RCTで有効性示唆	IBS	肥満
	UC	肝性脳症
少数例検討中心	移植片対宿主病	特発性血小板減少症
	機能性便秘	敗血症
	機能性下痢	非アルコール性脂肪肝炎
	多剤耐性菌感染症	2型糖尿病
	CD	原発性硬化性胆管炎
	回腸嚢炎	アルコール性肝炎
	腸管ベーチェット	ヒト免疫不全ウイルス感染症
	―	急性膵炎
		てんかん
		自閉症
		パーキンソン病
		うつ病

群（無再発率81％）が抗生物質14日間投与のみ群（無再発率41％）に比べ，圧倒的な有意差をもって，再発抑制と腸内細菌叢の多様性を回復させることを証明した[6]．この成功を契機として，dysbiosis関連の数多くの疾患を対象としたFMTの試みが世界的に進められるようになった．

3 消化管疾患とFMT

FMTの有効性を検討した報告が多い疾患としては，潰瘍性大腸炎（UC），クローン病（CD）という炎症性腸疾患があげられる．UCに対するFMTでは，3つの無作為化比較試験（RCT）が報告され，メタ解析の結果も有効性が明らかになった一方で，われわれのグループを含む本邦の検討では活動期UCに対するFMTの有効性は限定的だった．欧米では有効性の高いドナーの探索や，多いもので41回に及ぶ反復投与を行うこと[7]など，投与方法にさまざまな工夫を加えている．本邦で主流の内視鏡下単回投与とは投与法が異なるため，有効性に差が生じたと推察される．いずれにしても，FMTのメタ解析は投与プロトコールが統一されていない小規模な検討であり，UCに対するFMTの有効性に結論を出すのは時期尚早と考える．筆者は，発症早期の軽症〜中等症の段階で既存治療を経ずにFMTを行うことに反対の立場をとる．基本的にUCは若年者を中心に発症する良性疾患である一方，rCDIは死に至る可能性のある疾患であるという違いを忘れてはならない．また，CDもdysbiosisが病態に深くかかわっている難治性疾患であるが，メタ解析ではFMTの有効性が期待されたものの，罹患部位の複雑さや腸管合併症によるFMTの安全性への懸念から，大規模なRCTは行われていないため，有効性に結論は出ていない．さらに，機能性消化管疾患の代表格であるIBSにプロバイオティクスが有効であることが報告され，RCTによるFMTの有効性の実証が期待されていた．本疾患はプラセボ効果の高い疾患であることがRCTの障壁になってきたが，近年RCTによって有効性が示された[8]．

また，腸管外疾患に対するFMTの試みも数多く進められており（**表**），中でもメタボリック症候群については基礎・臨床両面から研究が進んでいる．1組の双子（一方は痩身，他方は肥満）から採取した糞便を無菌マウスにそれぞれ移植したところ，肥満者の糞便を投与されたマウスは肥満になった，という報告によりdysbiosisが肥満の病態の1つであることが明らかになった[9]．この結果をもとに，Firmicutes属細菌は"デブ菌"，Bacteroidetes属細菌は"痩せ菌"とよばれるこ

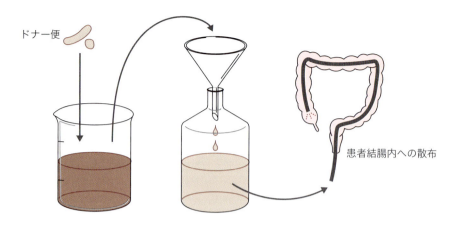

図　当研究室におけるFMTの流れ

とがあり，菌叢を変えると痩せる，と期待されたが，メタボリック症候群患者に対するFMTはインスリン感受性を改善するものの，肥満自体は改善させない，ということも明らかになっており，残念ながらFMTは肥満解消の決定打にはならないようである．さらに，精神神経系疾患も近年dysbiosisとの関連が注目されており，自閉症の患児に対するFMTで精神症状と消化器症状のいずれも改善を認めたことが2017年に報告された[10]．

その他，肝性脳症でも有用性が示唆されており，薬剤抵抗性のB型肝炎，多発性硬化症，多剤耐性菌感染症，非アルコール性脂肪肝炎（NASH）など，腸管疾患・腸管外疾患・器質的疾患・機能性疾患という枠を超えて多彩な疾患を対象としたパイロット研究が進められている．

4 最適なFMTプロトコールの探索

先述したように，FMTの手技は研究ごとに異なっており，欧米を中心として患者に対する侵襲度と治療効果のバランスがとれた最適なFMTの手技を探る試みが続けられている．

欧米では経鼻十二指腸管を用いる方法が主体だが，rCDIでは注腸または下部消化管内視鏡による経肛門投与の有効性が高いとされるため，本邦ではわれわれも含めて下部消化管内視鏡を用いて盲腸に新鮮便懸濁液を投与する方法を主に採用している（図）．一方，欧米では患者の内視鏡受容性の問題から，ドナー便の腸管への送達性を上げるために内視鏡以外の方法によるさまざまな試みが進められている．その1つがカプセル化であり，rCDIでカプセル化された凍結糞便を内服すると，新鮮便の内視鏡的投与と同等の成績が得られた[11]．この手法では，大量のドナー便のストックが必要になるが，アメリカではボストンにあるOpenBiomeという非営利団体が糞便バンクを設立し，医療機関に対して250ドル程度で提供している．rCDIは腸内細菌叢の多様性低下が発症要因の1つであり，糞便バンクから供与される第三者ドナー便が腸内細菌叢の多様性を高める可能性を示唆する報告もある．またドナー候補者の選定法をめぐる検討のうち，OpenBiomeとスタンフォード大学が共同で行っている興味深い研究がある．ドナー候補者のうち，①Bacteroidetes属細菌とFirmicutes属細菌の含有比率の均衡がとれており，②多様性が高く，③酪酸産生量を多く含むドナー便を抽出し，最も優れた便を用いてFMTを行う試みである[12]．本研究は，1名のドナーと10名のrCDI患者が対象とされ，対照群が設定されていない研究であるため，ドナー選定の有用性に結論は出せないが，"優れたドナー"の条件を考えるうえで示唆に富んでいる．UCを対象とした研究でも，検討の前半でドナーごとの治療効果を検討し，高い有効性を示したドナー便を後半の症例に投与する手法が良好な成績をあげている[13]．さらに，複数のドナーから回収した糞便をカクテル化して投与する方法も試みられている．われわれの検討でも，過敏性腸症候群（irritable bowel syndrome：IBS）に対するFMTで，Bifidobacterium属細菌を多く含んだ

ドナー便を投与された患者において治療反応性が高いことを報告している[14]．このように，"スーパードナー便"をつくり出そうとする試みが続けられているが，スーパードナーをどのように見つけるか，疾患ごとに条件が異なるのか，よいドナーの条件は腸内細菌叢に注目するだけで明らかになるのか，などの解決すべき多くの課題が残っている．

さらに，そもそもFMTには腸内細菌の移植が必須であるか，というFMTの概念を根底からくつがえすような研究も行われている．ドイツのグループが5名のrCDI患者を対象に行った検討では，ドナー便の懸濁液をフィルター処理して，無菌の上清み液を患者に投与することで全員を治癒に導いた，と報告されている[15]．この結果から，FMTでは細菌叢の移植ではなく，代謝物，バクテリオファージなど，ほかの治癒因子が患者の腸管内に取り込まれることが重要である可能性が示唆される．

おわりに──腸内細菌叢改善の最適解をめざして

ここまで概説してきたように，現在のFMTは適応疾患・安全性評価・ドナー選択法・投与方法など，あらゆる面で正解にたどり着いているものではなく，とても完成形とよべるものではない．そもそも，FMTで必要とされるものは腸内細菌ではない，というような研究もあることを考えると，できるだけ多い数の菌を生きたまま届ける，というような投与プロトコールの工夫にどれだけ意義があるか，ということすら不明である．また，dysbiosisがさまざまな疾患の発症に影響を与えている，ということは，その反面，FMTという治療法は，意図せずに新たな疾患を患者に発症させてしまうリスクをもつ，ということを意味する．現状は，FMTがrCDIに著効することは確実だが，ほかのことはメリットもデメリットもわからないことだらけ，と言っても過言ではない．

それにもかかわらず，FMTに対する一般社会からの注目度の高さは，腸内フローラ，という言葉を付した数多くの一般向け書籍を見かけるようになってきたことからも明らかである．それに伴って，一部ではこれをビジネスチャンスとしてとらえる動きも見受けられる．百貨店や通販サイトでも「腸内フローラ」という名前を関した商品が多数販売されている．その多くがプロバイオティクスやプレバイオティクスに当たるが，なかにはどこが腸内細菌叢とかかわっているのか判然としない，むしろ無関係な商品も少なからず存在する．つまり，売るための枕詞として「腸内フローラ」が独り歩きしている感が否めない．中には「臨床研究」と称して100〜200万円という高額な料金を患者に請求している施設も散見される．われわれの施設ではFMTに要するコストはドナーのスクリーニング費用や便の調製にかかわる消耗品などで，1人当たり約2万円ですべて施設側が負担している．また，アカデミアに属する研究者との提携を謳っていても，腸内細菌分野と無縁の研究者が名を連ねているケースも少なくない．

アカデミアで行われるFMTは倫理委員会の厳しい審査や，その後の厳格な監視体制の下で行われるがゆえに，対象疾患が限定され，対象患者要件も厳密に規定されていることが多い．患者にとっては非常にハードルが高いため，高額な料金さえ払えば"治療"を受けられる施設に藁をもすがる思いで飛び込む，ということは心情的には理解できる．しかし，なぜFMTがいまだに保険診療で行われていないのか，ということは常に考える必要がある．メリットとデメリットのバランスがとれている，と判断された保険診療に基づく治療法ですら，リスクを常に意識しながら臨床家は診療にあたっている．FMTのように保険診療として承認されていない治療法は，より一層，短期および長期的なリスクを念頭に置いて検討すべきである．腸内細菌叢の改変はよくも悪くも人体に劇的な変化を生じうる方法であるがゆえに，安易にビジネスチャンスととらえるべきものではないとわれわれは考えており，いつの日かFMTという過渡期の治療法が最適解としての腸内細菌治療に生まれ変わることを願ってやまない．

文献

1) Yatsunenko T, et al：Nature, 486：222-227, 2012
2) De Filippo C, et al：Proc Natl Acad Sci U S A, 107：14691-14696, 2010
3) Dominguez-Bello MG, et al：Proc Natl Acad Sci U S A, 107：11971-11975, 2010
4) Bollrath J & Powrie F：Science, 341：463-464, 2013
5) Eiseman B, et al：Surgery, 44：854-859, 1958
6) van Nood E, et al：N Engl J Med, 368：407-415, 2013

7) Paramsothy S, et al：Lancet, 389：1218-1228, 2017
8) Johnsen PH, et al：Lancet Gastroenterol Hepatol, 3：17-24, 2018
9) Ridaura VK, et al：Science, 341：1241214, 2013
10) Kang DW, et al：Microbiome, 23：10, 2017
11) Kao D, et al：JAMA, 318：1985-1993, 2017
12) Barnes D, et al：J Pediatr Gastroenterol Nutr, 67：185-187, 2018
13) Moayyedi P, et al：Gastroenterology, 149：102-109.e6, 2015
14) Mizuno S, et al：Digestion, 96：29-38, 2017
15) Ott SJ, et al：Gastroenterology, 152：799-811.e7, 2017

＜筆頭著者プロフィール＞
水野慎大：慶應義塾大学医学部在学中に小安重夫教授（当時）のもと，T細胞分化の研究を行った．初期臨床研修を経て，2008年同大学内科学教室入局．'10年同大学大学院博士課程入学し，日比紀文教授（当時），金井隆典教授のもと，腸管免疫の研究を行った．'14年同大学院修了・博士（医学）取得．'15年より内科学（消化器）助教，'18年より専任講師として腸管免疫・腸内細菌を中心とした基礎・臨床の橋渡し研究を行っている．

第2章 常在細菌叢と生理・病理

Ⅱ. 炎症・免疫関連疾患

8. 腸内細菌と自己免疫疾患

髙橋大輔，長谷耕二

関節リウマチを含むさまざまな自己免疫疾患の発症や重症化には，遺伝要因と環境要因の両者が関与すると考えられている．環境要因のなかでは喫煙，ウイルスや細菌の感染症，性ホルモン，食事の関与が示唆される．加えて近年では，マイクロバイオームの変化が環境要因として大きく注目されている．これは腸内細菌叢の16S rDNAシークエンス解析技術の進歩によるところが大きい．さまざまな人種，性別，年齢の関節リウマチ患者においてマイクロバイオータの構成異常が観察される．関節リウマチのマウスモデルでは，特定の腸内細菌の存在がその発症に必須の役割を果たすことが知られる一方で，腸内代謝物である短鎖脂肪酸は発症抑制に重要であることが明らかになりつつある．本稿では，マイクロバイオータと関節リウマチの関係について概説する．

はじめに

関節リウマチ（rheumatoid arthritis：RA）は全身性の自己免疫疾患で，関節滑膜節の炎症が主微であるが，軟骨や骨の破壊を伴い，発病後数年以内に関節破壊が進行する．世界全体の平均有病率は約1％であるが，日本人ではおよそ0.3％程度である[1]．RAの遺伝要因では，HLA-DR4遺伝子が発症および重症化の因子としてよく知られているが，他にも100以上の遺伝子座の変異が発症や重症化との関与を疑われている．

[略語]
ACPA：anti-citrullinated peptide/protein antibody（抗シトルリン化ペプチド/タンパク質抗体）
ANA：anti-nuclear antibody（抗核抗体）
CIA：collagen induced arthritis（コラーゲン誘発性関節炎）
CRP：C-reactive protein
FAE：follicle-associated epithelium（濾胞間連上皮）
GALT：gut associated lymphoid tissue（腸管関連リンパ組織）
GC：germinal center（胚中心）
MALT：mucosa-associated lymphoid tissue（粘膜関連リンパ組織）
NORA：new onset untreated rheumatoid arthritis（新規未治療関節リウマチ）
PP：Peyer's patch（パイエル板）
RA：rheumatoid arthritis（関節リウマチ）
RF：rheumatoid factor（リウマチ因子）
SFB：segmented filamentous bacteria（セグメント細菌）
Tfh：follicular helper T cell（濾胞性ヘルパーT細胞）
Tfr：follicular regulatory T cell（濾胞性制御性T細胞）

Gut microbiota influence autoimmune diseases
Daisuke Takahashi/Koji Hase：Division of Biochemistry, Department of Pharmaceutical Sciences, Keio University Faculty of Pharmacy（慶應義塾大学薬学部薬科学科生化学講座）

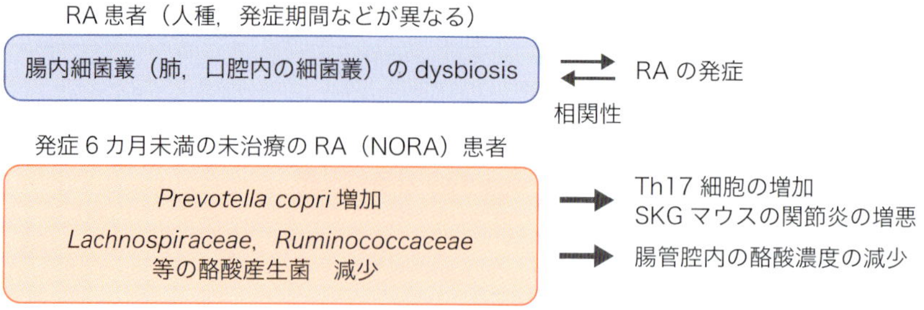

```
RA 患者（人種，発症期間などが異なる）
┌─────────────────────────────┐
│  腸内細菌叢（肺，口腔内の細菌叢）の dysbiosis │ ⇄  RA の発症
└─────────────────────────────┘     相関性

発症 6 カ月未満の未治療の RA（NORA）患者
┌─────────────────────────────┐
│      Prevotella copri 増加           │ → Th17 細胞の増加
│                                    │   SKG マウスの関節炎の増悪
│   Lachnospiraceae, Ruminococcaceae  │
│      等の酪酸産生菌 減少             │ → 腸管腔内の酪酸濃度の減少
└─────────────────────────────┘
```

図1 腸内細菌叢とRA
関節リウマチ（RA）の患者ではdysbiosisが観察される．dysbiosisがRAの発症の原因となるのか，RAの炎症状態がdysbiosisの原因となるのかは不明である．発症6カ月未満の未治療のRA（NORA）患者では*Prevotella copri*（*P. copri*）が増加する．*P. copri*単独をSKGマウスに定着させるとTh17細胞を増加させ，関節炎が増悪する．またNORA患者では酪酸産生菌が減少しており，糞便中の酪酸濃度も減少している．酪酸はTreg細胞の分化を促進することが知られる．

なかでも適応免疫にかかわる分子との強い相関性がみられる[2]．環境要因としては，特に喫煙がRA発症のリスクを高めるだけでなく，関節破壊の進行にも関連することが示唆されている．一方のみがRAを発症した一卵性双生児に対する研究から，双子の間でゲノムDNAのメチル化状態が多くの遺伝子座で異なることが報告されている．これは喫煙や酸化ストレス等がその一因と考えられている[3]．このことから，環境要因によるDNAのメチル化状態を含むエピゲノムの変化が，RAの発症に大きく影響を与えることが示唆される．現在の理解では，RAは遺伝要因を有し喫煙や他の環境要因により免疫システムがくり返し活性化され，自己免疫応答が制御不能になり発症すると考えられる．興味深いことに，発症の数年前から自己抗体や炎症にかかわるさまざまなサイトカインやケモカインが検出される[4]．

1 関節リウマチ患者におけるマイクロバイオータの変化

近年の解析技術の進歩から，環境要因の1つとしてマイクロバイオータ（microbiota）の構成異常（dysbiosis）と自己免疫疾患の関係性が大きく注目され，活発に研究が行われている．特に，RAとマイクロバイオータの関連については最も研究が進んでおり，実に30年以上も前から着目されていた．1987年にShinebaumらは，RA患者では，食中毒の原因菌である*Clostridium perfringens*（ウエルシュ菌）の保菌率が，健常者と比較して有意に高いことを報告している[5]．また，2002年には16S rRNAオリゴプローブを用いた解析によって，Bacteroides, Prevotella, Porphyromonas属の細菌が，抗リウマチ薬で治療前のRA患者において減少していることが報告された[6]．さらに，類似の手法を用いた研究から，同じように未治療かつ発症6カ月以内の早期RA患者（new onset untreated RA：NORA）において，Bifidobacteria（ビフィズス菌）に加え，Bacteroides-Porphyromonas-Prevotella group, Bacteroides fragilis subgroup, Eubacterium rectale-Clostridium coccoides groupが減少していることが報告されている[7]．

近年の16S rDNAシークエンス解析の結果より，未治療のRA患者では*C. asparagiforme, Gordonibacter pamelaeae, Eggerthella lenta, Lachnospiraceae*などが増加していることが報告されている．また，マイクロバイオータ全体の傾向としてグラム陽性菌の割合の増加とグラム陰性菌の割合の低下がみられる[8]．さらにRA患者の腸，歯，唾液の細菌叢との関連を調べると，Haemophilus属細菌がRA患者のいずれの部位でも減少する．さらにこのHaemophilus属細菌の存在量と自己抗体の産生は負の相関を示す．反対に*Lactobacillus salivarius*は活動性の高いRA患者のいずれの部位でも増加する．また別のグループでも同様の手法で，NORA患者，治療後のRA患者，乾癬性関節炎患者，健常者の4群間でマイクロバイオータの組

成を比較している．興味深いことに，NORA患者では他の群と比較してPrevotella copriが著しく増加していた（図1）[9]．さらに，日本人のNORA患者（発症1年未満を含む）でもP. copriが増加していることが報告されている[10]．NORA患者ではC-reactive protein（CRP）値が高いことから[9]，炎症が起きている環境ではP. copriが増殖しやすい可能性も考えられる．しかし，RAのマウスモデルであるSKGマウスにこのRA患者由来のマイクロバイオータを定着させると，健常人のマイクロバイオータを定着させたSKGマウスに比べて，関節炎の発症が著しく促進される．さらにP. copriを単独で定着させたノトバイオートSKGマウスの解析から，P. copriは関節炎の発症にかかわるTh17細胞を増加させることで関節炎の発症を誘導すると推察される（図1）．これらの知見から，RAに伴う炎症環境下でP. copriが増殖するというよりは，P. copriの占有率が高いことで炎症が増悪することが示唆される．

ここまで述べたように，RA患者では健常者とは異なるマイクロバイオータをもつという点ではいずれの報告も一致している．これに加えて口腔内や，本稿では触れていないが，肺の細菌叢もRA患者ではdysbiosisが観察される．しかし，このような細菌叢は人種，年齢，発症期間等のさまざまな要因で大きく異なると考えられるので，そのために得られる結果もさまざまである．RA患者におけるマイクロバイオータの変化が，発症に先行して起きるのか，それとも発症後初期に起きるのか，という点についてさらなる研究が必要である．

2 腸管免疫系と関節リウマチ

RAを含む自己免疫疾患では，自己の抗原を認識する自己抗体の産生が起こる．自己抗体は自己抗原と免疫複合体を形成し，マクロファージなどの自然免疫系の細胞の活性化型Fc受容体を介して炎症性サイトカイン，ケモカインの産生を誘導する．これは，その後の好中球の遊走や組織破壊を引き起こす．こうした自己抗体には，リウマチ因子（rheumatoid factor：RF）として一部のRA患者で検出されるIgGのFc領域に対する抗体や，抗シトルリン化ペプチド/タンパク質抗体（anti-citrullinated peptide/protein antibodies：ACPAs），抗核抗体（anti-nuclear antibodies-ANAs）等が含まれる．RFやACPAはRAの診断において頻用されており，疾患初期のRFやACPAの存在がその後のRA発症の重要な指標となる．ACPAは発症の10年以上前から検出され，発症の半年前に急激に増加する一方で，RFの増加はそれよりも遅い．RFはRAの活動性に関与するのに対して，ACPAは関節の傷害とより相関が強いことが知られる．

自己免疫応答により自己抗体が産生される部位については不明な点も多いが，IgAアイソタイプのACPAがRA発症の10年以上前から検出されることから，腸管などの粘膜組織に存在するリンパ組織（mucosa-associated lymphoid tissue：MALT）[※1]が自己免疫応答と自己抗体産生に一定の役割を果たしていることが示唆される．実際に，K/BxNマウスRAモデルを用いた解析から，腸管関連リンパ組織（gut associated lymphoid tissue：GALT）[※1]の1つであるパイエル板が，関節炎の発症に必須の役割を果たしていることが近年明らかになった（図2）．パイエル板を欠損したK/BxNマウスは，抗glucose-6-phosphate isomerase（GPI）自己抗体の産生が著明に減少するとともに，関節炎を発症しない．またパイエル板を正常にもつK/BxNマウスでも，セグメント細菌（segmented filamentous bacteria：SFB）が小腸下部に定着しない場合には，抗GPI自己抗体の産生が減少し関節炎を発症しない[11]．SFBは，パイエル板の樹状細胞に取り込まれ，IL-17Aを産生するTh17細胞と濾胞性ヘルパーT（follicular helper T：Tfh）細胞[※2]の分化を誘導する．パイエル板で誘導されたTfh細胞は，脾臓や後肢の所属リンパ節である膝窩リンパ節に移行して，自己免疫反応と抗GPI自己抗体の産生を誘導する（図2）．これらの事実は，GALTにおいて腸内細菌によって誘導さ

※1　MALT／GALT

MALTは鼻腔，扁桃，腸管などの粘膜組織に付随したリンパ組織の総称．ドーム状の濾胞間関連上皮（follicle-associated epithelium：FAE）に被われており，FAEに散在するM細胞を介して粘膜面から直接抗原をとり込むのを特徴とする．腸管に存在するMALTを総称してGALTとよぶ．GALTには複数のリンパ濾胞の集積であるパイエル板，cecal patch（虫垂リンパ組織），および，colonic patch（結腸リンパ組織）と，単独のリンパ濾胞からなるsolitary intestinal lymphoid tissue（孤立腸管リンパ組織または孤立リンパ小節）が含まれる．

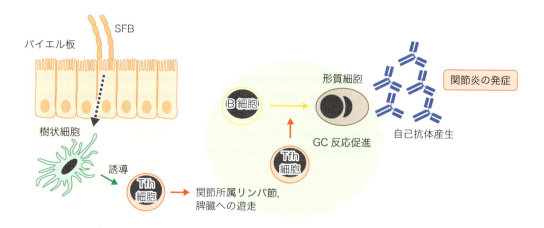

図2　パイエル板におけるTfh細胞の誘導とK/BxN関節炎の発症
K/BxNマウスモデルではSFB（セグメント細菌）によって，パイエル板でTfh細胞の分化が誘導される．パイエル板のTfh細胞は関節所属リンパ節や脾臓へ遊走し，自己免疫応答を引き起こし，自己抗体が産生される．結果として関節炎の発症に至る．

れる自己免疫応答がRAの発症の起点となることを強く示唆している．RA患者では健常者と比較し，血中を循環するTfh細胞数が多いこと，Tfh細胞数と血中の自己抗体価が正の相関性を示すことが知られているが，こうしたTfh細胞もGALTをはじめとしたMALT由来である可能性も考えられる．

3　腸内代謝物と関節リウマチ

前述のようにNORA患者では P. copri が著しく増加している一方で，LachnospiraceaeやRuminococcaceaeが減少する（**図1**）[9) 10)]．これらの細菌科には，CrostridiumクラスターIVおよびXIVaに分類される酪酸産生菌が多く含まれることから，われわれを含めいくつかの研究グループがRAと酪酸の関連に着目して研究を行っている．生理的環境下において，酪酸は盲腸（齧歯類）や結腸（ヒト）の管腔で難消化性多糖の微生物発酵によって産生される．酪酸は腸上皮細胞の主要なエネルギー源であり，ほとんどが腸上皮によって消費されるが，一部は腸管組織に到達する．われわれはこれまでに，マイクロバイオータ由来の酪酸が大腸粘膜で制御性T（regulatory T：Treg）細胞の分化を促進することを報告している[12)]．さらに最近，酪酸がコラーゲン誘発関節炎（collagen-induced arthritis：CIA）マウスモデルやSKGモデルの関節炎発症を抑制することを見出している（論文投稿中）．酪酸は，結腸リンパ組織（colonic patch）において，自己免疫応答初期に起こるTfh細胞の分化と胚中心反応を阻害し，関節所属リンパ節でのその後の胚中心反応を抑制する（**図3**）．CIAモデルでは関節軟骨の主成分であるコラーゲンに対する抗体が発症に必須である．酪酸はこの抗コラーゲン抗体産生細胞や，血中の抗コラーゲン抗体価を減少させる．

興味深いことに，酪酸は結腸リンパ組織において濾胞性制御性T（follicular regulatory T：Tfr）細胞を誘導する．Tfr細胞は，Treg細胞のマスター転写因子であるFoxp3と，Tfh細胞の特徴である転写抑制因子Bcl-6を発現する．これらの転写因子に加えて，リンパ濾胞への遊走に必要なケモカイン受容体のCXCR5を発現することを特徴とする．Tfr細胞はTfh細胞の機能を阻害することで，自己免疫応答を抑制するのに重要であると考えられており，事実，Tfr細胞を欠損す

※2　Tfh細胞

二次リンパ組織の濾胞胚中心に位置するヘルパーT細胞サブセットで，T細胞依存的な抗体産生に必須の役割を果たす．胚中心の形成，高親和性B細胞の選択，メモリーB細胞や形質細胞への分化に重要である．濾胞への移行に重要なCXCR5を発現する．転写抑制因子のBcl-6を発現し，他系列のヘルパーT細胞（Th1，Th2，Th17，Treg細胞など）への分化を誘導する遺伝子発現を抑制することでTfh細胞としての形質を維持している．

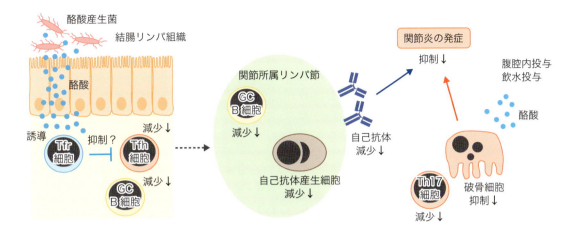

図3 酪酸によるTfr細胞の誘導とCIAの発症抑制
マウスCIAモデルの発症前段階で，腸内細菌が産生する酪酸は結腸リンパ組織内でTfr細胞の分化を促進し，GC反応が抑制される．関節所属リンパ節においても，GC反応は阻害され抗コラーゲン自己抗体産生細胞や血中の抗コラーゲン抗体価が減少する．結果として関節炎の発症が抑制される．酪酸を腹腔内投与，もしくは飲水投与した場合，破骨細胞の分化を抑制すること，Th17細胞を減少させることによって関節炎の発症が抑制される．

ると感染症後に起こる自己抗体の産生の増加や，シェーグレン症候群モデルマウスの発症率が増加する[13]．われわれは，*in vitro* のTfr細胞分化誘導系を用いた評価系を構築し，酪酸が生理的濃度でTfr細胞の分化を直接的に促進することを見出している．こうしたことから，腸内代謝物である酪酸は，結腸リンパ組織においてTfr細胞の分化を促進することで，Tfh細胞の増加を阻害し，全身リンパ組織へのTfh細胞の供給が減少する．このため結果的に，関節局所の所属リンパ節においても胚中心反応を抑制することが考えられる（図3）．このように，GALTにおける自己免疫応答を制御することで，RAの発症を制御できることが示唆される．

他グループの研究では，多量の酪酸を腹腔内に投与すること，もしくは飲水に加えて投与することでCIAモデルの発症を抑制できることが報告されている（図3）[14) 15)]．腹腔内投与では酪酸がTreg細胞の分化を促進することでTh17細胞を抑制し，さらに酪酸が直接的に破骨細胞の分化を抑制することで関節炎を抑制する．また，飲水投与では，酪酸が直接的に破骨細胞の分化を抑制することで関節炎の発症を抑制する．しかし *in vitro* の破骨細胞分化誘導系では，酪酸にとどまらず，腸内細菌が産生する他の主要な短鎖脂肪酸である酢酸やプロピオン酸も破骨細胞の分化を抑制する．

これは使用する短鎖脂肪酸濃度が生理的条件よりも高濃度であることに起因すると思われる．また，CIAモデルを用いた検討でも，プロピオン酸が酪酸と同程度の関節炎抑制効果を示すことに加え，酢酸も抑制傾向を示す．われわれの実験では，腸内発酵によって産生される酢酸やプロピオン酸は生理的な用量ではCIAに対して抑制効果を示さなかった．一方，飲水投与では短鎖脂肪酸のほとんどが小腸で吸収され，酪酸の血中濃度は非生理的濃度まで上昇する．このことが表現型の違いに影響する可能性が高い．

おわりに

RAマウスモデルでは無菌環境下で関節炎は発症せず，特定の腸内細菌が発症を誘導することがわかってきた．しかし，RA患者では腸内細菌叢のdysbiosisが観察されるが，発症との因果関係は不明である．それでも，マウスモデルでは *P. copri* の定着が直接関節炎を引き起こすことや，酪酸が自己抗体の産生と関節炎の発症を阻害することから，NORA患者における *P. copri* の増加と酪酸産生菌の減少は，マイクロバイオーム（microbiome）の変動がRAの発症の原因となる可能性を強く示唆している．こうした知見はRAの発症予防や治療に有用だと考えられる．*P. copri* を減少さ

せる方法や酪酸産生菌を増加させるような方法を開発し，すでに自己抗体が検出されるRA早期の患者や遺伝的リスクをもつ個人に対して行うことは，将来の重篤な症状の抑制に役立つかもしれない．そのためにはRA患者での*P. copri*の関節炎への寄与や酪酸の有用性を詳細に検討する必要があり，今後の研究の進展が期待される．

文献

1) 「Harrison's Principles of Internal Medicine 19th Edition and Harrison's Manual of Medicine 19th Edition VAL PAK」(Jameson JL, et al), McGraw Hill Professional, 2017
2) Stranger BE, et al：Genetics, 187：367-383, 2011
3) Webster AP, et al：Genome Med, 10：64, 2018
4) McInnes IB & Schett G：Lancet, 389：2328-2337, 2017
5) Peltonen R, et al：Br J Rheumatol, 33：638-643, 1994
6) Toivanen P, et al：Arthritis Res Ther, 4：5, 2002
7) Vaahtovuo J, et al：J Rheumatol, 35：1500-1505, 2008
8) Zhang X, et al：Nat Med, 21：895-905, 2015
9) Scher JU, et al：Elife, 2：e01202, 2013
10) Maeda Y, et al：Arthritis Rheumatol, 68：2646-2661, 2016
11) Teng F, et al：Immunity, 44：875-888, 2016
12) Furusawa Y, et al：Nature, 504：446-450, 2013
13) Fu W, et al：J Exp Med, 215：815-825, 2018
14) Kim DS, et al：Front Immunol, 9：1525, 2018
15) Lucas S, et al：Nat Commun, 9：55, 2018

＜筆頭著者プロフィール＞
高橋大輔：2011年に横浜市立大学大学院国際総合科学研究科博士課程退学（大野博司先生），同年博士（理学）．理研RCAI（現IMS）を経て'12～'15年，La Jolla Institute for Allergy & Immunology（LJI）のMitch Kronenberg研で，腸上皮細胞と上皮間リンパ球の相互作用についての研究を行う．'15年～現職．腸内細菌とその代謝物が腸管免疫システムに及ぼす影響と，それが全身性の自己免疫疾患にどのように関与するのかについて興味をもって研究している．

第2章 常在細菌叢と生理・病理

Ⅱ．炎症・免疫関連疾患

9. アレルギー疾患と腸内細菌叢

下条直樹

多くの観察研究からアレルギー疾患の発症や病態に腸内細菌叢の異常がかかわっていることが明らかになっている．そこで近年，腸内細菌を標的とする予防や治療が多く行われている．最近のメタ解析では，プロバイオティクスの投与はアトピー性皮膚炎発症を有意に予防する結果が得られているが，他のアレルギー疾患についての十分なエビデンスはない．また，すでに発症したアレルギー疾患に対する治療効果も明確ではない．腸内常在細菌叢は出生後の免疫発達・成熟に深く関与するが，近年では胎児の免疫系との関与も指摘されている．腸内細菌叢と免疫調節機能発達の解明は，アレルギーも含めた慢性炎症性疾患の予防・治療にきわめて重要な課題となりつつある．

はじめに

近年，がん・糖尿病・循環器疾患・呼吸器疾患といった生活習慣に関連する慢性疾患（non-communicable diseases：NCDs）[※1]をはじめとして，アレルギー，自己免疫疾患，炎症性腸疾患（IBD），精神神経疾患など多くの疾患の病態に低レベルの慢性炎症が関与することが明らかにされてきた．さらに，この慢性炎症の病態と腸内細菌叢の異常（dysbiosis）に深い関連があることが，ヒトおよび動物モデルにおける研究から示されている．正常の腸内細菌叢が炎症を抑制し，dysbiosisが炎症を誘導する機序は複雑であるが，徐々にその詳細が解明されつつある．本稿では，アレルギーと腸内細菌叢との関連，腸内細菌叢を標的とするアレルギー疾患の治療や予防，また，腸管で誘導される制御性T細胞（Treg）の特徴と腸内細菌叢との関連についてまとめてみたい．

[略語]
HMO：human milk oligosaccharide（ヒトミルクオリゴ糖）
IBD：inflammatory bowel disease（炎症性腸疾患）
LEfSe：linear discriminant analysis effect size
NCD：non-communicable disease（非感染性疾患）
Treg：regulatory T cell（制御性T細胞）

※1 NCDs

WHOの定義によると，不健康な食事や運動不足，喫煙，過度の飲酒などの原因が共通しており，生活習慣の改善により予防可能な疾患をまとめて「非感染性疾患（NCD）」と位置付けている．その本体が慢性の低レベルの炎症であることが明らかとなっている．狭義では，がん・糖尿病・循環器疾患・慢性呼吸器疾患が含まれ，これに加え精神疾患や外傷を加えるという考えもあるが，現時点では正式な合意はない．本稿では，慢性炎症性疾患であるアレルギーを広い意味でNCDsとして捉えている．

Allergic diseases and gut microbiota
Naoki Shimojo：Department of Pediatrics Graduate School of Medicine Chiba University（千葉大学大学院医学研究院小児病態学）

1 ヒトの腸内細菌叢の形成

アレルギー疾患の多くは，乳幼児期からはじまる．その意味で，アレルギー疾患は最も早期のNCDとも考えられる．乳幼児期に適切な腸内細菌叢を獲得・形成するかはヒトの健康においてきわめて重要といえる．出生後，主に母体由来の菌が児に付着して児の菌叢を形成していく．生直後の新生児では腸内に酸素があり，まず大腸菌や腸球菌などの通性嫌気性菌が増殖し，嫌気的環境になる生後数日から偏性嫌気性桿菌であるビフィズス菌※2が増殖を開始し，離乳期まで最優勢菌となる（図1）[1]．想像に難くないように，分娩様式は児の腸内細菌叢に大きく影響を与える．オランダのKOALA Birth Cohort Studyでの解析では，普通分娩児と比較して，帝王切開児の糞便は*Bifidobacterium*と*Bacteroides*の定着が減少しており，代わりに*Clostridium difficile*が増加していることが報告されている[2]．他の研究では，経腟分娩児の細菌叢は母体の腟細菌叢由来の菌が多く，*Lactobacillus*, *Prevotella*, *Sneathia*属菌が優位となっていたが，帝王切開児の細菌叢は母体の皮膚細菌叢や病院環境に影響を受けており，*Staphylococcus*, *Corynebacterium*, *Propionibacterium*属菌が多く検出されている[3]．新生児の腸内細菌叢は出産様式のみでなく，栄養法によっても規定される．ヒトの母乳は，他の多くの動物種の母乳よりも遊離オリゴ糖の量が多く，またきわめて多様であることが知られている．ヒトのミルクオリゴ糖（HMO）は，母乳中に100 mLあたり1〜2 gという量で存在し，構成糖や分子量，構造が異なる200以上のHMOが同定されている．最も豊富に含まれるHMOであるラクト-N-テトラオースは，耐酸性があり腸下部まで到達し，ビフィズス菌のコロニー形成を促進する[4]．ビフィズス菌のなかにも乳児型と成人型の菌があることが知られているが，正常乳児に検出される*Bifidobacterium bifidum*や*Bifidobacterium breve*は成人型の菌である*Bifidobacterium adolescentis*よりも腸管上皮への接着力が強いことも報告されている[5]．このように乳児の腸内細菌叢形成は複数の因子によって規定される．

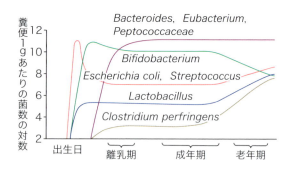

図1 年齢によるヒト腸内細菌叢の変化
文献1より引用．

※2　ビフィズス菌

ビフィズス菌とはグラム陽性の偏性嫌気性桿菌の一種で，放線菌綱Bifidobacteriales目*Bifidobacterium*属に属する細菌の総称である．1899年，フランス・パスツール研究所のTissierによって乳児の糞便中より発見された．ビフィズス菌は乳酸菌の一種類である．名称は，V字やY字に分岐した特徴的な形に由来する．東京大学出身の光岡知足教授の研究が広く知られている．

---

2 アレルギーにおける腸内細菌叢の関与

腸内常在細菌叢は正常の免疫機能の成熟のために必須であり，生後早期のdysbiosisはアトピー性皮膚炎や喘息の発症に寄与すると考えられている．大規模なアレルギー疾患に関する疫学的調査として，1977〜2012年の35年間に出生した190万人の正期産児のコホート研究がデンマークで行われた．この調査では正常分娩児と比較して帝王切開児は有意に喘息患者が多いということが示されている[6]．2003年にノルウェーで行われた約3,000人弱の後ろ向き研究では，アレルギー疾患をもつ母親から生まれた帝王切開児は，同じくアレルギー疾患をもつ母親から生まれた正常分娩児と比較して，保護者からの聞きとり調査で，卵，魚，ナッツの食物アレルギーである率が有意に高く，特に卵アレルギーと確定診断されたものに関しては帝王切開児の方が約4倍多かった[7]．乳児期の抗生物質使用と喘息の関連については，イギリスの大規模出生コホートALSPACでの解析では2歳までの抗生物質使用と7歳での喘息の関連が示されている[8]．

動物モデルでは，九州大学医学部心療内科のグループが生後3週の若年マウスにカナマイシンを投与して腸内細菌叢を破壊すると，成獣に至るまでTh2型反応

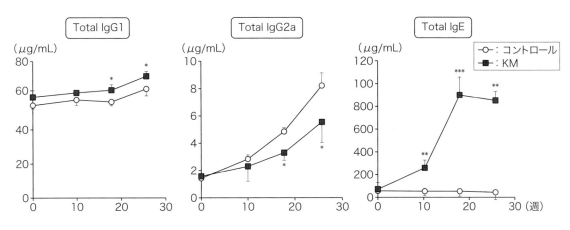

図2 新生仔マウスへの抗生物質投与によるTh1/2バランスの変化
文献9より引用.

の亢進とTh1型反応の抑制が遷延することを報告している[9]. 抗生剤投与の効果は成獣マウスでは認められなかったことから，乳仔期のdysbiosisが長期にわたって免疫能に影響を与えることが示唆された（**図2**）．この研究では生後早期に抗生剤を投与されたマウスの腸内細菌叢を解析していないが，その後のカナダのRusselらの研究では抗生剤投与により影響を受けた菌群も検討されている[10]. この研究では，妊娠中および出生後にバンコマイシンを投与されたマウスは*Bacteroides*や*Lachnospiraceae*が減少し，*Lactobacillus*や*Akkermansia muciniphila*などの菌が著増していた．興味深いことに減少した菌には酪酸産生菌が多く，周産期バンコマイシン投与マウスの腸管では$CD4^+CD25^+Foxp3^+$ Tregが減少していた（**図3**）．オボアルブミンを免疫して誘導する喘息モデルでは胎仔・新生仔期にバンコマイシンを投与したマウスでは気道過敏性の亢進，Th2型の気道炎症が誘導された．一方，7週齢のマウスにバンコマイシンを投与しても気道炎症は誘導されなかった．

このように，乳幼児期の腸内細菌叢の撹乱は，その後のアレルギー発症に関連する可能性はあるが，現在までのコホート研究などの結果では，門（phylum）レベルでの大きな違いが観察されていない．しかし，これはアレルギーが多様な疾患の集合であったり，疾患の定義が曖昧であったりすることによるかもしれない．最近の台湾での出生コホートを対象とする食物感作群と非感作群の比較では，食物感作群では門レベルでは

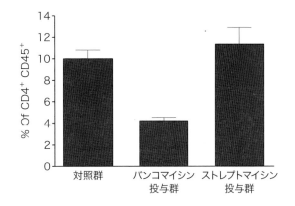

図3 周産期の抗生物質投与による腸管制御性T細胞の変化
文献10より引用.

Firmicutesの増加，Bacteroidetesの減少が，また目レベルではBacteroidalesの減少，Lactobacillalesの増加が認められている[11]. また，LEfSe（linear discriminant analysis effect size）解析により両群で豊富さが異なる菌を調べると，対照児に比較して食物感作児では*Clostridium IV*と*Subdoligranulum*が多く，対照児では感作児に比して*Bacteroides*, *Veillonella*が多いという結果であった（**図4**）．本研究では糞便中の代謝産物濃度を測定していないが，著者らは，*Bacteroides*, *Veillonella*の代謝産物の短鎖脂肪酸が食物感作の抑制に関連するのではないかと考察している．カナダの出生コホートでの生後100日までの腸内細菌叢の解析では，喘息発症群において*Veillonella*, *Lach-*

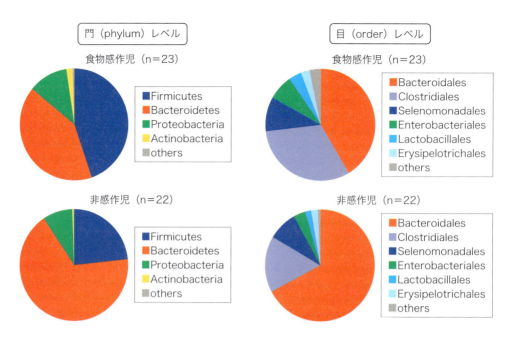

図4 食物感作児と非感作児の腸内細菌叢の比較
文献11より引用．

nospira, *Rothia*, *Faecalibacterium* の減少が認められている[12]．これらの4つの菌のうち，*Lachnospira* と *Faecalibacterium* は酪酸産生菌である．以上の結果は，アレルギーの抑制に酪酸などの短鎖脂肪酸が関与している可能性があることを示している．われわれも食物アレルギーの経口免疫寛容の前後で腸内細菌叢を解析したところ，経口免疫療法の効果が強く認められた患者では，効果が認められないか弱かった群に比して，免疫療法前の糞便中酪酸が高いことを確認している（論文準備中）．

3 プロバイオティクスによるアレルギーの治療・予防の試み

プロバイオティクスのアレルギー疾患の治療や予防については，いくつかのメタ解析があるが，乳幼児期のアトピー性皮膚炎発症を除いて介入研究もまだ多くなく，有効性を示唆する結果は得られていない[13]．アトピー性皮膚炎の発症予防効果は比較的多くのランダム化比較試験により検証されてきており，最近のメタ解析ではアトピー性皮膚炎発症の一次予防としてのプロバイオティクスの有用性が報告されている[14]．興味深いことに，プロバイオティクスの効果は出産後あるいは妊娠中どちらか一方のみでは効果が認められず，妊娠中から出産後にかけての摂取に効果が認められている（図5）．これらの介入研究で用いられている菌の多くは乳酸桿菌（*lactobacillus*）であった．

米国のCananiらは，牛乳アレルギーの乳児に対して加水分解乳，加水分解乳＋*Lactobacillus rhamnosus GG*（乳酸菌），加水分解米乳，大豆乳，アミノ酸乳の5群でのランダム化介入試験を行って1年後の牛乳アレルギーの寛解率を調べた[15]．その結果，加水分解乳摂取の2群では他の3群に比して有意に寛解率が高く，特に *Lactobacillus rhamnosus GG* 添加加水分解乳群ではおよそ80％の児が寛解していた．すなわち，この研究では乳酸菌が牛乳アレルギーの寛解を促進することが明らかとなった．この機序を解析するために，彼らは介入研究で採取しておいた糞便を用いて腸内細菌叢とメタボロームとして短鎖脂肪酸を測定した[16]．その結果，*Lactobacillus rhamnosus GG* 添加加水分解乳群では，介入後に *Roseburia* oligotype 2 と *Coprococcus* oligotype 1 が増えていること，また

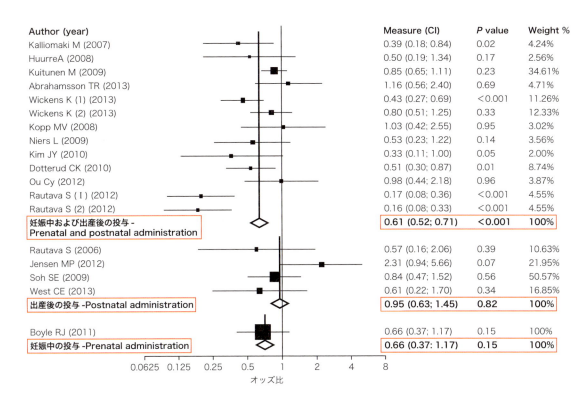

図5 プロバイオティクスによるアトピー性皮膚炎の予防：メタ解析
文献14より引用．

糞便中の酪酸が増加していることがわかった．増加していた2つの菌の割合と酪酸濃度には有意な相関が認められた．これらの結果は，腸内の酪酸産生菌の多寡が食物アレルギーの予後に関与することを示している．

4 腸内細菌叢と腸管制御性Tリンパ球（Treg）

炎症の制御にはFoxp3$^+$Tregが大きな役割を果たしている．Tregには胸腺由来のThymus derived Treg（tTreg）と末梢で誘導されるperipherally-generated Treg（pTreg）の2種類がある[17]．最近2つのグループから，腸内細菌によって誘導されるpTregは，tTreg（neurophilin-1$^+$ Helios$^+$ RORγt$^-$Foxp3$^+$）と異なり，neurophilin-1$^-$ Helios$^-$ Foxp3$^+$に加えてTh17リンパ球のマスター転写因子であるRORγtが陽性というフェノタイプをもつことが報告された[18,19]．Ohnmachtらの報告では，RORγtノックアウトマウスではTh2応答が亢進することから大腸のpTregの機能に

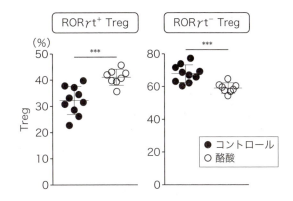

図6 酪酸の大腸RORγt$^+$pTregの増殖に与える効果
文献18から引用．

RORγtが必須であることが示された．さらに彼らは，このpTregの誘導にはClostridium目クラスターIV，XIVaによって産生される酪酸が関与することも明らかにした（図6）[18]．一方，SefikらはGF（無菌）マウスに単一の菌を投与する系を用いて，異なる門に属する複数の菌がRORγt$^+$Treg誘導能を有することを示

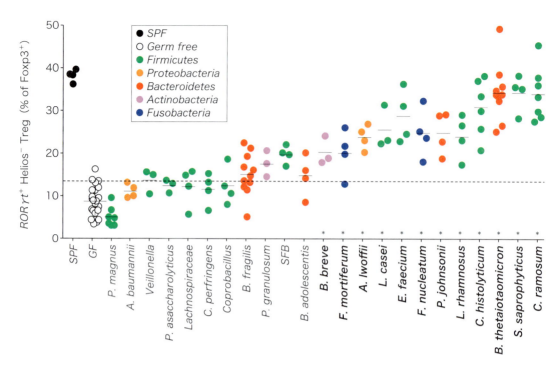

図7 各種腸内細菌の大腸RORγt⁺pTregの増殖に与える効果
文献19から引用.

した（図7）[19]．この結果は，直接的に酪酸を産生する菌でなくとも大腸RORγt⁺Tregを誘導することを示している．*in vitro*の実験系の結果からRORγtとFoxp3は相互に抑制することが示されていたが，このように，腸内細菌によって誘導される腸管のpTregはRORγtとFoxp3の両者を発現する点がユニークである．腸管に存在する細菌がTh17やILC3に担われる3型免疫に重要な転写因子であるRORγtを誘導することからも興味深い．それでは，食物アレルギーの制御にはRORγt⁺Foxp3⁺Tregは関与しているのであろうか．Kimらは，食餌タンパク質抗原を含まない成分栄養剤を乳仔マウスに投与する系を用いて食餌抗原による小腸でのpTregの誘導を解析した[20]．その結果，食餌抗原により誘導されるpTregはRORγt陰性であることが示され，腸内細菌により誘導されるpTregとは異なるフェノタイプであることが示唆された．興味深いことに，このRORγt⁻Foxp3⁺pTregは離乳以降の固形食の摂取以降に急増していた．彼らは，この結果から，離乳食開始までの期間におけるpTregの誘導にはミルク中の多量のTGF-βあるいは腸内細菌の関与を考察している．すなわち，食物に対する寛容誘導には食物抗原と腸内細菌の両者が関与すると考えられる．

おわりに

腸内細菌叢の異常dysbiosisがアレルギーの病態に関連することはわかってきたが，まだその詳細は明らかではない．正常の腸内細菌叢は，さまざまな機序で過剰な炎症を抑制している．最近は短鎖脂肪酸，特に酪酸が大腸のpTregの誘導に重要なことがトピックスになっているが，酪酸のみではpTregは誘導されずTGF-βの存在が必須とされている．また，酪酸以外の短鎖脂肪酸，酢酸やプロピオン酸も上皮のバリア機能を高めてアレルギーを抑制する可能性が示されている．さらに*Clostridium*は腸管のRORγt⁺ILC（自然リンパ球）とT細胞からのIL-22産生を誘導し，腸管バリアを強化することにより，アレルゲンの血中への移行を抑制することも報告されている[19]．このように腸内細菌は複数のメカニズムでアレルギーの抑制に関与している．

最近まで子の腸内細菌叢は出生後から形成されて子の免疫系の発達に関与すると考えられてきた．すなわち，胎児は無菌であると考えられていたが，DiGiulioらは早産に至った母体の羊水中の細菌を従来の培養法とbroad-range PCRによるDNAシークエンスの両方で同定している[21]．また，胎便の細菌叢と羊水の細菌叢は似ているという報告もある[22]．このように近年では，胎児が無菌ではない可能性について言及されている．その確証のためにはさらなる研究が必要であるが，子の免疫発達や生後の菌叢形成の点からも今後の研究の進展に期待したい．

文献

1) Mitsuoka T : Asia Pac J Clin Nutr, 5 : 2-9, 1996
2) Penders J, et al : Pediatrics, 118 : 511-521, 2006
3) Dominguez-Bello MG, et al : Proc Natl Acad Sci U S A, 107 : 11971-11975, 2010
4) Katayama T : Biosci Biotechnol Biochem, 80 : 621-632, 2016
5) He F, et al : FEMS Immunol Med Microbiol, 30 : 43-47, 2001
6) Sevelsted A, et al : Pediatrics, 135 : e92-e98, 2015
7) Eggesbø M, et al : J Allergy Clin Immunol, 112 : 420-426, 2003
8) Hoskin-Parr L, et al : Pediatr Allergy Immunol, 24 : 762-771, 2013
9) Oyama N, et al : J Allergy Clin Immunol, 107 : 153-159, 2001
10) Russell SL, et al : EMBO Rep, 13 : 440-447, 2012
11) Chen CC, et al : Pediatr Allergy Immunol, 27 : 254-262, 2016
12) CHILD Study Investigators. : Sci Transl Med, 7 : 307ra152, 2015
13) Fiocchi A, et al : World Allergy Organ J, 8 : 4, 2015
14) Panduru M, et al : J Eur Acad Dermatol Venereol, 29 : 232-242, 2015
15) Berni Canani R, et al : J Pediatr, 163 : 771-7.e1, 2013
16) Berni Canani R, et al : ISME J, 10 : 742-750, 2016
17) Iizuka-Koga M, et al : J Autoimmun, 83 : 113-121, 2017
18) Ohnmacht C, et al : Science, 349 : 989-993, 2015
19) Sefik E, et al : Science, 349 : 993-997, 2015
20) Kim KS, et al : Science, 351 : 858-863, 2016
21) DiGiulio DB, et al : PLoS One, 3 : e3056, 2008
22) Ardissone AN, et al : PLoS One, 9 : e90784, 2014

<著者プロフィール>

下条直樹：1979年千葉大学医学部卒業後に小児科学教室に入局．'87～'89年米国国立衛生研究所visiting fellow．厚生労働省アトピー性皮膚炎研究班に属したことをきっかけにコホート研究を開始．出生コホートからアレルギーに関連する遺伝・環境因子の同定と発症機序の解明をめざすとともに，胎児期～乳幼児期におけるmodifiableな因子を標的とする介入によりアレルギーの予防をめざしている．

第2章 常在細菌叢と生理・病理

Ⅱ. 炎症・免疫関連疾患

10. 菌叢，病原微生物のクオラムセンシングと皮膚炎惹起

松岡悠美

正常細菌叢の獲得は，宿主の免疫構築に重要である．一方，アトピー性皮膚炎では，正常細菌叢にみられない黄色ブドウ球菌の患部への定着がみられる．この正常細菌叢の変容をdysbiosisとよび，近年疾患との関係がさかんに研究されている．本稿では，皮膚における正常細菌叢と免疫について概説し，われわれが取り組んできたAgrクオラムセンシングを中心とした黄色ブドウ球菌の病原因子解析の概要と，皮膚におけるdysbiosisとの関連を解説する．

はじめに

正常皮膚細菌叢の獲得は，われわれ宿主の免疫系構築に重要である．正常組織における細菌叢の変容，いわゆるdysbiosisは皮膚領域ではアトピー性皮膚炎（atopic dermatitis：AD）においてみられることが古くから知られる．dysbiosisが起こると，普段は病原性をもたない片利共生細菌のクオラムセンシング機構（**3**参照）が働き，その病原性が発揮されることとなる．われわれがこれまで取り組んできた黄色ブドウ球菌（*Staphylococcus aureus*）の病原因子解析の概要とともに，dysbiosisと皮膚炎発症のメカニズムについて解説する．

[略語]
AD：atopic dermatitis（アトピー性皮膚炎）
AIP：auto inducing peptide
AMP：antimicrobial peptide/protein（抗菌タンパク質）
PSM：phenol soluble modulin
TSLP：thymic stromal lymphopoietin

1 正常細菌叢と皮膚免疫

成人の体表はおよそ1.8 m^{2}で，その表面1 cm^{2}あたりに10^{6}個，約40種の細菌が生息している[1]．皮膚細菌叢は，個人，採取部位，年齢，性別などにより大きく異なる．主に*Staphylococcus*, *Corynebacterium*, *Propionibacterium*などの菌により構成され，腸管に比較して少ない種類で構成されているという特徴がある[2]．生理学的な特徴が似ている部位には，似たような菌種が存在する．例えば，皮脂腺が発達し，思春期には座瘡（ニキビ）ができやすくなる眉間，外耳道，前胸部，背部などは主に*Propionibacterium*や*Staphylococcus*により構成される．また，発汗などに伴い，湿潤環境になる鼠径部，腋窩，肘窩は*Corynebacterium*が優位になる一方で，乾燥した環境になる手掌側の前腕，小指球側の手掌，臀部などでは，*β-Proteobacterium*や*Flavobacteriales*の分画が増加し，多様性に富む[3]．

2 皮膚常在細菌叢と宿主免疫

これまでの研究から，生後早期に特定の細菌が皮膚に生着することが，免疫系の発達に重要であることが示された．例えば，マウス新生仔期に，Staphylococcus epidermidisが生着することは，マウスにおいてメモリー制御性T細胞の誘導を促し，常在細菌に対する宿主免疫寛容を誘導する[4]．このメモリー制御性T細胞はヒト皮膚においても，新生児期から成人期にかけて徐々に獲得され免疫寛容を担っていると考えられ，慢性炎症性皮膚疾患である乾癬で，メモリー制御性T細胞分画が異常な増殖能や低いレベルながらIL-17サイトカインを産生し，疾患に関与すると報告されている[5]．表皮ケラチノサイトは，さまざまな抗菌ペプチド，抗菌タンパク質（antimicrobial peptides, antimicrobial proteins：AMPs）を産生する[6]．AMPsのなかには定常的に発現しているものもあるが，多くはS. epidermidisやPropionibacterium属菌などの特定の常在性の菌種の定着により誘導性に発現することが知られている．これらの常在菌により誘導されたAMPsは好中球の遊走や殺菌を介してS. aureusなどの病原微生物の排除に役立っていると考えられている[6]〜[8]．TSLP（thymic stromal lymphopoietin）は，主に上皮細胞で産生されるサイトカインで，この産生調節機構が破綻し過剰なTSLPが産生されると，ヒトにおいても，ADや，喘息，食物アレルギーなどのアレルギー性疾患を引き起こすことが知られている．メカニズムとしては，TSLPそのものが骨髄前駆細胞からの好塩基球分化を誘導し，さらに末梢の好塩基球をIL-3非依存的に活性化することが報告されている[9]．一方，マウスモデルにおいて，常在細菌叢の欠如はケラチノサイトからのTSLPの発現を増強させるものの，アレルギー性炎症の増強には関与しないとされている[10]．さらに，T細胞，B細胞の欠損，ランゲルハンス細胞の欠損，TLRシグナルやIL-1シグナルの欠損マウスで皮膚の常在細菌叢は変容しないとされている[11]．一方，感染防御の場ではどうであろうか．マウスモデルを用いた解析では，ヒトや，マウス皮膚常在菌であるS. epidermidisを定着させると，IL-17A産生性のCD8陽性細胞が誘導される[12]．IL-17A産生性のCD8陽性細胞は表皮Candida albicans感染や真皮でのLeishmania major感染防御に働くことが報告されている[12][13]．これらの研究成果からは，正常皮膚では常在細菌叢は宿主皮膚免疫系に影響を与え，経皮的な病原微生物の感染に防御的に作用しているが，一方，宿主免疫系が皮膚細菌叢の成り立ちに与える影響は限定的なものであると考えることができる．

3 S. aureusにおけるクオラムセンシング機構

バクテリアの細胞間コミュニケーションで有名なのが，「クオラムセンシング」とよばれる同種菌の生息密度を感知する機構である．クオラムセンシングにはオートインデューサーとよばれるフェロモン様の物質を細胞外に分泌することで，その生息密度を把握する．グラム陰性菌ではN-アシル-L-ホモセリンラクトン，グラム陽性菌ではオリゴペプチドがオートインデューサーとして機能することが知られている[14]．このクオラムセンシング機構により，環境中での生息密度が増加したときに，病原因子を発現し，宿主を傷害することでより多くの栄養を供給したり，他の細菌などに対する抗菌ペプチド産生，バイオフィルムの形成を促し，他の細菌との競合や宿主からの攻撃から生き残るとされている[14]．S. aureusは増殖期の菌数が増える過程で，Agrクオラムセンシング機構を用い，病原因子発現を制御する[15]．Agrクオラムセンシングは，agr領域から転写・翻訳される外分泌性のフェロモン様物質であるAIP（auto inducing peptide）を，同じ領域から転写・翻訳され細菌表面上に発現するAgrCレセプターにより認識することで菌数を把握する（図1）[15]．S. aureusは菌株により4種類の異なるAIPをもつことが知られている．ある菌株のAIPが他のAIP型の株の受容体に認識されると，Agr-クオラムセンシング機構は抑制され，その下流にある病原因発現システムは抑制される．興味深いことにヒト皮膚の常在菌であるS. epidermidisやS. lugdunensisも，S. aureusとは異なる配列のAIPを産生することでS. aureusのAgr-クオラムセンシング機構の発現を抑制することができる[16][17]．このようなシステムを利用することで，一度生着したStaphylococciは宿主上において競合する近縁の菌株に置きかわられないように，同種の生息域を

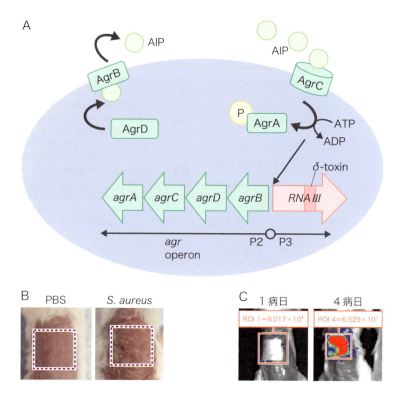

図1　Agrクオラムセンシングとマウス皮膚炎モデル
A) *agr*領域から転写・翻訳される外分泌性のフェロモン様物質であるAIP（auto inducing peptide）を，同じ領域から転写・翻訳され細胞表面上に発現するAgrCレセプターにより認識することで菌数を把握する．AgrCはAgrAをリン酸化し，AgrAがプロモーター領域に結合することで正の制御を受ける．B) 感染7日目のマウスでは皮膚炎が惹起される．C) LAC P3_lux感染4日目に *S. aureus* が *agr* 領域を発現する様子．

保っていると考えられている．

4　*S. aureus* のAgrクオラムセンシング下流PSM毒素と皮膚疾患とのかかわり

2007年Ottoらのグループが，市中感染型MRSAの病原性決定にAgrクオラムセンシングが重要であることを報告した[18]．Agrはその下流の病原因子としてPSMs（phenol soluble modulins）という，ペプチドの発現を制御する．Ottoらは，PSMsのなかで，特にPSMαが好中球の細胞死と，IL-8などのケモカインの産生を引き起こし，皮下型の膿瘍形成に関与することを報告した[18]．一方，院内感染型MRSAではAgrの機能喪失がその難治性に関与しているのではないかとされている．

アトピー性皮膚炎（AD）は乳児期以降に発症する"強いかゆみ"と"慢性湿疹"を特徴とするTh2型の皮膚炎である．その発症が特に先進国で高い頻度にあるなど，近年明らかになりつつあるバリア機能やアレルギーにかかわる遺伝的素因以外にも，環境因子が発症に深く関与している疾患である．ADでは通常健常者皮膚には検出されない，*S. aureus* の病変部での定着が認められることは古くから知られているが[19]，その病原性について不明な点が多いためこれまで *S. aureus* そのものがAD治療のターゲットとなることはなかった．ADの病態を解明するためにこれまで多くのマウスモデルが樹立され解析されてきた．皮膚炎を自然発症するマウスモデルのうち，*S. aureus* がヒトのAD同様，自然生着するものとして，DS-Ngマウス，IL-4 transgenicマウス，*Adam17*fl/fl*Sox9*-Creマウスなどが報告されている[20]〜[22]．ヒトで *ADAM17* 変異は，生

後1週間以内に，慢性的な皮膚炎と腸炎を引き起こし，皮膚において S. aureus が感染しやすいと報告されている (inflammatory skin and bowel disease, MIM: 614328)．Adam17fl/flSox9-Cre マウスでは，より詳細に皮膚炎に対する dysbiosis の役割が解析されている．Adam17fl/flSox9-Cre マウスは皮膚バリア機能異常により S. aureus のみならず，Corynebacterium mastitidis や C. bovis の細菌叢に占める分画が増大し，炎症が誘導される[22]．この dysbiosis を起こした Adam17fl/flSox9-Cre マウスモデルに抗生剤を投与して，それぞれの菌種を排除するモデルにおける表現型を比較すると，Adam17fl/flSox9-Cre マウスでは S. aureus は直接皮膚炎惹起にかかわり，一方，C. mastitidis や C. bovis は Th2型の免疫誘導にかかわることが明らかになった[22]．

ADの主症状である"かゆみ"に関与する肥満細胞は同時に感染防御にも重要な役割を果たす細胞である．この2つの側面からわれわれは，「本来 S. aureus の排除を目的とした脱顆粒反応がAD患者では過剰に起こることでかゆみも起こっているのではないだろうか？」という仮説を立て，S. aureus 由来の肥満細胞の新規脱顆粒因子を特定するという手法を用いて解析を行った．そこでまず，培養肥満細胞からの脱顆粒を誘導する S. aureus 由来の分子を HPLC-MS タンパク質分画分析を用いて解析し S. aureus 細胞外分泌毒素である δ-toxin を同定した．さらに，δ-toxin による肥満細胞の脱顆粒反応は，細胞死とは異なる経路であり，IgE 存在下で抗原非特異的に増強された．この現象は，血清中の IgE 値が高値となる AD 患者の肥満細胞はより δ-toxin に対して過剰に脱顆粒反応を起こしているということを示しているのではないかと考えられた[23]．さらに，δ-toxin の生体での病原性を確認するため，皮膚に直接 S. aureus を外用するというマウスモデルを新規に確立した．野生型の S. aureus では Th2型の皮膚炎が誘発されたのに対して，δ-toxin 欠損株では皮疹重症度が顕著に抑制されることから，S. aureus の δ-toxin 発現が皮疹の発症に重要な役割を果たしていることが明らかとなった．さらに agr の P3 プロモーターを用いルシフェラーゼを発現する S. aureus の株 (LAC P3_lux) を用いて検討したところ，接種直後よりも皮疹を発症する感染4病日頃にマウス皮膚でのル

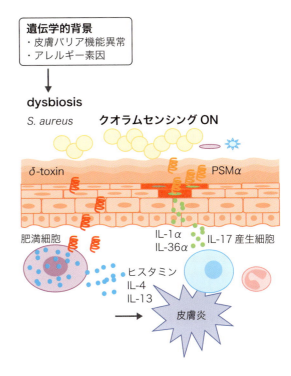

図2 ADにおける dysbiosis と S. aureus クオラムセンシング依存性病原因子発現の模式図

シフェラーゼ発現が強く認められた (**図1C**)．また，肥満細胞欠損マウスである $Kit^{W-sh/W-sh}$ マウスでは皮疹発症が強く抑制され，肥満細胞の移入により皮疹が再現されたことより，発症が肥満細胞に依存する現象であることが明らかとなった[23]．興味深いことに δ-toxin を AD 患者から分離した S. aureus の臨床株が実際にどの程度の割合で発現しているのかを検討したところ，AD の分離株すべてで δ-toxin の発現が観察された．さらに，実際の病変部皮膚での δ-toxin をコードする遺伝子 RNA III の発現を AD 病変部および正常部で検討した．すると，RNA III の発現は AD の皮疹部からの皮膚洗い液全例で特異的に検出された[23]．これらの結果は，マウス in vivo の結果と併せて AD の病因として S. aureus の産生する δ-toxin が重要であることを強く示唆すると考えられた (**図2**)．次にわれわれは表皮ケラチノサイトに着目した．Myd88 はケラチノサイトのアラーミンである IL-1 ファミリーの受容体や，TLR のシグナル伝達に必須のアダプタータンパク質であり，Myd88 欠損マウスでは，IL-1 ファミリーのシグナル

とTLRのシグナルが欠如する．S. aureus経表皮感染7日後，野生型と異なりMyd88欠損マウスでは，皮膚表面に感染したS. aureusの菌数は維持されるもののほとんど皮膚炎は起こらなかった．この結果は，ケラチノサイトを介さない皮下S. aureus感染モデルにおいて，Myd88欠損マウスが野生型マウスに比べて重篤な皮膚潰瘍および膿瘍形成を呈し，より多くのS. aureusが感染部位にみられる結果[24]と相反するものであった．この違いが表皮ケラチノサイトを介した現象であるのかを確認するため，表皮特異的Myd88欠損マウスを用いて，同様の実験を行った．注目すべきことに，7日間のS. aureus表皮感染にて表皮特異的Myd88欠損マウスも，全身のMyd88欠損マウスと同様に，皮膚炎が抑制された．これらの結果から，S. aureus表皮感染モデルにおいて，特にケラチノサイトにおけるMyd88を介したシグナルが，皮膚炎の惹起に重要であることが示された．前述したように，Myd88はTLR/IL-1ファミリー受容体などの複数の受容体を介した炎症性シグナルの伝達に必須のタンパク質である．したがって，次にわれわれは，Myd88の上流においてどの受容体が重要かを明らかにするために，TLR2/4二重欠損マウスおよびIL-18欠損マウスの表皮にS. aureusを感染させたが，野生型マウスと同様の重篤な皮膚炎を示した．一方，IL-1受容体欠損マウスでは皮膚炎が中等度抑制され，IL-1受容体欠損マウスにIL-36受容体中和抗体を投与しIL-1とIL-36の両方を阻害したところ，野生型マウスに比べて劇的に皮膚炎が抑制された．これらの結果から，IL-1受容体とIL-36受容体を介したシグナルの両方が皮膚表面のS. aureus感染における皮膚炎の誘導に重要であることが明らかになった．IL-1受容体シグナルは，Th17細胞の誘導に重要なサイトカインである．実際に，S. aureus表皮感染マウスの皮膚病変部から細胞を回収し，フローサイトメトリーを使用して解析すると，S. aureus感染させた野生型マウスの皮膚では，IL-17Aの産生細胞数が劇的に増加しており，IL-17FおよびIL-22の産生細胞数も増加していた．さらに，皮膚炎局所のIL-17AおよびIL-17Fの産生をタンパク質レベルで確認したところ，S. aureusを表皮に感染させた野生型マウスと比較して，表皮特異的Myd88欠損マウス，IL-36受容体中和抗体を投与したIL-1受容体欠損マウスにおいてIL-17AおよびIL-17Fが有意に減少していた．また，IL-17A/F二重欠損マウスでは皮膚炎，組織への好中球浸潤が有意に抑制された．これらの結果から，表皮に感染したS. aureusは主にケラチノサイトのMyd88シグナルを介したIL-1ファミリーサイトカインを誘導し，下流でIL-17の産生を促して，皮膚炎惹起に関与していることが示された．皮膚炎が起きている皮膚組織を，フローサイトメトリーで解析したところ，CD45陽性細胞中の，真皮γδT細胞と，3型自然リンパ球がIL-17Aを産生していることがわかった．また，γδT細胞欠損マウスでは野生型マウスと同等の皮膚炎を呈した．一方，γδT細胞欠損マウスに抗CD90抗体を投与して，γδT細胞だけでなく3型自然リンパ球も欠損させたマウスでは，野生型マウスに比べて有意に皮膚炎が抑制された．以上の結果から，γδT細胞および3型自然リンパ球の両者から産生されるIL-17が，S. aureus表皮感染モデルにおいて重要な役割を果たしていることがわかった．さらにわれわれは，S. aureusからのPSMαによる初代培養ケラチノサイト刺激が，アラーミンであるIL-1αとIL-36αの放出を促していることを突き止めた．また，in vivoで，PSMα欠損株を感染させた群では，皮膚炎が劇的に抑制されることがわかった．以上の結果から，S. aureus由来のPSMαが，ケラチノサイトからのアラーミン放出を誘導し，皮膚炎を惹起するのに重要な病原因子であることがわかった[25]（**図2**）．

おわりに

本稿では，われわれがこれまで取り組んできたADとdysbiosis，S. aureusの病原性について概説したが，これまでの研究で，S. aureusの病原性は明らかになったものの，なぜADの皮膚特異的にS. aureusが定着しているのかは定かではない．現在，われわれのグループは千葉大学小児科の下条直樹教授のグループと共同で，乳児期におけるS. aureus株の皮膚への定着を左右する因子を解析し，その後のAD発症との関連を検討している．

文献

1) Belkaid Y & Segre JA：Science, 346：954-959, 2014
2) Scharschmidt TC & Fischbach MA：Drug Discov Today Dis Mech, 10：10.1016/j.ddmec.2012.12.003, 2013
3) NISC Comparative Sequencing Program.：Science, 324：1190-1192, 2009
4) Scharschmidt TC, et al：Immunity, 43：1011-1021, 2015
5) Sanchez Rodriguez R, et al：J Clin Invest, 124：1027-1036, 2014
6) Gallo RL & Hooper LV：Nat Rev Immunol, 12：503-516, 2012
7) Nagy I, et al：Microbes Infect, 8：2195-2205, 2006
8) Pasparakis M, et al：Nat Rev Immunol, 14：289-301, 2014
9) Siracusa MC, et al：Nature, 477：229-233, 2011
10) Yockey LJ, et al：J Invest Dermatol, 133：2714-2721, 2013
11) Scholz F, et al：PLoS One, 9：e84019, 2014
12) Naik S, et al：Nature, 520：104-108, 2015
13) Belkaid Y, et al：J Immunol, 168：3992-4000, 2002
14) Federle MJ & Bassler BL：J Clin Invest, 112：1291-1299, 2003
15) Le KY & Otto M：Front Microbiol, 6：1174, 2015
16) Ji G, et al：Science, 276：2027-2030, 1997
17) Otto M, et al：FEBS Lett, 450：257-262, 1999
18) Wang R, et al：Nat Med, 13：1510-1514, 2007
19) Rudikoff D & Lebwohl M：Lancet, 351：1715-1721, 1998
20) Chan LS, et al：J Invest Dermatol, 117：977-983, 2001
21) Hikita I, et al：J Dermatol Sci, 30：142-153, 2002
22) Kobayashi T, et al：Immunity, 42：756-766, 2015
23) Nakamura Y, et al：Nature, 503：397-401, 2013
24) Miller LS, et al：Immunity, 24：79-91, 2006
25) Nakagawa S, et al：Cell Host Microbe, 22：667-677.e5, 2017

＜著者プロフィール＞
松岡悠美：2003年山梨医科大学医学部卒業．'09年千葉大学大学院卒業後，同年よりミシガン大学病理学教室Gabriel Nunez研究室留学．'13年千葉大学医学部皮膚科学助教，'18年千葉大学医学部皮膚科学講師．皮膚疾患の菌叢解析から一歩進めた研究を行いたいと考えています．

第2章 常在細菌叢と生理・病理

Ⅱ．炎症・免疫関連疾患

11. 口－腸－全身軸に基づく歯周病と全身疾患の関係

山崎和久

口腔内の慢性炎症性疾患である歯周病が糖尿病，動脈硬化性疾患など，さまざまな疾患のリスクを高めることが明らかになっている．因果関係の詳細は不明であるが，病変部由来の菌血症や炎症メディエーターの影響が示唆されている．われわれはマウスを用いて歯周病原細菌である Porphyromonas gingivalis 口腔感染が腸内細菌叢を変動させるとともに，バリア機能や腸管免疫系に影響し，全身的に軽微な炎症を誘導することを明らかにした．これらの結果は従来の仮説では十分に説明することができなかった歯周病と全身疾患の因果関係を説明するのに合理的な生物学的分子基盤を提供する．

はじめに

口腔内には大腸に次ぐ密度の細菌が棲息している．それらは病原細菌の定着阻止やIgA産生を誘導して口腔内の恒常性を維持する役割を担っているが，口腔衛生状態の低下や食事の影響により細菌叢のバランスが崩れる（dysbiosis）と，う蝕や歯周病などの疾患を誘発する．口腔内の疾患のみならず，近年の疫学研究により，歯周病が糖尿病，動脈硬化性疾患，自己免疫疾患，悪性腫瘍など，さまざまな疾患のリスクを高めることが明らかになってきた[1]．歯周病とそれら疾患の関連は後述する菌血症と炎症性メディエーターの全身への拡散が原因と考えられているが，歯周病とそれら疾患の間には共通の疾患感受性，喫煙などの共通のリスク因子が存在する可能性が否定できないうえに，因果関係を説明するデータも現在のところ十分とはいえない．興味深いことに，腸内細菌叢のdysbiosisもさまざまな疾患のリスク因子となっているが，それらの多くは歯周病が関連する疾患と共通する．われわれは動物実験のデータから口腔細菌が腸内細菌叢のdysbiosisを引き起こし，その結果，さまざまな疾患につながる病理学的変化が誘導されることを明らかにした．この口－腸－全身軸に基づく考え方は歯周病と全身疾患の関連を合理的に説明する．

[略語]
CTRP9：C1q/TNF-related protein-9
hs-CRP：high-sensitivity C-reactive protein
IRS-1：insulin receptor substrate-1
LPS：lipopolysaccaharide
PAD：peptidylarginine deiminase
PPAR-α：peroxisome proliferator-activated receptor-α

Connection between periodontal disease and systemic diseases based on the oral-gut-whole body axis
Kazuhisa Yamazaki：Research Unit for Oral-Systemic Connection, Division of Oral Science for Health Promotion, Niigata University Graduate School of Medical and Dental Sciences（新潟大学大学院医歯学総合研究科口腔保健学分野）

1 歯周病とは

歯周病は，歯周組織（歯肉，歯根膜，セメント質，歯槽骨）が口腔内細菌感染による慢性炎症の結果破壊される疾患である．しかし，細菌量や細菌の構成が病態と必ずしも一致するわけではなく，宿主の遺伝的要因が発症・進行に寄与することが示唆されている．疾患の進行に伴い，歯周ポケットが形成され，そこでは嫌気性菌を主体とする細菌が増殖してバイオフィルム[※1]（デンタルプラーク）を形成するようになる．深い歯周ポケット内では細菌叢の構成が変化するとともに，多様性が高くなっており，新たな"歯周病原細菌"と考えられる菌種も複数報告されている．このような変化は歯周病患者唾液細菌叢にも反映されている．深い歯周ポケットには数百種に及ぶ細菌が検出されるが，そのなかでも*Porphyromonas gingivalis*など一部のグラム陰性嫌気性菌が歯周病原細菌として病態形成にかかわる病原性をもつと考えられている．特に糖発酵能をもたない*P. gingivalis*はプロテアーゼにより直接組織破壊を誘導してアミノ酸，炭素源の獲得を行う特徴をもち，歯周病の病態形成にかかわることが知られる．これらの病原細菌はLPS等の細胞膜構成外膜抗原により歯周ポケット内の自然免疫応答を誘導するとともに獲得免疫を誘導し，慢性炎症を持続させる．歯周ポケット内には多数の好中球が，歯周病に罹患した組織中には優勢なB細胞・形質細胞のほか，T細胞，マクロファージ，好中球などが浸潤し，IL-1，IL-6，IL-8，IL-17，TNF-αなどの炎症性サイトカインが活発に産生されている．

2 歯周病が及ぼす全身への影響

近年の疫学研究により，歯周病は，口腔内固有の疾患であるのみならず，糖尿病，動脈硬化性疾患，関節リウマチ，がん，など実にさまざまな疾患の発症・進行リスクを高めることが明らかになってきた．因果関係を説明するメカニズムとして，①歯周ポケット内の細菌や細菌抗原が組織内に侵入し，血流を介して全身に運ばれる，②歯周病の病変部で産生された炎症性サイトカインなどが血行性に全身に運ばれる，の経路が考えられている（図1）．しかし，これらの仮説は十分に実証されたわけではなく，以下の問題点が指摘されている．

1）菌血症

重度歯周病患者においては，歯周ポケット表面が15〜20 cm^{2}に及ぶ潰瘍を形成した状態にあり，細菌バイオフィルムと接している[2]．実際，歯周病患者血中からはさまざまな口腔細菌が検出されている．さらに動脈硬化病変，心臓弁，滑膜組織，肝臓などから歯周病原細菌のDNAが検出されているが，検出率は高くなく，生菌の検出報告は稀である．細菌感染が成立するためには定着し，増殖する必要があるが，それらの細菌が組織中で増殖していることを示すデータは存在しない．さらに侵入した細菌が直接的に組織の炎症反応を誘導しているというエビデンスもない．

動物実験では口腔から歯周病原細菌を投与すると，血中のエンドトキシンレベルは上昇するが，血中から投与された細菌DNAは検出できない．すなわち，上昇したエンドトキシンが投与した細菌由来であることを示す証拠はない[3]．

2）炎症メディエーター

歯周病患者血清中のhs-CRP，IL-6は非歯周病患者と比較して有意に上昇しており，歯周病の重症度が増すほどそのレベルが高くなることが示されている．さらに，歯周治療によりそれらのメディエーターが有意な低下を示す[4]ことから，歯周病原細菌の感染が全身の炎症状態を高めることを示唆している．また，炎症歯肉組織中ではそれら炎症メディエーターの産生がTNF-αを含めて上昇していることが報告されている．hs-CRPはIL-6の作用により主として肝臓で産生される．したがって，血中hs-CRPレベルの上昇はIL-6の上昇を反映したものと考えられるが，血中IL-6が炎症歯肉組織由来であるという証拠は示されていない．

われわれの行った，マウス口腔に*P. gingivalis*を継続的に投与する実験では，ヒト歯周病の病態の1つである歯槽骨吸収を誘導するとともに，全身の炎症マーカー

> **※1 バイオフィルム**
> 糖タンパク質や多糖類からなる菌体外多糖体に覆われた細菌の凝集塊が物質表面にフィルム状に付着したもの．細菌の集合体であり，デンタルプラークはその代表的なものである．バイオフィルム中の細菌は共生，共存して，好中球などによる食作用を防ぐとともに，抗菌薬に対して抵抗性を示す．

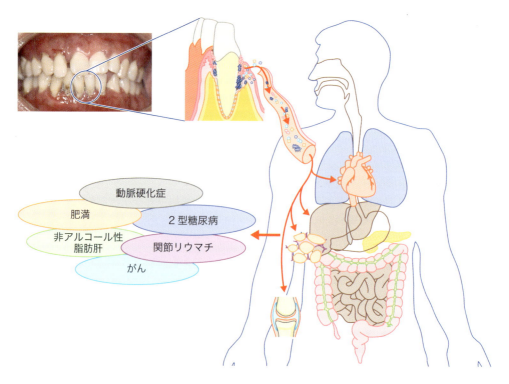

図1　歯周病が全身に及ぼす影響に関するメカニズム（仮説）
歯周ポケットから侵入した細菌・細菌産生物や歯周病の局所で産生された炎症メディエーターが血流を介して全身の組織・臓器に影響を与える．

の上昇，血管の炎症関連遺伝子の発現上昇を認めたが，血中，血管，心臓弁いずれからも P. gingivalis の遺伝子は検出できず，さらに歯周組織の組織学的解析からは，軟組織の明らかな炎症所見は認められなかった[5]．

3 歯周病と全身疾患との関連の新たなメカニズム

前述のように歯周病はさまざまな疾患のリスク因子であるが，それらの疾患の多くが腸内細菌叢の dysbiosis と関連するという報告が蓄積されている．口腔と腸管は一本の消化管としてつながっていることから，われわれはマウスでの実験結果を踏まえ，口腔細菌叢のバランスの破綻，すなわち歯周病が腸内細菌叢を変化させ，その結果，疾患リスクと関連する変化が生じるのではないかと考えた．

重度歯周病患者唾液中には P. gingivalis が 10^6 オーダーで含まれるといわれるが[6]，P. gingivalis が唾液細菌叢に占める比率は0.8％程度[7]である．われわれは1日に1～1.5Lもの唾液を飲み込んでいる．こうしたことを考慮すると，P. gingivalis のみで 10^9〜10^{10} オーダー，口腔細菌全体では 10^{12}〜10^{13} オーダーの細菌を毎日飲み込んでいることになる．口腔細菌叢は腸内細菌叢と構成が大きく異なること[8]から，大量の口腔細菌により腸内細菌叢に影響を与えることは十分に考えられることである．

飲み込まれた口腔細菌が腸管に到達するためには，強い酸性を示す胃酸のなかを通過する必要がある．ちなみに空腹時の胃液pHは1程度であり，食直後に4～5となり，食後2～3時間でまた空腹時のpHに戻るといわれている．歯周病原細菌の耐酸性を調べるために P. gingivalis と Prevotella intermedia をさまざまなpHの人口胃液に2時間曝した後の生存率を調べてみた．通常の液体培地で培養した菌の耐酸性はきわめて弱く，P. gingivalis はpH 1，3，5でそれぞれ0％，0.01％，1％程度の生存率しか示さなかった．

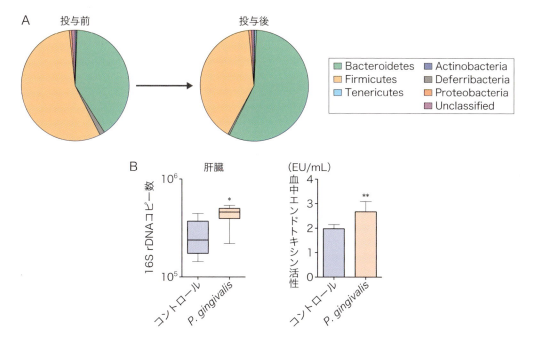

図2　*P. gingivalis*によるマウス腸内細菌叢の変化
門レベルにおいてFirmicutesとBacteroidetesの比率が大きく変化する（**A**）とともに，肝臓に流入する細菌量の増加，血中内毒素レベルの上昇が認められた（**B**）．＊：$p<0.05$，＊＊：$p<0.01$．**A**は文献10より作成，**B**は文献10より引用．

*P. intermedia*に至ってはpH 5までの試験では全くコロニーはできず，pH 7でようやく50％程度の生存率を示した．口腔内では細菌はバイオフィルムを形成しており，液体培地で培養した菌とは異なるため，それぞれの菌を人工バイオフィルム状にして同様の実験も行った．その結果，*P. intermedia*バイオフィルムの耐酸性については大きな変化はみられなかったが，*P. gingivalis*バイオフィルムはpH 1では1％以下の生存率であったが，pH 3になると約70％の生存率を示した[9]．これらの結果は，*P. gingivalis*は胃を通過して腸にまで届いている可能性を示している．

4 *P. gingivalis*口腔投与による腸内細菌叢への影響と疾患関連性

1）マウス実験的歯周病モデルでの解析

われわれはマウス口腔から*P. gingivalis*を1週間に2回，1回 1×10^9 CFU（colony-forming unit；細菌数を示す）を5週間投与し，回腸内容物の細菌叢を16S rDNA解析により網羅的に調べた．また，*P. gingivalis*の血糖コントロールへの影響を明らかにするため，グルコース負荷試験，インスリン負荷試験を行うとともに精巣上体脂肪組織（ヒトの内臓脂肪代替組織），肝臓の炎症性変化，遺伝子発現変動について解析した[3]．

*P. gingivalis*口腔投与に伴って腸内細菌叢は大きく変動し，Bacteroidetes門とFirmicutes門に属する細菌群の比率が逆転することが明らかになった．解析の結果，投与した*P. gingivalis*は腸管内に定着・増殖することなく，腸内細菌叢を変動させることが明らかになった．この変化は，わずか1回の投与でも認められた[10]（**図2**）．

*P. gingivalis*投与による腸内細菌叢の変化は腸管バリア機能に重要な役割を演じているタイト結合タンパク質の遺伝子発現を低下させるとともに，IL-6，IL-12b，IFN-γ，IL-17cなどの炎症性サイトカイン遺伝子発現の上昇とも関連していた．さらに，小腸型アルカリホスファターゼ遺伝子の発現は抑制された．小腸型アルカリホスファターゼ遺伝子を欠損させたマウスでは血中内毒素レベルの上昇をきたし，メタボリッ

クシンドロームと類似した表現型を示すことが知られている[11]．これら遺伝子発現の変化と同時に，興味深いことに血中のエンドトキシンレベルを上昇させることも明らかになった．血中エンドトキシンは全身的な炎症の誘発と関連する．脂肪組織では，TNF-α，IL-1β，IL-6などの炎症性サイトカイン遺伝子発現が有意に上昇していた．脂肪組織における炎症はインスリン抵抗性を誘導することが知られている．実際，インスリン抵抗性関連遺伝子発現の上昇，インスリン感受性関連遺伝子の発現低下も誘導していた．特にTNF-αはタンパク質レベルでの産生上昇も明らかになった．TNF-αはインスリン受容体下流のシグナル伝達を阻害してグルコーストランスポーターの細胞膜への移動・発現を阻害することが知られている．一方，インスリン感受性に関連する遺伝子（PPAR-αおよび-γ，CTRP9，IRS-1）の発現は有意に低下していた．おそらくこのことが P. gingivalis 投与による耐糖能異常とインスリン抵抗性の誘導に関係していると考えられた．

肝臓においては脂肪組織と同様，TNF-α，IL-6遺伝子発現の上昇が認められた．さらに，脂肪蓄積に関与する遺伝子発現の上昇と平衡して脂肪滴の蓄積が認められた．また，PPARγ，IRS-1遺伝子発現の低下も認められた．

2）関節リウマチモデルマウスにおける P. gingivalis の影響

歯周病と関節リウマチの関連については多くの報告があり，関節リウマチ患者において歯周病罹患率が高い，あるいは重症化することが示されている[12]．歯周病と関節リウマチは病因，病態に類似点が多く，共通のリスク因子によって2つの異なる病態が形成されているとする考えがある一方，歯周病が関節リウマチのリスク因子であることを示唆する報告もある[13]．しかし，その生物学的関連メカニズムについては明らかになっていない．

1つの可能性として関節リウマチの特異的マーカーであるシトルリン化タンパク質が注目されている．タンパク質のシトルリン化は生体由来のPAD（peptidylarginine deiminase）によって生理的状態においても生成しているが，免疫寛容により自己抗体の生成が抑制されている．しかし，関節リウマチ患者では何らかの理由で免疫寛容が破綻し，シトルリン化抗原が自己免疫応答を誘発している可能性が示唆されている[14]．P. gingivalis はこれまでに報告されたPADを産生する唯一の口腔細菌である[15]．初期の関節リウマチ患者のうち，P. gingivalis に対する抗体応答が亢進している患者では抗 P. gingivalis 抗体価と抗シトルリン化タンパク質（CCP）抗体価が相関していることが報告されている[13]．しかし，歯周ポケット内から P. gingivalis が検出される歯周病患者において抗CCP抗体の上昇はみられず[16]，P. gingivalis 由来PADによるメカニズムに否定的な意見もみられる[17]．このように歯周病と抗CCP抗体の関連について一定の見解は得られていない．一方，関節リウマチの発症にも腸内細菌が影響することが明らかになってきた[18]．そこでわれわれは P. gingivalis が腸内細菌の変動を介して関節炎を悪化させるとの仮説で実験を行った[9]．

関節炎モデルマウスに P. gingivalis および対照歯周病原細菌として P. intermedia を投与した．その後，II型コラーゲンを免疫し実験的関節炎を発症させた．関節炎症状の解析，糞便中の細菌叢の解析，腸管免疫の解析および関節リウマチと特に関連が深い炎症性サイトカインIL-17の解析などを行った．その結果，P. gingivalis 口腔投与は関節炎の重症化を誘導するという先行研究と同様の結果を得た．一方，PADを保有しない P. intermedia は関節炎の重症化を誘導することはなかったが，抗CCP抗体レベルに菌種間の違いは認められず，PADの関与は否定された．P. gingivalis 投与により腸内細菌叢の変化とそれに伴う腸管免疫系におけるTh17細胞の活性化，血中IL-17レベルの上昇が誘導されたが，P. intermedia ではこのような変化が誘導されなかった．これらの結果から P. gingivalis 由来PADによる自己免疫応答の誘導や炎症歯周組織由来の炎症性サイトカインが血流を介して病変に増悪化を誘導するという，これまで考えられてきた関連メカニズムは，少なくとも本実験的歯周病モデルにおいては関与しておらず，腸内細菌を介した影響であることが明らかになった（**図3**）．

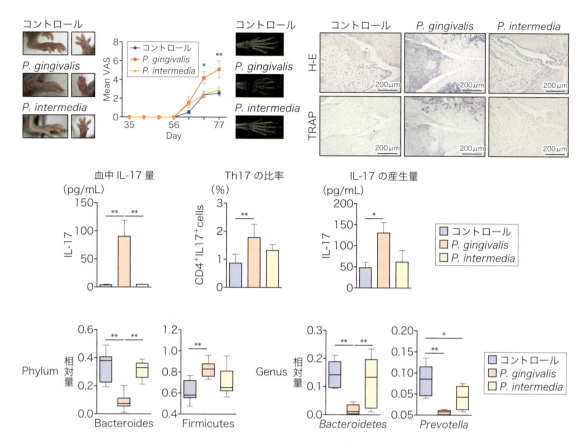

図3　関節リウマチモデルマウスにおけるP. gingivalis投与の影響
P. gingivalis投与による関節炎の重症化，滑膜への炎症性細胞浸潤と骨破壊像がみられた．P. gingivalisは腸内細菌叢の変化と腸管免疫系のTh17活性化も誘導したが，P. intermediaではそのような変化は誘導されなかった．*：$p<0.05$，**：$p<0.01$，one-way ANOVA with Bonferroni corrections for multiple comparisons．文献9より引用．

5 ヒトでも同様のメカニズムが働いている可能性

肝硬変の患者において口腔細菌群が腸内細菌叢で高い比率を占めているという報告[19]や，口腔細菌と肝疾患の関連は腸管を介している可能性が示されていること[20]，大腸がん患者病変部から口腔と同じ遺伝子型のFusobacterium nucleatumが検出されたという報告[21]があるなど，さまざまな疾患で口腔細菌の役割が注目されている．また，クローン病患者の唾液を無菌マウスに接種すると，それらが腸管に定着し，Th1を強力に誘導することが報告された[22]．このように，口腔細菌は腸内細菌叢や腸内環境に影響を与え，病的状態を誘導，あるいは修飾する可能性がある．それでは歯周病患者の腸内細菌叢は健常者のそれと異なっているのであろうか？

われわれは歯周病患者の唾液細菌叢，糞便中の細菌叢を健常者のそれらと比較するとともに，歯周病治療の影響について解析を行っている．現在進行中のプロジェクトのため，詳細は記述できないが，これまでのところ歯周病患者の腸内細菌叢は健常者のそれとは有意に異なるというデータが得られている．唾液細菌叢は従来の報告と同様，患者群と健常者群は異なり，治療後には健常者群と類似の菌叢になることが明らかになった．ブラジルのグループも歯肉炎患者，慢性歯周炎患者の腸内細菌叢を健常者と比較し，慢性歯周炎患者においてα多様性[※2]が低下し，歯周病原細菌の比率が高くなっていることを報告しており[23]，今後この分野の研究が加速すると期待される．

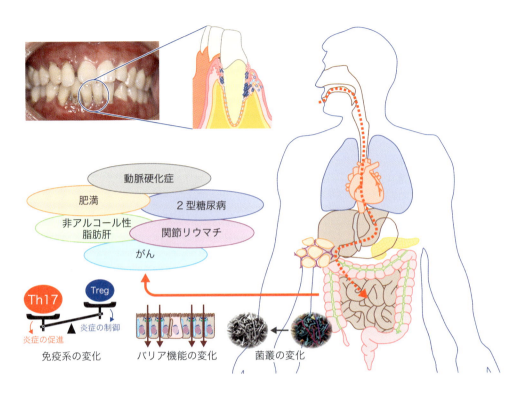

図4　歯周病と全身を結ぶ新たなメカニズム
肥満と同様，飲み込まれた口腔細菌が腸内細菌叢を変化させるとともに腸管のバリア機能を低下させ，内毒素血症を誘発する．また，腸管の免疫機能にも影響を及ぼすことで，遠隔臓器の炎症や自己免疫応答の修飾に関与すると考えられる．

おわりに

　歯周病原細菌である P. gingivalis を口腔から投与するモデルにおいて，肥満モデルや糖尿病モデルマウスでみられるのと同様，腸内細菌叢が変動し，腸のバリア機能低下に伴って血中内毒素レベルが上昇することが示された．また，腸管免疫系にも影響を与え，炎症性に変化させることが明らかになった．さらに，腸内細菌叢の変化に伴う代謝物の変動も免疫系や代謝系に影響を与えることが報告されている．腸内細菌叢の変化は動脈硬化症，糖尿病，関節リウマチ，非アルコール性脂肪肝疾患，肥満など歯周病が関連する疾患のリスクファクターであることが明らかになってきている．

大量に飲み込まれる歯周病原細菌が腸内細菌叢を変動させるというマウスにおける実験結果は，従来の仮説では十分に説明することができなかった歯周病と全身疾患の関連の因果関係を説明するのに合理的な生物学的分子基盤を提供する（図4）．今後，P. gingivalis以外の口腔細菌の影響，変動する腸内細菌の同定と病因との関連，代謝物の変化とその影響，免疫系への作用などを統合的に解析することで，口腔細菌叢の腸内細菌叢への影響を介した全身の健康へのかかわりの解明が期待される．さらに，口−腸−全身軸をベースに唾液細菌叢による健康診断も可能になるかもしれない．

> **※2　α多様性**
> ある環境に生息する細菌などの生物群集がどれぐらい多様な種や個体からなっているかを示す指標．例えば口腔内には700種類以上の多様な細菌種が存在するといわれるが，これをα多様性という．

文献

1) Yamazaki K : New paradigm in the relationship between periodontal disease and systemic diseases: effects of oral bacteria on the gut microbiota and metabolism. 「The Human Microbiota and Chronic Disease: Dysbiosis as Cause of Human Pathology」（Nibali L & Henderson B eds）, pp243-261, Oxford: John Wiley & Sons, Inc., 2016

2) Hujoel PP, et al：J Periodontal Res, 36：48-55, 2001
3) Arimatsu K, et al：Sci Rep, 4：4828, 2014
4) Nakajima T, et al：J Periodontal Res, 45：116-122, 2010
5) Maekawa T, et al：PLoS One, 6：e20240, 2011
6) Saygun I, et al：J Periodontal Res, 46：235-239, 2011
7) Kumar PS, et al：J Clin Microbiol, 44：3665-3673, 2006
8) Koren O, et al：Proc Natl Acad Sci U S A, 108 Suppl 1：4592-4598, 2011
9) Sato K, et al：Sci Rep, 7：6955, 2017
10) Nakajima M, et al：PLoS One, 10：e0134234, 2015
11) Kaliannan K, et al：Proc Natl Acad Sci U S A, 110：7003-7008, 2013
12) Rutger Persson G：J Oral Microbiol, 4：10.3402/jom.v4i0.11829, 2012
13) Arvikar SL, et al：Arthritis Res Ther, 15：R109, 2013
14) Klareskog L, et al：Lancet, 373：659-672, 2009
15) McGraw WT, et al：Infect Immun, 67：3248-3256, 1999
16) Scher JU, et al：Arthritis Rheum, 64：3083-3094, 2012
17) Konig MF, et al：Ann Rheum Dis, 74：2054-2061, 2015
18) Scher JU, et al：Arthritis Rheumatol, 68：35-45, 2016
19) Qin N, et al：Nature, 513：59-64, 2014
20) Acharya C, et al：JCI Insight, 2：10.1172/jci.insight.94416, 2017
21) Komiya Y, et al：Gut：10.1136/gutjnl-2018-316661, 2018
22) Atarashi K, et al：Science, 358：359-365, 2017
23) Lourenço TGB, et al：J Oral Microbiol, 10：1487741, 2018

＜著者プロフィール＞
山崎和久：1980年に神奈川歯科大学卒業後，'85年に新潟大学大学院歯学研究科修了．新潟大学歯学部付属病院助手，講師，新潟大学歯学部助教授（歯周病学講座）を経て，2004年新潟大学歯学部教授（口腔生命福祉学科）．'10年新潟大学大学院医歯学総合研究科口腔保健学分野教授．1986～'88年豪クイーンズランド大学ポストドクトラルフェロー．歯周病が全身に及ぼす影響とそのメカニズム，特に口-腸連関に焦点を当てて研究中．

Chondrex, Inc.

抗バクテリア・バクテリア毒素抗体測定キット

ヒト用抗体測定キット

- *E. coli*
- LPS from *E. coli*
- Porphyromonas Gingivalis
- LPS from Porphyromonas Gingivalis
- Lactobacillus casei
- Peptideglycan-Polysaccharide
- Salmonella
- Yeast

各バクテリア・バクテリア毒素に対する血清中のIgG・IgA 測定キットをそれぞれご用意しております。

マウス用抗体測定キット

- *E. coli*
- LPS from *E. coli*

血清中のIgG・IgG1・IgG2a・IgG2b・IgG3・IgM・IgA 測定キットをそれぞれご用意しております。

- Staphylococcal enterotoxin A (SEA)
- Staphylococcal enterotoxin B (SEB)

血清中のIgG・IgG1・IgG2a・IgG2b 測定キットをそれぞれご用意しております。

抗体測定用ブロッキングバッファーChonBlock™ が、バックグラウンドノイズを強力に抑制します。

Chondrex の抗バクテリア・バクテリア毒素抗体測定キットには、抗体測定のために開発された ELISA 用ブロッキングバッファー ChonBlock™ が使用されています。

ChonBlock™ によって、バックグラウンドノイズが抑えられ、血清中の抗体を正確に定量することが可能です。ChonBlock™ はバックグラウンドノイズに対して4％ BSA に比べ 40 倍、100％ ヤギ血清に比べて10 倍以上のブロッキング活性を有しています。

ChonBlock™ 単体でのご購入も可能です。

既存ブロッキング剤とのブロッキング能の比較

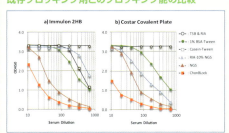

既存のブロッキング剤と ChonBlock™ とのブロッキング効果を比較するため、それぞれのブロッキング剤で 1/10 から 1/640 まで倍々希釈したリウマチ患者血清を、a)Immulon 2HB とb)Costar Covalent Plate の未処理ウエルに加え、ウエル表面に結合した免疫グロブリン量を HRP-conjugated goat anti-Human IgG (Fc-specific)で測定した。

詳しくは「腸管バリア機能評価ツール」WEB サイトへ
http://www.iwai-chem.co.jp/products/chondrex/chondrex3-11.html

国内輸入販売元

岩井化学薬品株式会社

本　　社：〒103-0023 東京都中央区日本橋本町 3-2-10
営業本部：〒101-0032 東京都千代田区岩本町 1-5-11
営　業　所：筑波・多摩・三島・横浜・柏

▶資料請求・製品に関するお問合せは
テクニカルサポート 課
TEL：03-3864-1469　FAX：03-3864-1497
http://www.iwai-chem.co.jp/

第2章 常在細菌叢と生理・病理

Ⅲ．全身恒常性の制御

12. 宿主代謝制御と腸内細菌叢

木村郁夫

近年の腸内細菌研究の進展により，腸内細菌叢の変化が，腸内環境だけではなく，宿主全身恒常性にさえ，大きな影響を与えることが明らかとなった．その結果，腸内環境を介した間接的臓器連関，腸内細菌代謝産物の血中移行による直接的臓器連関を介した分子作用機構の解明が急速に進んでいる．特に，現在までの多数の知見から，食事が腸内細菌叢およびその代謝産物に影響を与える主要因であることは明白であり，食-腸内細菌-宿主全身性作用の解明はわれわれの生命維持機能を把握するうえで，最も重要な因子のうちの1つとなりえる．本稿では，食事により影響を受ける腸内細菌叢および腸内細菌代謝産物と宿主のエネルギー代謝機能との関連について，腸内細菌叢-宿主臓器間ネットワークの観点から，腸内環境，そして代謝性疾患予防・治療に向けた新たな展望について述べたい．

はじめに

2006年にGordonらの研究グループによって腸内細菌叢の変化が宿主の肥満を惹起する可能性が示唆されて以降[1,2]，腸管関連疾患から末梢組織における全身性疾患まで，ある特定の腸内細菌がさまざまな病態と密接に関与する研究が試されている[3〜5]．肥満症の患者や肥満モデルマウスにおいて，Firmicutes門の増加とBacteroidetes門の減少が確認されており，この腸内細菌の構成が宿主のエネルギー恒常性と密接にかかわることが示唆されている[1,2]．さらには，肥満症・糖尿病患者やそのモデルマウスにおいて，腸内細菌の一種，Verrucomicrobia門に属する*Akkermansia muciniphila*の割合が減少していることが単一菌種のレベルで示された[3]．また，中国やヨーロッパにおける2型糖尿病患者のコホート研究の結果，人種や食生

[略語]
BCAA：branched chain amino acids
BSH：bile salt hydrolase
CLA：10-*trans*-12-*cis*-octadecadienoic acid
FXR：farnesoid X receptor
GIP：glucose-dependent insulinotropic polypeptide
GLP-1：glucagon-like peptide 1
GPCR：G protein-coupled receptor
HDAC：histone deacetylase
HYA：10-hydroxy-*cis*-12-octadecenoic acid
KetoA：10-oxo-*cis*-12-octadecenoic acid
PPARγ：peroxisome proliferator-activated receptor γ
PYY：peptide YY
RYGB：Roux-en-Y gastric bypass
TLR：Toll-like receptor
TMAO：trimethylamine N-oxide
TRPV1：transient receptor potential vanilloid 1

Host metabolic regulation and gut microbiota
Ikuo Kimura：Department of Applied Biological Science, Graduate School of Agriculture, Tokyo University of Agriculture and Technology（東京農工大学大学院農学研究院応用生命化学専攻）

活の違いに関係なくすべての2型糖尿病患者の腸内細菌叢において酪酸産生菌の割合が低く，一方で非酪酸産生菌の割合が高いと報告されている[4) 5)]．わが国においても，2型糖尿病患者と健常者における腸内細菌叢との関連性が報告されており，2型糖尿病患者と健常者を比較すると，糞便中の腸内細菌の総数はほとんど変わらないが，*Clostridium coccoides*，*Clostridium leptum*や*Lactobacillus*属などの有意な増加が確認された一方で，*Prevotella*属や短鎖脂肪酸濃度の低下が示され，2型糖尿病患者においても腸内細菌叢が破綻していることが示唆された[6)]．このように腸内細菌叢変化が代謝性疾患と密接に関係することが定義された．

1 外科的治療や薬剤による菌叢変化と宿主代謝機能への関与

重度の肥満患者や2型糖尿病患者に対する有効な治療法として，胃バイパス手術（RYGB）が顕著な体重減少，肥満軽減，さらにインクレチン分泌増加に伴うインスリン抵抗性の改善をもたらすことが知られているが，このような代謝改善効果とともに，腸内細菌叢の構成にも影響を及ぼすことが報告されている．RYGB手術を受けたマウスの腸内細菌叢はProteobacteria門（*Escherichia*属）やVerrucomicrobia門（*Akkermansia*属）が増加することが示されており，このマウスの糞便を無菌マウスに移植すると，体重や体脂肪量の減少が確認された[7)]．

また，抗生物質は生体外から侵入した病原菌に対処する目的で処方されるが，服用により，常在腸内細菌にも大きな影響を及ぼすことも知られている．その一例として，肥満患者にバンコマイシン（グリコペプチド系抗生物質）を投与すると，Firmicutes門の減少と，インスリン感受性の低下が観察される[8)]．一方で，アモキシリシン（βラクタム系抗生物質）による同様の検討ではインスリン感受性に変化は観察されなかったことから，Firmicutes門は肥満時における宿主のインスリン感受性に影響を及ぼす可能性が示唆された．生後4週齢（離乳直後）のマウスに低用量の抗生物質を投与し，腸内細菌叢構成と機能の変化を調べたところ，約6週間後において，抗生物質投与群のマウスでは，非投与群のマウスと比較して，体重および脂肪重量の増加が確認された[9)]．またインクレチンGIPなどの腸管ホルモン濃度が高く，腸内細菌叢構成は投与群において有意なFirmicutes門の増加も明らかとなった．また，2型糖尿病薬であるメトホルミンが腸内細菌叢の構成に影響を及ぼすことが報告された[10)]．デンマーク，スウェーデンおよび中国における2型糖尿病の患者にメトホルミンを投与したところ，インスリン抵抗性の改善が確認され，人種などに関係なくメトホルミンの服用が腸内細菌叢の構成（*Escherichia*属や*Intestinibacter*属）に影響を及ぼすことが示された．さらに，マウスでは，メトホルミン投与によって*Akkermansia*属や腸粘膜バリアに重要な杯細胞数の増加が確認されており[11)]，メトホルミンのインスリン抵抗性改善作用の一因として，腸内細菌叢の構成変化が寄与していることが示唆される．このように，外来因子は腸内細菌叢の構成を劇的に変化させることで，宿主の恒常性維持に影響を及ぼすことが示唆されたが，食事も腸内細菌叢へ大きな影響を及ぼすことが知られている（**図1**）．

2 食による菌叢変化と宿主代謝機能への関与

野菜・穀類を中心とした食事を日常的に摂取しているヒトの腸内細菌叢には，難消化性多糖を分解できる*Prevotella*属や*Lachnospira*属の占有率が高く，その代謝物である短鎖脂肪酸も生体内で高濃度となることが示された[12) 13)]．一方，動物性食品を中心とした食事を摂取するヒトの腸内細菌叢は，*Ruminococcus*属やレンサ球菌などが増加していることが示され，腸内細菌代謝物の1つで心血管疾患の原因となるTMAOが高濃度で検出された[13)]．さらに，このような腸内細菌叢の構成変化は短時間で劇的に変化することも示されている．健常者に対し，動物性食品あるいは植物性食品を5日間，摂取し続けることで動物性食品摂取群では胆汁酸耐性を示す22種類もの菌種（*Alistipes*属，*Bilophila*属や*Bacteroides*属など）が増加した一方で，植物性食品摂取群では食物繊維を分解するような菌種（*Roseburia*属や*Eubacterium rectale*など）が増加した．また，それぞれの食事制限を解除すると，変化した腸内細菌構成が試験開始前の状態にわずか1日で戻

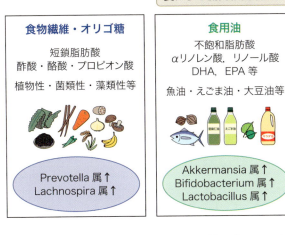
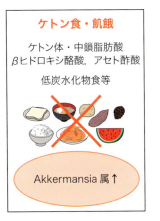

図1 食事による腸内環境を介したエネルギー代謝制御

ることも明らかとなった[14]．

　食事中の脂質組成の違いも例外ではなく，腸内細菌叢の変化に寄与し，肥満やインスリン抵抗性の増悪に影響する．DHAやEPAのようなω3系多価不飽和脂肪酸が豊富に含まれている魚油を摂取させたマウスにおいては，*Akkermansia*属，*Lactobacillus*属や*Bifidobacterium*属などの増加が確認された．一方で，飽和脂肪酸の豊富なラード摂取群においては，*Bilophila*属や*Bacteroides*属の増加に伴う血中エンドトキシン濃度の上昇と，脂肪組織炎症やインスリン抵抗性が観察された[15]．このように食事脂質中の飽和・不飽和脂肪酸の構成とその脂肪酸の質が腸内細菌叢を維持するために重要である．

　飢餓やケトン食摂取のようなケトン体高産生に伴う，生体内での劇的な代謝変化時においても腸内細菌叢は著しく変化する．絶食により，Verrucomicrobia門に属する*A. muciniphila*の増加が確認されている[16]．絶食，再摂食をくり返す断続的断食法（intermittent fasting）は，体重増加抑制，寿命延伸に有効であると知られているが，この際，Firmicutes門の割合の増加とそれに伴う他の門の減少が確認され，その変化が白色脂肪組織のベージュ化にかかわる結果，体重の増加抑制につながると報告されている[17]．また，ケトン食といわれる低炭水化物ダイエットは，炭水化物の摂取比率や摂取量の制限を行う食事療法であり，食事血糖値の上昇を最小限に抑え，適切なカロリーを提供する

ことから，肥満や糖尿病の治療を目的とするが，このときもまた，*A. muciniphila*の増加と，それに加えて*Parabacteroides*属菌の増加が確認されている[18]．

　これらの知見は，すなわち，われわれと共生関係にある腸内細菌叢は，摂取した食事の種類によってその構成を劇的に変え，腸内細菌代謝物の代謝パターンを制御することで，宿主の生体恒常性維持に関与する可能性を示唆する（図1）．

3 菌体成分と宿主代謝制御

　腸内細菌叢変化が宿主の生体恒常性維持に寄与することは科学的根拠に基づいて明らかにされてきたが，その実質的な原因分子はいまだ明らかにされていない．すなわち，腸内細菌叢変化が疾患の原因であるか，あるいはその結果として疾患が発症するのか，さらには，腸内細菌の何が宿主とのクロストークに影響するのかも不明瞭な部分が数多く残されている．例えば，腸内細菌などの細胞壁構成成分を認識するTLR2やTLR5は宿主の炎症や免疫を介するパターン認識受容体であると同時に，エネルギー代謝にも寄与する．腸内細菌のもつ鞭毛の一種であるflagellinはTLR5のリガンドとして知られているが，このTLR5を欠損したマウスは，肥満やインスリン抵抗性を発症する[19]．さらに，このTlr5欠損マウスの腸内細菌叢を移植したマウスは，Tlr5欠損マウスと同様に肥満を発症することから，

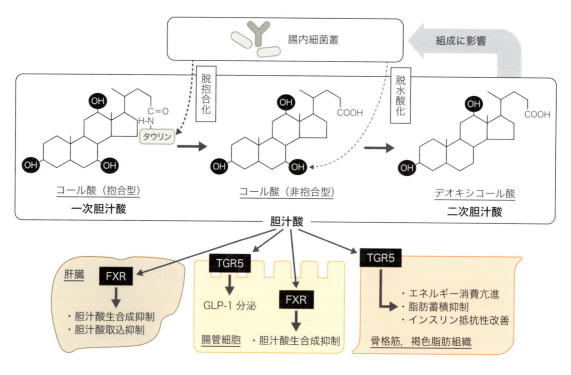

図2　胆汁酸の生合成と宿主エネルギー代謝制御

TLR5シグナルが腸内細菌叢変化に重要な役割を果たしており，その結果，宿主のエネルギー代謝に寄与することが示唆された．他にも，グラム陰性菌の細胞壁成分であるリポテイコ酸はTLR2のリガンドであるが，Tlr2欠損マウスもまた肥満やインスリン抵抗性を発症する[20]．さらに，Tlr2欠損マウスの腸内細菌叢は，肥満マウスと同様にFirmicutesの増加が確認されたが，抗生物質の投与でFirmicutesを意図的に減少させると，Tlr2欠損マウスで認められた肥満の症状が改善した．したがって，腸内細菌自身が宿主とのクロストークを行うことで，宿主の代謝機能を制御している．

4　腸内細菌代謝産物と宿主代謝制御

一方，近年のオミクス解析の発展とともに，腸内細菌叢変化に起因した腸内細菌由来代謝産物にも注目が集まり，腸内細菌による難消化性多糖の分解，生体内外成分の代謝，ビタミンなどの必須栄養素の産生などを介した，さまざまな生理機能が示されつつある．

オリゴ糖や食物繊維に代表される難消化性多糖類は，構成糖の違い，鎖長や分岐などによっても特性が変化することが知られている．これら食物繊維が腸内細菌の発酵によって生じる短鎖脂肪酸の供給源であるとの観点から，食物繊維の生体調節機能の分子実体が短鎖脂肪酸であることが示唆された．短鎖脂肪酸は，炭素数が2〜6の脂肪酸の総称で，主に酢酸，プロピオン酸および酪酸が相当する．これら短鎖脂肪酸は宿主のエネルギー源として利用されるほか，体重増加抑制，摂食，糖代謝改善，インスリン感受性亢進など，宿主のエネルギー恒常性維持に欠かせない役割を果たしていることが近年の研究より明らかになりつつある．

肝臓においてコレステロールから合成される胆汁酸は，胆嚢に貯蔵されているが，食事によって分泌された抱合型胆汁酸は腸管下部での吸収を免れ，ある種の腸内細菌がもつBSH（bile salt hydrolase）によって脱抱合され，さらに脱水酸化などの代謝を受けて二次胆汁酸とよばれるデオキシコール酸とリトコール酸となる（図2）．回腸下部に至るまでに胆汁酸の約95％は再吸収されるが腸内細菌が生成した二次胆汁酸もまた，生体内に取り込まれ，肝臓で抱合されるため，抱

合化された二次胆汁酸も胆汁中に含まれることとなる．したがって，腸内細菌の構成が変化することで，胆汁酸プール，一次・二次胆汁酸の割合，さらには遊離・抱合型の割合などに影響する．一方で胆汁酸の構成が変化すると，その界面活性作用から腸内細菌の構成に影響を及ぼす．つまり，腸内細菌と胆汁酸は相互作用しながら宿主の全身代謝に寄与している．高脂肪食誘導性の重度な肥満症モデルマウスは，Firmicutes門に属する*Clostridium*属の増加とそれに伴う二次胆汁酸の増加によって，腸肝循環による肝がん発症に寄与することが示されている[21]．

健常者と肥満患者の血中メタボロミクスにより，必須アミノ酸でもある分岐鎖アミノ酸（BCAA）が肥満患者で高値であることが確認され，BCAA含有高脂肪食をマウスに与えると，インスリン感受性が低下することも観察された[22]．さらに，BCAA合成酵素を有する腸内細菌の*Prevotella copri*と*Bacteroides vulgatus*の酵素活性が肥満患者において顕著に亢進していることが示され，高脂肪食負荷マウスに*P. copri*を投与すると，血清BCAAレベルの上昇に伴い，インスリン感受性や耐糖能に影響を及ぼすことが明らかとなった[23]．

近年，食事由来の多価不飽和脂肪酸の腸内細菌代謝産物が宿主にとって有益であることが明らかとなってきた．腸内細菌は，ω3系多価不飽和脂肪酸である必須脂肪酸のリノール酸を1価不飽和脂肪酸であるオレイン酸へ代謝する過程で，さまざまな中間代謝産物を腸管内で産生させる．この共役リノール酸CLAや，水酸化脂肪酸（HYA等）やオキソ脂肪酸（KetoA等）について，宿主に対する抗肥満作用，腸管バリア保護作用などが証明されている[24]（図3）．腸内細菌による不飽和脂肪酸の飽和化反応はリノール酸に限らず起こることがわかってきた．これら不飽和脂肪酸から腸内細菌によって生合成される代謝物の生体調節機能についてはいまだ研究の余地があるが，腸内細菌による不飽和脂肪酸の代謝は宿主の恒常性維持へ重要な影響を及ぼすことが予想される．

これらの知見は，腸内細菌叢の破綻により誘導される腸内細菌由来代謝物の変化が，エネルギー代謝疾患の発症に関与することを示唆している．そして，食事の「質」や「種類」，特に腸内細菌叢制御が可能となる食事が，宿主エネルギー代謝に連動することを強く示唆する．では，実際にこれらの腸内細菌代謝産物が宿主に作用するためには受け手側，すなわち宿主側に腸内細菌代謝物からのシグナルを受容する受容体の存在が必要である．次に腸内細菌代謝産物を認識する宿主受容体とその分子メカニズムについて説明する．

5 腸内細菌代謝産物受容体を介した代謝センシング

短鎖脂肪酸は，酪酸によるヒストン脱アセチル化酵素（HDAC）阻害作用を介したエピジェネティック作用のほかに，Gタンパク質共役型受容体（GPCRs）である脂肪酸受容体GPR41，GPR43，GPR109aおよびOlfr78を介したさまざまな分子メカニズムが明らかになっている（表，図4）．それぞれの受容体によって，発現組織や短鎖脂肪酸に対するその親和性が異なることから，生体生理機能も多種多様である．特に，GPR41とGPR43は循環血中における短鎖脂肪酸濃度においても十分に活性化されることから，腸管下部に存在する消化管内分泌L細胞を介して，GLP-1のようなインクレチン分泌や食欲抑制ホルモンPYY分泌にかかわるほか，腸管を起点とした，末梢臓器への遠隔作用も多数報告されている．例えば，交感神経節に発現したGPR41が腸内細菌依存的に心拍数や熱産生などの交感神経系の機能に影響を及ぼし，エネルギー消費の亢進を介した生体内のエネルギー代謝恒常性維持に寄与する[25]．また，末梢神経に発現するGPR41は脳腸相関に関与し，腸内細菌由来短鎖脂肪酸が中枢神経系を軸とする腸管糖代謝を制御することで代謝改善に寄与するとの報告されている[26]．一方，白色脂肪組織に発現するGPR43が脂肪細胞特異的にインスリンシグナルを制御し，糖や脂肪酸の脂肪細胞への取り込みを抑制することで，脂肪細胞の肥大化（肥満）を防ぐ[27]．さらに，GPR41とGPR43の両方を介して直接的に膵β細胞からのインスリン分泌を調節することによるインスリン感受性制御への関与[28][29]，また嗅覚受容体として同定されたOlfr78は，レニン分泌を促進することによる血圧調節への関与が報告されている．よって，腸内細菌の主要な代謝物である短鎖脂肪酸は，GPCRsを介し，宿主生体恒常性に寄与することが明らかとされており，われわれの生体調節に非常に重要な役割を

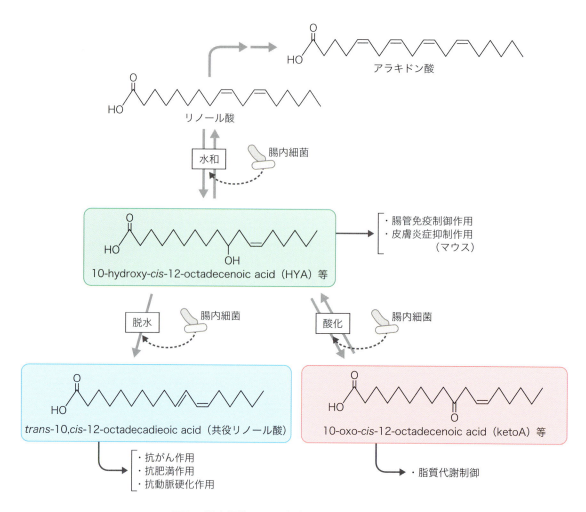

図3　腸内細菌による脂肪酸代謝と宿主への影響

果たしていると予想される．

胆汁酸の構成の変化は，さまざまな生理機能に影響し，疾病の原因となることが知られている．これは，胆汁酸が核内受容体であるFXRやGPCRsの1つであるTGR5のリガンドとなり活性化することで，糖代謝や脂質代謝などの制御に関与するためである（**図2**）．それぞれの受容体は，胆汁酸の構成によって活性化あるいは不活性化が複雑に制御されている．腸管L細胞に発現するTGR5が胆汁酸によって活性化されることで，GLP-1が分泌されて宿主の糖代謝制御に関与することが報告されている[30]．また，腸内細菌によって生成された二次胆汁酸がTGR5を強く活性化することが知られている．摂取する植物性タンパク質の質の変化が高脂肪食による体重や血漿中性脂肪の増加を抑制す

るが，それには腸内細菌叢の構成変化による二次胆汁酸増加を伴っており，この抗肥満効果にはGLP-1分泌促進の関与が推定される[31]．FXRは生理的濃度の胆汁酸によって活性化あるいは非活性化される転写因子で[32]，肝臓や腸管に高く発現しており，組織によってその機能が異なるもののエネルギー代謝の重要な調節因子である．食事成分の影響で腸内の*Lactobacillus*属とBSH活性の減少が誘導されると，FXRのアゴニストとなる胆汁酸（抱合型）の腸管内濃度が上昇することで抗肥満効果を誘導することが報告されている[33]．

脂肪酸受容体のうち，GPR40とGPR120は，多価不飽和脂肪酸を含めた長鎖脂肪酸をリガンドとする[34]（**表**）．GPR40は，膵β細胞に非常に強く発現しており，グルコース誘導性インスリン分泌を強力に促進す

表　脂肪酸受容体の局在およびリガンド親和性

	組織	リガンド	Gタンパク質
GPR40	膵β細胞，腸内分泌細胞など	リノレン酸，ドコサヘキサエン酸（DHA）などの長鎖脂肪酸に対して高親和性	Gq
GPR120	白色脂肪組織，腸内分泌細胞など		Gq
GPR41	交感神経節，腸内分泌細胞など	プロピオン酸＞酪酸＞酢酸	Gi/o
GPR43	白色脂肪組織，腸内分泌細胞など	酢酸＝プロピオン酸＞酪酸	Gi/o, Gq
GPR109a	腸管上皮細胞，免疫細胞など	酪酸	Gi/o
Olfr78	血管，腸内分泌細胞など	プロピオン酸＞酢酸	Gs

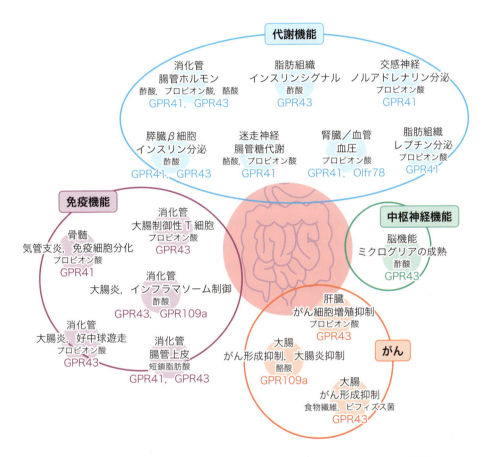

図4　腸内細菌代謝産物，短鎖脂肪酸とその受容体を介した宿主への影響

ることからエネルギー代謝疾患に対する創薬標的としても注目されている．また，腸内分泌細胞であるL細胞やK細胞を介して，GLP-1やGIPなどのインクレチン分泌による間接的なインスリン分泌の制御にもかかわっている．GPR120はGPR40と同様にインクレチン分泌に寄与するが，マクロファージや白色脂肪組織にも高発現しており，マクロファージを介した抗炎症によるインスリン感受性改善や脂肪細胞分化，脂肪酸合成制御による肥満の抑制にかかわることが知られている．現在，われわれは，前述の腸内細菌代謝脂肪酸群が，これら脂肪酸受容体に対する親和性の違いを見出しており，多価不飽和脂肪酸の摂取が腸内細菌叢を介

して，インクレチンの分泌，さらには宿主エネルギー代謝機能へも影響を与えるという知見を得ている．また，KetoAは核内受容体であるペルオキシソーム増殖因子活性化受容体γ（PPARγ）を介して宿主のエネルギー代謝に関与する可能性や，カプサイシン受容体であるTRPV1を介して白色脂肪組織のベージュ化による抗肥満作用を誘導することが報告されている[35)36)]（図3）．

おわりに

　腸内細菌叢の変化が，菌自身やその代謝産物を介して全身のエネルギー代謝機能に作用し，肥満に代表されるようなエネルギー代謝疾患と密接に関係することが明らかとなったことで，腸内細菌叢の変化や代謝物産生に大きな影響を与える「食」の重要性が再認識されてきている．古くから医食同源とも言われるように，エネルギー代謝能改善のためには腸内細菌の機能が効率よく発揮される腸内環境を維持するための食事が必要不可欠である．今後の食と腸内細菌，そして腸内細菌代謝産物とその受容体を介した分子メカニズムの解明は，代謝物の産生効率に影響を与えるプレバイオティクス，腸内細菌叢に介入する菌を摂取するプロバイオティクスなど，機能性食品創出へ新たな可能性が期待される．また，腸内細菌代謝産物そのものを利用した機能性食品・サプリメント開発や創薬，また医療分野においても，肥満症治療の新たな選択肢として，直接的に腸内細菌叢を変化させる手法，糞便移植や薬剤投与についてもさらに研究が進む可能性も考えられる．以上，腸内細菌叢と代謝産物を含めた，腸内環境の網羅的な解析と，宿主側の受容体をターゲットとした腸内細菌-宿主臓器間ネットワークの解明が，新たな生体エネルギー代謝制御機構の理解のみならず，肥満・糖尿病に対する新規予防・治療法の開発にまでつながることが大いに期待される．

文献

1) Ley RE, et al：Nature, 444：1022-1023, 2006
2) Turnbaugh PJ, et al：Nature, 444：1027-1031, 2006
3) Plovier H, et al：Nat Med, 23：107-113, 2017
4) Qin J, et al：Nature, 490：55-60, 2012
5) Karlsson FH, et al：Nature, 498：99-103, 2013
6) Sato J, et al：Diabetes Care, 37：2343-2350, 2014
7) Liou AP, et al：Sci Transl Med, 5：178ra41, 2013
8) Vrieze A, et al：J Hepatol, 60：824-831, 2014
9) Cho I, et al：Nature, 488：621-626, 2012
10) MetaHIT consortium.：Nature, 528：262-266, 2015
11) Shin NR, et al：Gut, 63：727-735, 2014
12) Kovatcheva-Datchary P, et al：Cell Metab, 22：971-982, 2015
13) De Filippis F, et al：Gut, 65：1812-1821, 2016
14) David LA, et al：Nature, 505：559-563, 2014
15) Caesar R, et al：Cell Metab, 22：658-668, 2015
16) Zheng X, et al：FASEB J, 32：4878-4888, 2018
17) Li G, et al：Cell Metab, 26：672-685.e4, 2017
18) Olson CA, et al：Cell, 173：1728-1741.e13, 2018
19) Vijay-Kumar M, et al：Science, 328：228-231, 2010
20) Caricilli AM, et al：PLoS Biol, 9：e1001212, 2012
21) Yoshimoto S, et al：Nature, 499：97-101, 2013
22) Newgard CB, et al：Cell Metab, 9：311-326, 2009
23) MetaHIT Consortium.：Nature, 535：376-381, 2016
24) Kishino S, et al：Proc Natl Acad Sci U S A, 110：17808-17813, 2013
25) Kimura I, et al：Proc Natl Acad Sci U S A, 108：8030-8035, 2011
26) De Vadder F, et al：Cell, 156：84-96, 2014
27) Kimura I, et al：Nat Commun, 4：1829, 2013
28) Tang C, et al：Nat Med, 21：173-177, 2015
29) McNelis JC, et al：Diabetes, 64：3203-3217, 2015
30) Thomas C, et al：Cell Metab, 10：167-177, 2009
31) Watanabe K, et al：PLoS One, 13：e0202083, 2018
32) Makishima M, et al：Science, 284：1362-1365, 1999
33) Li F, et al：Nat Commun, 4：2384, 2013
34) Miyamoto J, et al：Int J Mol Sci, 17：450, 2016
35) Kim M, et al：FASEB J, 31：5036-5048, 2017
36) Goto T, et al：Biochem Biophys Res Commun, 459：597-603, 2015

＜著者プロフィール＞
木村郁夫：2001年京都大学薬学部卒業，'06年京都大学大学院薬学研究科博士課程修了，'06〜'08年千葉科学大学薬学部助手・助教，'08〜'13年京都大学大学院薬学研究科助教，その間，'11〜'12年米国カリフォルニア大学サンディエゴ校医学部客員研究員，'13年より東京農工大学農学研究院応用生命化学テニュアトラック特任准教授．
http://web.tuat.ac.jp/~kimura/

第2章　常在細菌叢と生理・病理

Ⅲ．全身恒常性の制御

13. 自己免疫疾患としての 1型糖尿病と腸内細菌との関連

下川周子

> 1型糖尿病（T1D）は遺伝的要因によって発症するものもあるが，多数の報告から自己のT細胞異常が原因の自己免疫疾患であることが明らかになってきた．しかしまだその詳細な発症メカニズムは不明であり，また一度発症すれば一生インスリンを投与し続けなければならないといったQOLの低下の面からもT1Dへの理解を深めることは非常に重要である．今回，自己免疫疾患としてのT1Dの概要を述べるとともに，近年明らかになったT1Dと腸内細菌との関係を述べ，最後にわれわれが明らかにした新しい観点からのT1Dの発症抑制機構について述べる．

はじめに

1型糖尿病（T1D）とは，膵β細胞が破壊され，そこから分泌されるインスリンの絶対的な不足を原因として高血糖を起こす疾患である．一方，2型糖尿病は膵β細胞からのインスリン分泌の低下や，肥満などによってインスリンが出ていても十分に効かない病態（インスリン抵抗性）が加わり，血糖値が上昇する病気で，いわゆる生活習慣病であるため，発症機序はT1Dとは全く異なる．

T1Dに特徴的な膵β細胞の破壊の原因についてこれまで世界中で多くの研究がなされているが，いまだに不明である．特定のHLAアレルが疾患感受性を増加させるといった遺伝的背景によって発症リスクが増減することも多数報告されてはいたが，高リスクのアレルを保有していても約20％の小児にしか自己抗体を生じないことなどから，やはりT1Dは自己の細胞異常による自己免疫疾患とされている[1]．本稿では最初に自己免疫疾患としてのT1Dの病態を概説し，さらには腸内細菌が関係するT1D発症メカニズムについてこれまでの行われた研究を紹介し，最後にわれわれが現在行っている最新の知見を紹介する．

[略語]
CRAMP：cathelicidin-related antimicrobial peptide（カテリシジン関連抗菌ペプチド）
CTL：cytotoxic T lymphocyte（細胞障害性T細胞）
HLA：human leukocyte antigen（ヒト白血球抗原）
MHC：major histocompatibility complex（腫瘍組織適合遺伝子複合体）
NOD：non-obese diabetic
QOL：quality of life
T1D：type 1 diabetes（1型糖尿病）

The relationship between autoimmune type 1 diabetes and intestinal microbiota
Chikako Shimokawa：Department of Infectious Diseases and Host Defense, Graduate School of Medicine, Gunma University（群馬大学大学院医学系研究科生体防御学）

1 自己免疫疾患と腸内細菌

1）自己免疫疾患としてのT1D

T1Dは自己免疫疾患であるため，診断には自己抗体の検出が最も重要である．他にも，病理学的な観点では膵臓においてT細胞の浸潤が主にみられる．これまでのマウスモデルの研究から自己抗体そのものが膵β細胞の破壊を惹起しないことから，自己のT細胞が暴走し，膵β細胞を破壊することが病態の本質であると考えられている．実際に，T1Dの自然発症モデルであるNOD（non-obese diabetic）マウス[※1]からMHCクラスI分子を欠損させCD8$^+$T細胞への抗原提示をなくすと膵島炎を発症しない[2]．さらに抗CD4抗体でCD4$^+$T細胞を除去したNODマウスでも糖尿病の発症が抑制されることが確認されている[3]．通常T細胞は胸腺においてネガティブセレクションを受け，自己抗原に強く反応するクローンは除去されるが，T1Dにおいてはインスリンを認識するT細胞が除去されず膵β細胞に対して攻撃をしてしまう．例えば，前述のNODマウスには，インスリンβ鎖のペプチドB:9-23を認識するCD4$^+$T細胞が存在することが知られている．このCD4$^+$T細胞は，B:9-23ペプチドに反応しIFN-γを産生することで自己の膵β細胞を攻撃してしまう．このペプチドはさらに細胞障害性T細胞（CTL）のエピトープも有する．

このようにT1Dの発症メカニズムについては数多くの研究成果によって，膵島由来の自己抗原特異的なCD4$^+$細胞とCD8$^+$細胞の活性化が深く関与する．

2）自己免疫疾患と腸内細菌の研究について

近年，自然免疫研究の進歩に加え，次世代シークエンサーの普及もあり，培養に頼らない腸内細菌叢の網羅的な遺伝子解析（メタゲノム解析，第1章-1〜3参照）が可能になり，腸内細菌による疾患制御に関する研究がさかんに行われている．腸内細菌と自己免疫疾患との関連に関しても，特発性血小板減少症やギランバレー症候群をはじめ，T細胞異常で発症するような関節リウマチ（第2章-8参照），多発性硬化症（第2章-18参照）にも腸内細菌が関与していることが明らかになっている．しかし，自己免疫疾患の種類が違えば，当然関与する腸内細菌も異なる．次項からはT1Dと腸内細菌について述べる．

2 これまで明らかにされている腸内細菌とT1Dの関係

ヒトの消化管には100兆を超す腸内細菌が定着しており，それらが宿主に有益・有害な影響を及ぼしていることが近年明らかになっている．特に消化管は末梢免疫細胞の約70％が集積する体内最大の免疫組織であり，腸内細菌との相互関係により免疫系の成熟や異常が起こると指摘されている．T1Dも前述の通り免疫異常によって惹起される疾患であり，近年腸内細菌とT1Dの関係が数多く調べられている．

1）マウスモデルを用いた研究

例えばT1Dの自然発症モデルマウスであるNODマウスにおいて，Toll様受容体の下流に位置するアダプタータンパク質であるMyD88を欠損させるとT1Dの発症が抑制されるのだが，驚くべきことにこのマウスを無菌環境下で飼育するとT1Dを発症する[4]．また，その無菌MyD88欠損NODマウスにある種の腸内細菌を定着させるとT1Dの発症を抑制したことから，MyD88欠損によるT1Dの抑制効果には腸内細菌が関与している可能性が示唆された．そのメカニズムの1つとして近年，腸内細菌の代謝産物である短鎖脂肪酸を投与すると，NODマウスの発症が抑制されることが明らかとなった．これは制御性T細胞を増加させることによると筆者たちは述べている[5]．さらに，別の研究では，糖尿病発症率の高い雌のNODマウスでは抗菌ペプチドの一種であるカテリシジン関連抗菌ペプチド（CRAMP）の発現が低いことに着目し，CRAMPがマクロファージや樹状細胞から産生される炎症性サイトカインを低下させることで膵β細胞を保護することを示した[6]．さらに，膵β細胞には短鎖脂肪酸受容体であるGPR41，GPR43が発現しており，短鎖脂肪酸の1つである酪酸の刺激がこの受容体を介してCRAMPの発現を誘導することも明らかになった．実際にNODマウスに抗菌薬を投与して腸内細菌を減少

※1 NODマウス

膵臓のランゲルハンス島のリンパ球浸潤によってβ細胞が破壊されることにより，インスリン依存性の糖尿病を自然発症するマウスである．発症率はメスが70〜80％，オスが20〜30％と明らかな性差がみられる．

させるとCRAMPの発現が低下することも報告されており，NODマウスにおけるT1Dの発症には腸内細菌が密接にかかわっていることは明らかである．

2）T1D患者における腸内細菌の研究

T1Dは小児期の発症率が高い疾患であり，食物アレルギーや小児性肥満など，小児期特有に発症する疾患と同様に，発症要因として帝王切開出産や母乳育児との関係も調べられている．例えば産道を通って経腟的に出産する自然分娩と違って，無菌状態を保ったままの帝王切開出産では，T1Dの発症リスクが20％程度高くなるとメタ解析[※2]で示されている[7]．他にも2015年に発表された研究ではHLAのリスクアレルを保有する小児を追跡すると12カ月以上の母乳育児がT1Dの発症を有意に抑制すると報告された[8]．また，小児期に使用される抗菌薬とT1Dの関係に関する研究もある．デンマークで行われたコホート研究では，帝王切開で出生した子どもでは広域抗菌薬の使用歴が有意にT1Dの発症リスクを増加させていた[9]．それ以外には食事との関連も調べられており，T1D患者の末梢血T細胞では小麦由来のポリペプチドに反応する割合が高く，IFN-γやIL-17Aといった炎症性サイトカインを高く産生することが知られている[10]．セリアック病の原因物質であるグルテンは，T1Dにおいても発症リスクをあげる可能性を示唆する論文もある[11]．これらの研究から，ヒト，特に小児期におけるT1D発症の要因には，共通して「腸内細菌の変化」がベースにある可能性が高いと推測される．

そこで実際にT1D患者の糞便を解析すると，健常児と比べ*Bacteroidetes*の増加や，一個体内での細菌の種類の多様性が低下し，酪酸産生菌やムチン分解菌の減少が認められた[12)〜14)]．また，他の研究では，T1Dの発症リスクが高い33人の子どもを対象にメタゲノム解析を行ったところ，T1Dの発症直前に前述のような多様性の低下や，今度は*Blautia*，*Streptococcus*属が増加することが示された[15]．これは過去にも炎症を惹起する可能性が示唆されている菌である．他にも多様性

の低下は炎症性腸疾患や肥満など，腸内細菌が関与するさまざまな疾患に共通して観察される現象であり，T1Dの発症にも腸内細菌の変化が関与している可能性が十分考えられる．しかし，この腸内細菌のシフトがT1Dの背景にある異常な免疫応答の原因なのか，結果なのかは不明であり，今後の検討課題だろう．次のステップとして，腸内細菌叢が影響を及ぼす代謝経路の研究や，T1Dの予防，または発症遅延にプロバイオティクスを用いることができないか，世界中の研究者が模索している．

3 T1Dと腸内細菌についての最新の知見

1）自己免疫疾患と寄生虫感染

近年，環境が改善され寄生虫感染や結核などの感染症が減少したが，一方でアレルギーや自己免疫疾患が増加の一途をたどっている．このように現代病（花粉症や自己免疫疾患）が増加した理由を，感染症が減少したためではないかという考えは古くから存在し，「衛生仮説」とよばれている．われわれはその仮説を科学的に証明すべく，自己免疫疾患であるT1Dと寄生虫感染症の関係についてマウスモデルを用いて検証を行った．

用いたのはストレプトゾトシン（STZ）誘導性のT1Dモデルで，低用量のSTZをマウスに1日1回，5日連続で投与すると，膵β細胞が破壊されインスリンが出なくなり，血糖値が上昇する．このマウスに，腸管寄生性の蠕虫である*Heligmosomoides polygyrus*（*H. polygyrus*）（**図1A**）を感染させるとβ細胞が破壊されずインスリンの産生が維持され血糖値が上昇しなかった．つまり，HpがT1Dの発症を抑制することが明らかになった（**図1B**）．

2）寄生虫によって誘導されるさまざまな抑制性細胞

*H. polygyrus*を含む腸管寄生蠕虫が誘導する免疫応答は非常に特徴的である．ヒトが細菌，ウイルスあるいは原虫に感染すると，Th1優位な免疫応答が誘導され，細胞性免疫が働きこれらの病原体を排除する．一方，蠕虫の感染は，Th2やILC2を主体とする「2型免疫応答」が誘導される唯一の感染症である．IL-4，IL-5，IL-13など種々のサイトカインの働きにより蠕虫感染独特の免疫応答が惹起され，蠕虫の排除に貢献

※2　メタ解析
過去に行われた複数の独立した研究結果を収集，統合し，統計学的手法を用いて解析すること．医学分野は対象や研究手法が多様であるためバイアスが入りやすいが，極力このバイアスをなくし客観的に評価可能である．

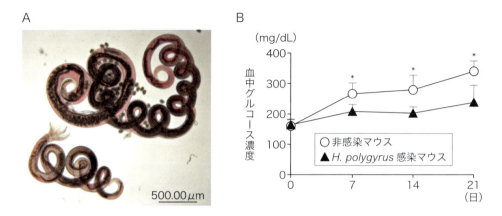

図1　腸管寄生蠕虫 H. polygyrus は T1D の発症を抑制する
A）H. polygyrus の成虫．大きい方が雌，小さい方が雄である．ほとんど無症候性であるうえ，長期間寄生する特徴があるため免疫学的な解析がしやすく，ヒトにおける消化管寄生虫感染症のモデルとしてよく使われる．B）STZを投与後，血糖値の増加を測定した．非感染マウスでは β 細胞が破壊され血糖値が上昇していくが，Hp感染マウスでは血糖値の上昇が抑えられた．

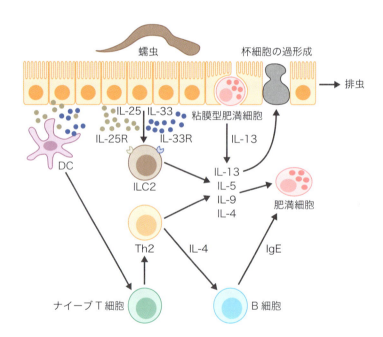

図2　腸管寄生線虫感染に対する免疫応答
寄生虫感染ではTh2が誘導され，2型サイトカインを分泌する．IL-4はB細胞に働きIgEを産生させる．またILC2は，腸管上皮細胞から産生されるIL-25やIL-33に反応し，短期間のうちにIL-5やIL-13を多量に産生する．IL-5は好酸球の分化や浸潤を誘導し，IL-13は，杯細胞の過形成を誘導し，排虫を促進させる．

する（図2）．一口に腸管寄生蠕虫といっても，寄生場所や感染経路は蠕虫の種類によって異なるが，ほとんどの腸管寄生蠕虫は共通して，2型免疫応答を誘導する．さらに，蠕虫は抑制性の細胞を誘導することが特徴の1つである．蠕虫感染患者が，他の病原体に対して感受性が高い原因とも考えられている．おそらく数億年にも及ぶ長い寄生生活の過程で自らの寄生のために，宿主免疫を弱める戦略を獲得したのであろう．

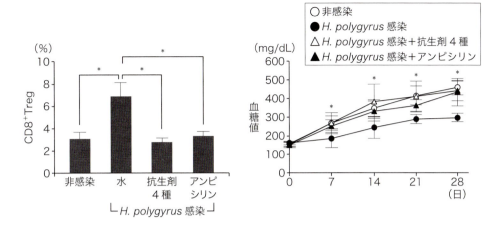

図3 *H. polygyrus* によるCD8$^+$Tregの誘導は腸内細菌に依存する
H. polygyrus 感染マウスではCD8$^+$Tregが誘導され，血糖値の増加が抑制されるが，そのマウスに抗生剤4種類，もしくはアンピシリンを投与すると，CD8$^+$Tregの増加が見られず，血糖値も上昇した．＊：$p<0.05$．

これまでに *H. polygyrus* 感染マウスにおいてもあらゆる免疫抑制性の細胞が誘導されることが報告されている．なかでも，CD4$^+$CD25$^+$foxp3$^+$制御性T細胞（CD4$^+$Treg）が最も強力な抑制作用をもつ．無症候性の慢性感染を起こす *H. polygyrus* はこのCD4$^+$Tregを活性化すること，ナイーブT細胞をCD4$^+$Tregに変換することが知られている[16]．また，*H. polygyrus* 感染マウスではCD8$^+$Tregも誘導されること[17]，T細胞だけでなく制御性B細胞が誘導されることも知られている[18]．このように，腸管寄生蠕虫は幾重にも宿主免疫応答を弱める術を張り巡らせている．

われわれも，*H. polygyrus* がT1Dを抑制するメカニズムの1つに，抑制機能をもつ細胞のどれかが関係しているのではないかと考え，網羅的に抑制細胞を解析した．すると，*H. polygyrus* 感染で増加していたCD8$^+$TregがT1Dの発症を抑制していることを突き止めた．ではこのCD8$^+$Tregはどのように誘導されるのだろうか？ *H. polygyrus* は腸管に長期間存在することからわれわれは腸管内の環境を網羅的に解析すべく，次に腸内細菌に着目した．

3）T1Dを抑制するCD8Tregの誘導には腸内細菌が関与していた

H. polygyrus は腸内細菌を変化させることがこれまでにも多数報告されている[19]．われわれは，CD8$^+$Tregの誘導に，腸内細菌の関与があるかどうかを調べるために，*H. polygyrus* を感染させて2週間後，STZの投与と同時に，抗生剤のカクテル（アンピシリン，ネオマイシン，バンコマイシン，メトロニダゾール）とアンピシリンのみを入れた水を自由飲水にて投与し，腸内細菌を除去する実験を行った．すると，抗生剤カクテル，またはアンピシリンを飲ませた *H. polygyrus* 感染マウスではCD8$^+$Tregが誘導されず，その後STZの効果により血糖値が上昇した．このことから，*H. polygyrus* によるCD8$^+$Treg依存的なT1Dの発症抑制には腸内細菌が関与していることが明らかになった（図3）．現在，その腸内細菌を同定し，より詳細にそのメカニズムを解析中である．

おわりに

今回，前半部分では自己免疫疾患としてのT1Dの発症機序，さらに環境要因として腸内細菌の関与を中心に紹介し，後半部分ではわれわれが現在行っている寄生虫感染によるT1Dの発症抑制メカニズムについて解説した．ここ数年，小児期にみられるT1Dだけでなく成人になってから発症する劇症型のT1Dも増加している．劇症型はときに致死的であり，仮に回復しても血糖が不安定であるため合併症もきたしやすい．急性期からの回復後は通常のT1Dと同様，食事療法，運動療法，インスリン治療，自己管理が必要な疾患である．

膵移植や膵島移植なども治療の可能性があるが現実問題としてドナー不足であるため，いずれにしてもT1D患者は一生にわたって自己での治療が必要となる．これはきわめてQOLの悪い治療法である．今後，われわれの研究によってT1Dを抑制しうる寄生虫由来の物質を同定できれば，新規の免疫調節機能をもつ生物製剤の開発がみえてくるし，発症にかかわる腸内細菌を同定できればその腸内細菌をプロバイオティクスとして利用するなど，予防医学としての可能性も秘めており，T1Dの新規治療法へとつながることが期待される．

文献

1) Schenker M, et al：Diabetologia, 42：671-677, 1999
2) Katz J, et al：Eur J Immunol, 23：3358-3360, 1993
3) Makhlouf L, et al：Transplantation, 77：990-997, 2004
4) Wen L, et al：Nature, 455：1109-1113, 2008
5) Mariño E, et al：Nat Immunol, 218：552-562, 2017
6) Sun J, et al：Immunity, 43：304-317, 2015
7) Lund-Blix NA, et al：Diabetes Care, 38：257-263, 2015
8) TRIGR Study Group.：JAMA, 311：2279-2287, 2014
9) Clausen TD, et al：PLoS One, 11：e0161654, 2016
10) Mojibian M, et al：Diabetes, 58：1789-1796, 2009
11) Groupe D'Etude et de Recherche Sur la Maladie Coeliaque.：Clin Gastroenterol Hepatol, 6：753-758, 2008
12) Giongo A, et al：ISME J, 5：82-91, 2011
13) Brown CT, et al：PLoS One, 6：e25792, 2011
14) Endesfelder D, et al：Diabetes, 63：2006-2014, 2014
15) DIABIMMUNE Study Group.：Cell Host Microbe, 17：260-273, 2015
16) Belkaid Y & Tarbell K：Annu Rev Immunol, 27：551-589, 2009
17) Metwali A, et al：Am J Physiol Gastrointest Liver Physiol, 291：253-259, 2006
18) Jankovic D, et al：J Exp Med, 187：619-629, 1998
19) Walk ST, et al：Inflamm Bowel Dis, 16：1841-1849, 2010

＜著者プロフィール＞
下川周子：2013年長崎大学大学院医歯薬総合研究科卒業．博士（医学）．その後，特別研究員として理化学研究所・大野博司チームリーダーの元，腸管寄生蠕虫感染モデルを用いて肥満細胞の新たな機能について明らかにした．'15年～現在は，群馬大学大学院・医学系研究科の助教として，感染症研究所・久枝一部長の元，寄生虫による免疫抑制の全貌解明に向けて研究を行っている．寄生虫は，必ずわれわれ人間にとってよい結果をもたらしてくれると信じ，彼らと共生する世界を夢見て研究を行っている．

研究用全自動高感度免疫測定装置
HI-1000 [研究用]

免疫複合体転移法により非特異シグナルを大幅に軽減

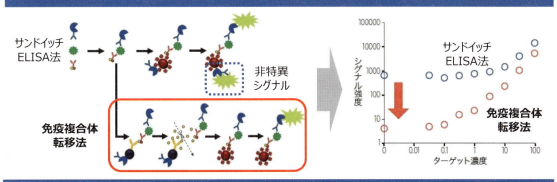

HI-1000による研究受託サービスをご提供

試薬調製サービス
ご希望の測定項目（抗体）でHI-1000専用試薬を提供

抗体もしくは抗原をお持ちのお客様

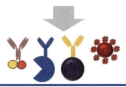

お客様の抗原・抗体 → 測定試薬の調製

抗体作製をご希望のお客様

ProCube カイコ発現系による抗原作製 → 抗体作製

検体測定サービス
HI-1000専用試薬の調製から検体測定まで実施

HI-1000　測定条件の最適化、分析性能の評価、検体の測定

パンフレット、資料は下記にご請求ください

シスメックス株式会社
本社　〒651-0073　神戸市中央区脇浜海岸通1-5-1
クリニカルイノベーション本部　〒651-2271　神戸市西区高塚台4-4-4

シスメックス株式会社　神戸市中央区脇浜海岸通1丁目5番1号　〒651-0073

www.sysmex.co.jp

第2章 常在細菌叢と生理・病理

Ⅲ. 全身恒常性の制御

14. 老化と腸内細菌

中西裕美子,大野博司

> 老化は,一般的な代謝,炎症,心血管および神経変性疾患を含むあらゆる種類の身体的および精神的疾患を伴い,健康状態を低下させる.近年,これらの疾患への腸内細菌の関与が研究されているとともに,加齢に伴い変化する腸内細菌について多数報告されている.本稿では,老化過程における腸内細菌の役割と抗老化における腸内細菌を標的とした治療介入の可能性について最新の研究を紹介する.

はじめに

　加齢に伴う腸内細菌の構成,多様性の変化および遺伝子機能的特徴については近年多数報告されており,加齢に伴う腸内細菌叢の変化は老化に関連する免疫機能の衰弱(免疫老化)および軽度の慢性炎症に相関して変動することがいくつかの論文で示されている.また,最近の研究では,腸内細菌叢は高齢者の間で大きな個人差があり,食生活,居住地域,生活環境との密接な関係があると報告されている.腸内細菌の機能性の研究から,腸内細菌がパーキンソン病およびアルツハイマー病,肥満,2型糖尿病およびアテローム性動脈硬化症など,加齢に関連した疾患を調節し改善する可能性があり,高齢者において腸内細菌を標的とした食事療法,プロバイオティクス摂取,糞便微生物移植等の治療介入は,健康および抗老化に有利な影響を及ぼすことが期待されている.本稿では,老化過程における腸内細菌の役割と抗老化における腸内細菌を標的とした治療介入の可能性について最新の研究を紹介する.

[略語]
AD:Alzheimer's disease(アルツハイマー病)
CR:calorie restriction(カロリー制限)
FMT:fecal microbiota transplantation(糞便微生物移植)
HDL:high density lipoprotein(高密度リポタンパク質)
LDL:low density lipoprotein(低密度リポタンパク質)
LPS:lipopolysaccharide(リポ多糖)
PD:Parkinson's disease(パーキンソン病)
SPF:specific pathogen free(特定病原体除去)
TNF:tumor necrosis factor(腫瘍壊死因子)

Aging and gut microbe
Yumiko Nakanishi[1,2]/Hiroshi Ohno[1〜3]:Laboratory for Intestinal Ecosystem, Center for Integrative Medical Science, RIKEN[1]/Kanagawa Institute of Industrial Science and Technology[2]/Department of Medical Life Science, Graduate School of Medical Life Science, Yokohama City University[3](理化学研究所生命医科学研究センター粘膜システム研究チーム[1]/神奈川県立産業技術総合研究所[2]/横浜市立大学大学院生命医科学研究科生命医科学専攻[3])

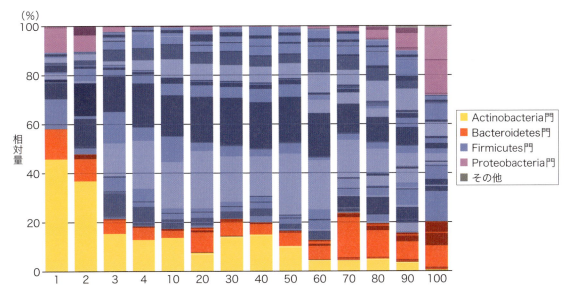

図1　日本人の加齢に伴う腸内細菌叢の変化
加齢に伴う腸内細菌叢の変化を門レベルで集計した結果．横軸は年齢のグループを示す．1は離乳前（生後3カ月前後），2は離乳期（生後1歳前後），3は2～3歳，4は4～9歳，10～100はそれぞれの年代を示す．文献3より引用．

1　加齢に伴う腸内細菌叢の変化

近年の研究から，ヒトでは乳児から幼児，成人，高齢者の腸内細菌叢は明確に異なることが証明されている[1)～4)]．生後のはじめの腸内細菌叢は分娩様式や母親の腸内細菌叢に影響を受けることが報告されている．その後，離乳して固形食や食べ物の種類が増えていくと急激に腸内細菌叢も変化する．生後3日から2歳までの変化が最も大きく，3～4歳でほぼ成人と同じ細菌叢へと変化する．その後，成人の間は安定した腸内細菌叢を維持し，緩やかな腸内細菌叢の変化は高齢で起きる．367人の0～104歳までの日本人の腸内細菌叢を調べた報告では，個人差はあるもののActinobacteriaが離乳後から有意に減少していく．その後，Bacteroidetesの減少，Firmicutes増加と多様性の増加が20歳まで起こる[3)]．この変化は腸内細菌叢の成熟過程をあらわしていると考えられ，その後は70歳を境に老齢タイプの腸内細菌叢に変化することを報告している（**図1**）．海外の報告では，Yatsunenkoらは，ベネズエラのアマゾナス州，マラウイ共和国の農村部，および米国の都市部に居住する健康な0～83歳の531人から得た糞便の細菌叢解析と，そのうちの110検体のメタゲノム解析を行った[2)]．そこでは，3集団すべてにおいてビタミンの生合成や代謝に関連する遺伝子等，腸内細菌叢の機能的成熟にかかわる遺伝子群が生後3年の間に変化していることがわかった．米国の居住者とそれ以外の2カ国の居住者との間には，腸内細菌叢および機能遺伝子レパートリーに顕著な差が認められた．このような居住地域固有の特徴は，早期乳児期でも成人期においても明確に認められたことから，ヒトの発育，栄養状態，生理的な差異，および西欧化が腸内細菌叢に大きく影響していることを示している．また，Claessonらはアイルランドの178人の高齢者の糞便中細菌叢を調べた結果，居住場所や食事に関連してグループ分けされることを報告している[1)]．高齢者の腸内細菌叢は，若齢成人よりも個人間の変動が大きく，腸内細菌叢の構成は，虚弱性，併存症，栄養状態および炎症マーカーや糞便中の代謝産物と有意に相関していた．また，長期間収容介護状態のヒトは，地域在住者よりも多様性が有意に低かった．この地域社会に関連してみられる腸内細菌の多様性の消失は，虚弱の進行とも相関していた．この結果は，食事，腸内細菌叢および健康状態の間に関連性があることを裏付けており，また，食事による腸内細菌叢の変化が老化に伴う健康の衰えに

影響を与えることを示している．このように，腸内細菌叢の構成の変化は加齢とともに起きるが，成人以降の厳密な腸内細菌叢の変動ポイントや境界はなく，むしろ腸内細菌叢の変化は時間とともに緩やかに進む．それは加齢に伴う腸内細菌環境の悪化は加齢に伴い変化するライフスタイル，栄養状態，身体の虚弱や体内の炎症状態等の要因により強く影響を受けるためと考えられている．

マウス実験では栄養状態や生育環境を一定に保つことでこれら環境要因を排除した加齢の変化を追跡できる利点があり，マウスにおいても加齢に関連した腸内細菌叢解析の報告がいくつかある．マウスでは生後3週齢の離乳時から2週間までは腸内細菌叢が大きく動き，多様性も増加していく[5]．その後の細菌叢については，部分的ではあるが，生後6カ月，約1年，約2年の腸内細菌叢を調べた例では，腸内細菌叢が年齢ごとに異なることが報告されている[6]．このように長期的かつ継続的に腸内細菌叢をモニターした研究はないことから，われわれは離乳時までSPF施設で維持したC57BL/6Jマウスを無菌アイソレータ内で約1年半長期飼育し腸内細菌叢の変化を追跡した．その結果，離乳時の生後3週齢から8週齢までの変化は大きいがその後8週齢から1年半ではほぼ腸内細菌叢は安定していた．しかし，いくつかの菌種は高齢になるにつれて徐々に存在比が変化していくことがわかった．また，われわれは血中や糞便中のメタボローム解析も行い，血中の代謝物は加齢により変化するが，腸内細菌叢の変化とは連動せず，糞便中の代謝物は加齢による腸内細菌叢の変化と連動して変化する代謝物が多くみられた．さらに，われわれは生後1年半の腸内細菌叢は肥満型の腸内細菌叢と類似していることを見出している（論文投稿中）．

2 宿主の加齢にかかわる腸内細菌の働き

加齢に関連する腸の生理機能の低下（消化管運動障害など）は，腸内細菌の多様性，組成および機能的特徴に深刻な影響を及ぼすことが報告されている[7]．これらの年齢に伴う生理機能の低下は，長期にわたる免疫系の刺激により免疫力の低下（免疫老化）を引き起こすためである．さらに，免疫力の低下から軽度の慢性炎症状態になり，細菌性胃腸炎（*Clostridium difficile*腸炎など）やアテローム性動脈硬化症，脆弱性，がん，メタボリックシンドローム，2型糖尿病，神経変性疾患などの非消化器疾患を含む，多くの加齢関連疾患に発展する[7] [8]．

最近のマウスを使った研究から，加齢に伴う慢性炎症が腸内細菌により促進されている可能性を報告している．Thevaranjanらは，血中の炎症性サイトカイン（IL-6やTNF）のレベルは年齢とともに増加することが知られているが，この年齢に関連する炎症の根底にある原因に腸内細菌叢がかかわることを示している[9]．無菌条件下でマウスを維持すると炎症性サイトカインのレベルは加齢に関連した増加を示さず，SPFマウスよりも600日まで長く生存し，老化した無菌マウス由来のマクロファージは抗菌活性を維持することがわかった．しかし，SPFで飼育された老化したマウスと一緒に無菌のマウスを共存させると，血中の炎症性サイトカインが増加した．TNF欠損マウスでは，加齢に関連した腸内細菌叢の変化は観察されず，老化したSPFマウスに抗TNF抗体を投与しTNFを減少させることによって腸内細菌叢を変動させることは可能であった．これらのデータは，老化に関連した腸内細菌が炎症を促進していることを示している．一方で，ヒトの100歳以上の高齢者（centenarian）の腸内細菌叢の研究から，老化に伴う炎症を抑制する抗炎症効果のある細菌と長寿に関連する細菌が発見された．Biagiらはイタリアで22～109歳までのヒトの腸内細菌叢を調べたところ，22～48歳の成人グループと65～75歳の高齢者グループの腸内細菌叢はかなり類似していたが，centenarianの腸内細菌叢とは有意に異なることを報告している[4]．centenarianの腸内細菌叢は，日和見性の炎症促進性細菌（病原性桿菌）を含むFirmicutes門の再編成およびProteobacteria門の増加が観察された．70歳以上の高齢者におけるProteobacteria門の増加は日本人のデータでも同様に観察されていた（**図1**）．さらに，centenarianでは末梢血の炎症マーカーの増加は腸内細菌叢の変化と相関し，抗炎症効果をもつ*Faecalibacterium prausnitzii*が減少していた．*Eubacterium limosum*はcentenariansで10倍程度多くなっていたことからこれがいわば「長寿のバク

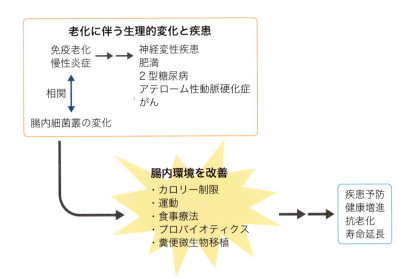

図2　老化と腸内細菌の関係
加齢に伴う腸内細菌叢の変化は免疫老化や慢性炎症に相関して変動することが報告されている．このような老化に伴う生理的変化は老化関連疾患に進展する．近年，腸内細菌が神経変性疾患，肥満，2型糖尿病およびアテローム性動脈硬化症等，老化関連疾患を調節し改善する可能性があり，高齢者において腸内細菌を標的とした食事療法，プロバイオティクス摂取，糞便微生物移植等の介入治療は，健康および抗老化に有利な影響を及ぼすことが期待されている．

テリア」ではないかと考えられた．105〜109歳のsemi-supercentenariansでは健康増進効果のある腸内細菌（*Akkermansia*属，*Bifidobacterium*属，Christensenellaceae科）が増加していた．Rampelliはヒトの糞便のメタゲノム解析を行い，加齢により変化する腸内細菌の機能遺伝子の変化を調べた結果，高齢者では若年成人に比べ，タンパク質分解に関連する遺伝子が多い一方，短鎖脂肪酸産生に関連する遺伝子が欠如しており，そのような変化は病原性桿菌の増加と相関していた[10]．Parkらの研究では，健康なcentenariansでは糞便中の*Faecalibacterium*属菌が多く，血中のリポ多糖（LPS）が低いことがわかっており，健康なcentenarianでは抗炎症効果のある腸内細菌をもち，宿主の炎症を抑制している可能性があることを示唆している．

3 腸内細菌が関連する加齢関連疾患の改善

加齢関連疾患の原因となる慢性炎症を抑制することが疾患改善や予防になると考えられており（**図2**），プロバイオティクスなどの腸内細菌は直接的に炎症応答を低下させ，適応免疫応答を改善し，それにより免疫老化を妨げることができると想定している．高齢者におけるプロバイオティクスおよびプレバイオティクスの介入研究はそれほど報告がないが，多くの場合，ビフィズス菌の増加と同時にEnterobacteria科の細菌の減少が報告されている．さらに，いくつかの研究では，プロバイオティクスが，炎症性サイトカインの産生を減少させ，NK細胞や貪食細胞の活性を増加させ，インフルエンザワクチン接種に対する応答性を改善していることを報告している．これは，腸内細菌叢への直接的な操作が適応免疫応答を改善し，炎症を減少させ，免疫賦活効果を補う可能性を示唆しているが，臨床症状または疾患のリスクに対する効果の報告はない[8]．

食物およびプロバイオティクスの介入は現在，腸内細菌の調節に最も有用であるが，近年，健康なドナーから糞便をレシピエントの胃腸管に移す糞便微生物移植（FMT）が，腸内生態系を回復するための根本的なアプローチとして注目されている．すでにマウス実験では肥満の人の腸内細菌を移植した無菌マウスは，痩せた人の腸内細菌を移植したマウスに比べて，体重が

増加し，より多くの脂肪を蓄積したことが証明されている[11]．ヒトにおけるFMTの有効性に関する予備的研究では，痩せ型ドナーからメタボリックシンドロームの患者への腸内細菌叢の移行が実施され，FMT処置の6週間後にはインスリン感受性改善されたとともに，酪酸産生細菌が増加した[12]．興味深いことに，何人かのドナーは非常に有意な効果を示したが，他のドナーは効果を示さなかった．この有益な効果を提供する"スーパー糞便ドナー"は，糞便中の酪酸産生菌の割合が高いため，腸内の酪酸産生が抗肥満に働いている可能性を示唆している[13]（第2章-7参照）．

脳と腸は自律神経系や液性因子（ホルモンやサイトカインなど）を介して密に関連していることが知られており，この双方向的な関連を"脳腸相関"と呼び，神経疾患にも腸内細菌がかかわることが近年報告されている（第2章-Ⅳ参照）．老化における慢性炎症は，炎症性サイトカインの上昇および酸化ストレスの上昇，血液脳関門の破壊，末梢免疫細胞の浸潤，およびグリア細胞の活性化によって，脳機能を著しく損なう可能性がある．パーキンソン病（PD）は65歳以上の人口の1〜2％で発症しているが，PDを含む神経変性疾患の発症に腸内細菌が重要な役割を果たすことが近年報告されている（第2章-17参照）．PDは，神経細胞でミスフォールドされたシヌクレイン（Syn）の蓄積が，神経変性や細胞死を引き起こすことで発症すると考えられている．Synを過剰発現するマウスを用いた最近の研究では，無菌化したSyn過剰発現マウス，もしくはSPFで飼育したSyn過剰発現マウスへ抗生物質を投与することによりマウスの運動症状の悪化は改善されるが，無菌化したSyn過剰発現マウスへ短鎖脂肪酸を経口投与すると運動症状および神経炎症が悪化した．また，Syn過剰発現マウスにPD患者由来の糞便を移植した場合，健常者由来の糞便を移植した場合と比較して運動障害がより増強された．これらの知見から，腸内細菌や腸内細菌由来の代謝物がPDの重要な危険因子であることを報告している[14]．さらに，アルツハイマー病（AD）の発症についても腸内細菌の重要な役割が実証されている．ADは老人斑および神経原線維変化を特徴とし，記憶障害および精神症状・行動障害をもたらす神経変性疾患である．腸内細菌は，多量のアミロイドおよびリポ多糖類を放出し，それにより炎症性サイトカインの産生を促進し，ADの病因に関与するシグナル伝達経路を調節することが示されている[15]．そのため，腸内細菌に特異的な介入治療またはFMTによるアミロイド生成の抑制が，認知症の発症を予防または遅延させる有望な治療戦略として期待されているが，このようなアプローチは，現在まで十分に研究されておらず，今後の研究の進展に期待したい．

4 腸内細菌による寿命延長効果

さまざまな寿命延長介入試験において腸内細菌叢の組成が変化することが報告されている．いくつかの研究では，腸内細菌の組成とカロリー制限（CR）による体重減少との間に関連性が見出されており，これは今再生可能な寿命延長戦略であると期待されている．特に，Firmicutes/Bacteroides比は，肥満のヒトやマウスでは高く，減量を引き起こすCRベースの介入では低くなることが報告されている[16]．生涯にわたり低脂肪食を与えたCR条件下のC57BL/6Jマウスでは寿命と*Lactobacillus*属に正の相関があり，寿命と負に相関する腸内細菌もいくつか存在した[17]．CR条件下の高齢マウスではLPS結合タンパク質のレベルの低下がみられたため，CRにより構造的にバランスのとれた腸内細菌叢が確立され，腸からの抗原負荷の減少を介して宿主に健康をもたらす可能性があることを示唆している．さらに，プロバイオティクスの摂取により，代謝および心血管の健康状態を改善する可能性があるという，実験的および臨床的な報告がある．プロバイオティクスの介入治療は，低密度リポタンパク質（LDL）-コレステロールの低下および低密度/高密度リポタンパク質（LDL/HDL）-コレステロール比の改善，ならびに炎症性サイトカイン，血糖値，血圧および体格指数の低下をもたらすことが報告されている[18]．線虫やマウスの研究では，プロバイオティクスが寿命を延長させることが示されている．プロバイオティクス摂取の寿命延長効果は，線虫において多数報告されており，これらの長寿効果は，自然免疫応答シグナリング[19][20]，酸化ストレスに対する耐性の改善[21]，リポフスチン蓄積の減少[22]およびセロトニンシグナル伝達の調節[23]に起因することが報告されている．また，マウス実験においては，プロバイオティクス摂取により結腸にお

ける慢性的な軽度炎症を抑制しマウスの寿命を延ばすことができたという報告もある[24].

おわりに

加齢に伴う宿主の免疫老化,慢性炎症,また,ライフスタイルや食事の変化が腸内細菌叢に変化をもたらす一方で,加齢により変化した腸内細菌叢自体も宿主側の炎症を促進している報告もあり,加齢にかかわる生理的状態には宿主と腸内細菌叢が相互に作用していることが明らかになってきた.今後は腸内細菌叢を改善することで加齢に関連した疾患の改善,予防,さらには寿命延長へと発展することを期待したい.

文献

1) Claesson MJ, et al：Nature, 488：178-184, 2012
2) Yatsunenko T, et al：Nature, 486：222-227, 2012
3) Odamaki T, et al：BMC Microbiol, 16：90, 2016
4) Biagi E, et al：Curr Biol, 26：1480-1485, 2016
5) Turnbaugh PJ, et al：Sci Transl Med, 1：6ra14, 2009
6) Langille MG, et al：Microbiome, 2：50, 2014
7) Konturek PC, et al：J Physiol Pharmacol, 66：483-491, 2015
8) Perez Martinez G, et al：Benef Microbes, 5：235-246, 2014
9) Thevaranjan N, et al：Cell Host Microbe, 21：455-466.e454, 2017
10) Rampelli S, et al：Aging (Albany NY), 5：902-912, 2013
11) Ridaura VK, et al：Science, 341：1241214, 2013
12) Vrieze A, et al：Gastroenterology, 143：913-916.e917, 2012
13) Udayappan SD, et al：Clin Exp Immunol, 177：24-29, 2014
14) Sampson TR, et al：Cell, 167：1469-1480.e1412, 2016
15) Pistollato F, et al：Nutr Rev, 74：624-634, 2016
16) Mathur R & Barlow GM：Expert Rev Gastroenterol Hepatol, 9：1087-1099, 2015
17) Zhang C, et al：Nat Commun, 4, 2013
18) Thushara RM, et al：Food Funct, 7：632-642, 2016
19) Nakagawa H, et al：Aging Cell, 15：227-236, 2016
20) Kwon G, et al：Sci Rep, 6：31713, 2016
21) Grompone G, et al：PLOS ONE, 7：e52493, 2012
22) Kumar M, et al：Future Microbiol, 11：585-600, 2016
23) Park MR, et al：J Agric Food Chem, 63：10227-10233, 2015
24) Matsumoto M, et al：PLOS ONE, 6：e23652, 2011

<筆頭著者プロフィール>

中西裕美子：2012年,横浜市立大学大学院国際総合科学研究科博士課程修了(理学博士).同年から慶應義塾大学先端生命科学研究所研究員.'15年から理化学研究所生命医科学研究センター粘膜システム研究チーム研究員.'18年から神奈川県産業技術総合研究所腸内細菌プロジェクト研究員.大学院から現在までメタボロミクスと腸内細菌をテーマに研究を行っている.

第2章 常在細菌叢と生理・病理

Ⅳ. 精神・神経系の制御，救急医療

15. 腸内細菌叢や免疫系が情動に及ぼす影響

宮島倫生，Sidonia Fagarasan

> 腸内細菌叢，免疫系，脳神経系の三者は密に相互作用しており腸内細菌叢と免疫系は脳機能に影響を及ぼすことが明らかになってきている．本稿では情動のなかでも比較的研究が進んでいる不安と恐怖に焦点を当てて免疫系や腸内細菌叢による制御についての最近の知見を概説する．また近年，免疫細胞の活性化に伴う情動変化の新たなメカニズムの一端が解明された．慢性免疫活性化モデルマウスの解析により明らかにされた，免疫系と脳神経系とのアミノ酸の奪い合いに起因する情動変化メカニズムを紹介する．

はじめに

腸内細菌叢，免疫系，脳神経系の三者は互いに密に相互作用している．腸内細菌由来の化合物は脳や免疫機能に影響を及ぼし，免疫系は脳機能に影響を及ぼすことが明らかになってきている．脳機能の1つに情動[※1]制御があるが，本稿では齧歯類にも認められる基本情動，なかでも比較的研究が進んでいる「不安」と「恐怖」に焦点を当てて免疫系や腸内細菌叢が及ぼす影響についての最近の知見を概説する（図1）．また近年その一端が明らかになった免疫細胞の活性化に伴う情動変化についてそのメカニズムも含めて紹介する．

1 免疫系が及ぼす情動への影響

感染症や自己免疫疾患，神経変性疾患といった多くの疾患では免疫系の活性化とともに心理変化が生じるケースが知られている．情動も例外ではなく，免疫系

[略語]
4EPS：4-ethylphenylsulfate（4-エチルフェニル硫酸）
BDNF：brain-derived neurotrophic factor（脳由来神経栄養因子）
DASS：depression anxiety stress scale（抑うつ不安ストレス尺度）
IgG：immunoglobulin G（免疫グロブリンG）
IL：interleukin（インターロイキン）
LPS：lipopolysacharide（リポ多糖）
MAMPs：microbe-associated molecular patterns（微生物関連分子パターン）
MIA：maternal immune activation（母体免疫活性化）
PD-1：programmed cell death protein 1（プログラム細胞死タンパク質1）
RORγt：retinoic acid receptor-related orphan receptor γt（レチノイド関連オーファン受容体γt）
SFB：segment filamentous bacteria（セグメント細菌）
SPF：specific pathogen free（特定病原体除去）
TNF：tumor necrosis factor（腫瘍壊死因子）

The effects of intestinal microbiota and immune system on emotion
Michio Miyajima/Sidonia Fagarasan：Laboratory for Mucosal Immunity, RIKEN CENTER for Integrative Medical Sciences（IMS）（国立研究開発法人理化学研究所生命医科学研究センター粘膜免疫研究チーム）

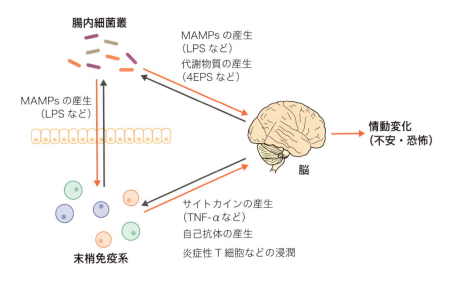

図1 腸内細菌叢，免疫系，脳神経系のクロストーク
腸内細菌叢，免疫系，脳神経系は密に相互作用している．本稿で扱う腸内細菌叢や免疫系から情動変化へと至る流れが赤矢印で示されている．

が活性化する多くの疾患において情動変化が報告されている．脳は免疫特権領域として知られ，通常は血液脳関門により末梢の免疫細胞の侵入は制限されている．ここでは脳内免疫細胞と脳外免疫細胞に分けて，おのおのの情動に及ぼす影響について概説する．

1）脳内免疫細胞による情動への影響

脳内にはミクログリア[※2]や非実質マクロファージなどの免疫担当細胞が存在するが[1]，神経系へ及ぼす影響について研究が進んでいる細胞種はミクログリアである．脳内免疫細胞による情動への影響についてもミクログリアによるメカニズムについて最も研究が進んでいる．

精神的ストレスは不安障害のリスクファクターとなり，その病態生理には神経炎症性のサイトカインが寄与する．これまでにミクログリアがTNF-αやIL-1βといった炎症性サイトカインを産生することで直接ニューロンに影響を及ぼし不安様行動を亢進させることが示されていたが[2]，近年ミクログリアが炎症性サイトカイン産生性の単球を内皮へ誘導することでストレスに起因する不安様行動を仲介するというメカニズムが明らかにされた[3]．

一方でミクログリアは恐怖反応にも影響を及ぼすことが報告されている[4]．ミクログリア除去マウスやミクログリア特異的にBDNF（脳由来神経栄養因子）を欠失したマウスでは恐怖記憶の障害が認められている．また，脳内での炎症性サイトカインの産生は恐怖記憶形成の過程を変化させることが知られているが，近年，恐怖記憶の維持にミクログリアから産生されるTNF-αが関与することが示された[5]．

ミクログリアは情動変化がしばしば認められる神経変性疾患の病態にも関与しているが[2]，神経変性疾患におけるミクログリアの役割や腸内細菌叢との関係についての解説は他稿に譲る．一方でミクログリア以外の細胞として，脳内のマスト細胞（肥満細胞）が不安様行動を制御することが報告されているが[6]，そのメカニズムについては不明な点が多い．また，脳内サイ

※1 情動
感情の1種であり，急激に生起して短時間で終結する一過的な感情状態のこと．情動の種類には，齧歯類にも認められる怒り・恐怖・不安などの基本情動や，霊長類に特徴的な嫉妬や罪悪感といった高次の社会的感情がある．

※2 ミクログリア
免疫細胞としての役割を有するグリア細胞の一種で脳全体に定着し分布する．炎症性サイトカインの放出やニューロンとの相互作用，貪食といった機能により脳の異常を監視して損傷の修復や異物排除の役割をもつ．

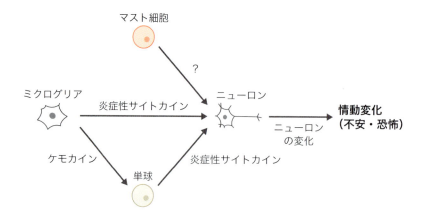

図2　脳内免疫細胞による情動制御機構
ミクログリアはサイトカインを介して直接的・間接的に神経細胞に作用し情動に影響を及ぼす．

トカインによる情動制御という観点からすると，IL-33が不安様行動に関与するということが報告されている[7]．IL-33は脳内でアストロサイトやオリゴデンドロサイトに発現しているが，その欠失は脳神経の発生や成熟に影響を及ぼし不安様行動が低下するというメカニズムが示唆されている（**図2**）．

2）脳外免疫細胞による情動への影響

i）血液脳関門の破綻を伴うメカニズム

脳外の免疫細胞やサイトカインは通常は血液脳関門により隔てられ直接脳内に侵入できない．しかしながら一部の神経疾患や自己免疫疾患などでは血液脳関門が破綻し，これらの脳内への侵入が可能となり情動を制御する脳機能へ影響を及ぼす．

脳外免疫細胞が情動へ影響を及ぼす1つ目のメカニズムは血液脳関門の破綻による脳外の免疫細胞の神経実質内への侵入である．神経変性疾患のマウスモデルである実験的自己免疫性脳脊髄炎マウスは不安様行動の亢進を伴う．その発病過程には病原性T細胞の中枢神経系への浸潤が必要であるが，T細胞は血液脳関門のゲートを通過して内部へと侵入することが示されている[8]．

血液脳関門の破綻により脳外免疫細胞が情動変化に影響を及ぼす2つ目のメカニズムは抗体などの液性因子の神経実質内への漏出によるものである．血液脳関門におけるタイトジャンクションの障害は透過性の亢進につながり自己抗体などの液性因子の脳内への流入を可能とする．ニューロンに反応性をもつ自己抗体は情動変化を引き起こしうる．実際に自己免疫疾患・神経性疾患であるスティッフパーソン症候群患者のIgGのラット脳内投与により，扁桃体※3介在ニューロンへのIgGの蓄積が生じ不安様行動が亢進することが報告されている[9]．

ii）血液脳関門の破綻を伴わないメカニズム

通常は脳外の免疫細胞は直接脳内に侵入できないものの，末梢の免疫活性化の情報が血液脳関門の破綻なしに間接的に脳内に伝わり情動に影響を及ぼすという経路も存在する．

感染症による免疫系の活性化は情動を含む多くの行動変化を引き起こす．末梢での感染に伴う炎症が直接的にもたらす精神的な変調の1つとしてsickness behaviorとよばれる行動変化がある．sickness behaviorはTNF-α，IL-1，IL-6といった多くの炎症性サイトカインに仲介されることが明らかになっており，実際にサイトカインの投与だけでも同様の行動変化が観察されている．ヒトでもインターフェロンやIL-2投与後の副作用としてうつや不安亢進を生じることが知られているが，これはsickness behaviorによるものと考えられる．さらにヒトの免疫系の活性化における血中のサイトカインレベルと不安やうつといった行

※3　扁桃体
中枢神経系の大脳側頭葉内側の奥に存在するアーモンド型のニューロンの集まり．不安や恐怖といった情動反応の処理と記憶において主要な役割をもつことから脳のなかで情動の中枢ともよばれる部位．

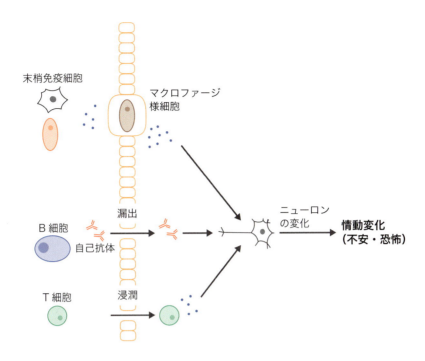

図3　脳外末梢免疫細胞による情動制御機構
末梢免疫細胞は活性化に伴い炎症性サイトカインを産生し，不完全なバリア機能しかもたない血管が存在する脳室周囲器官や脈絡叢のマクロファージ様細胞からのサイトカイン産生を促す．一方で血液脳関門の破綻により脳内への自己抗体の漏出やT細胞の浸潤が生じる．いずれも結果としてニューロンに作用して情動変化が生じる．

動の相関が報告されている[10]．

sickness behaviorを誘導するようなLPSなどのMAMPsによる免疫の活性化は脳内の炎症性サイトカインの発現上昇を介して不安様行動の亢進を引き起こす．末梢から脳へのシグナル伝播の経路の1つとして不完全なバリア機能しかもたない血管が存在する部位である脳室周囲器官や脈絡叢を経由する経路がある．MAMPsに反応した末梢の自然免疫細胞に由来するサイトカインやMAMPs自体が，脳室周囲器官や脈絡叢のマクロファージ様細胞に作用することで脳内でのサイトカイン産生につながるという経路である．産生されたサイトカインは脳実質へと拡散し，ニューロンに作用して不安様行動を亢進させる．また末梢の免疫活性化に起因する脳内サイトカインシグナルの活性化は恐怖行動に影響を与えることも知られている．末梢のLPSの投与により恐怖学習および恐怖記憶が障害されるが，この障害はIL-1受容体のアンタゴニスト投与により回復する．

このように末梢での免疫系の活性化は情動変化を引き起こすことが明らかになっている（図3）．

2 腸内細菌叢が及ぼす情動への影響

1）腸内細菌の不在による情動への影響

腸内への細菌叢の定着は神経の発生や行動に大きな影響を及ぼす．通常飼育下マウスと比較して無菌マウスや抗生物質投与マウスでは，神経疾患の病態や行動に変化が生じる[11]．情動も例外ではなく無菌マウスでは不安様行動が抑制されていることが明らかになっている[12]．さらに無菌マウスでは扁桃体に依存した恐怖記憶の想起が低下していることが示されている[13]．このように腸内細菌の非存在下では情動変化が生じることが示されているが，そのメカニズムについては不明な点が多い．腸内細菌はミクログリアの成熟や機能も制御することからミクログリアの機能変化も情動変化の一因であると考えられる[14]．

2）腸内細菌の変化による情動への影響

腸内細菌叢のバランス変化によっても情動変化は生

じる．プロバイオティクスの投与による炎症性細胞の抑制によりDASS（抑うつ不安ストレス尺度）が低下することが報告されている[1]．また前述したストレスに起因する不安様行動も腸内細菌バランスの変化により影響を受けることが示されている．ストレスマウスでは糞便の腸内細菌叢が変化して大腸炎を発症するとともに不安様行動が亢進するが，通常マウスへの糞便移植により不安様行動亢進の表現型も伝播する．さらにストレスマウスの糞便で増加していた*E. coli*や*E. coli*由来LPSの投与により不安様行動は亢進し*Lactobacillus*をプロバイオティクスとして投与することにより不安様行動の亢進が抑えられることが示されている[15]．さらに食餌性肥満により生じる不安様行動も腸内細菌の影響を受けることが示されている．メトロニダゾールやバンコマイシンといった抗生物質投与により食餌性肥満における脳内のインスリン抵抗性や炎症が抑えられると同時に不安様行動も回復することが報告されている[16]．

近年，自閉症スペクトラム障害の動物モデルであるMIAマウスにおける腸内細菌の役割が明らかになってきている．このモデルではマウスは社会性行動の異常に加え不安様行動の亢進を示す．MIAマウスは消化管バリアの障害と腸内細菌叢の変化を有するが，ヒトの腸内常在菌である*Bacteroides fragilis*の経口投与により腸内細菌叢が変化して腸の透過性が改善する．さらにMIAマウスで増加していた4EPSの量が低下して不安様行動も改善する[17]．4EPSは腸内細菌由来不安関連分子であり，循環系である血液を介して直接脳に作用すると考えられている．一方でMIAマウスではIL-17産生性のヘルパーT細胞であるTh17細胞の母体での活性化が不安様行動の亢進に重要であることが示唆されている[18]．加えて腸内にSFBが存在するマウスではSFBが存在しないマウスより不安様行動が亢進することが示されている[19]．MIAマウスでは母体および自身の腸内細菌が不安様行動に影響を及ぼすという，情動と腸内細菌との新たな関係が明らかになってきている．

このように腸内細菌叢は免疫系を介して情動に影響を及ぼす一方で，腸内細菌叢が脳へと情報を伝える経路には求心性神経を介した経路もあり，脳内ミクログリアによるサイトカイン産生の結果，情動変化が誘導されると考えられている[20]（図4）．

3 免疫活性化に起因する情動変化の新たなメカニズム

これまで述べてきたように免疫系や腸内細菌叢による情動制御メカニズムが明らかになってきており，そのなかでサイトカインは重要な役割を果たす．しかしながら免疫活性化に起因する情動変化に重要なサイトカイン以外の因子については不明な点が多く残されている．次に近年明らかになった末梢の免疫活性化に起因する情動変化の新たなメカニズムを紹介する[21]．

1）PD-1欠損マウスにおける免疫活性化に起因するメタボロームシフト

免疫細胞は活性化に伴い細胞内の代謝を変化させることで増殖やエフェクター機能の発現を可能とする[22]．しかしながら免疫細胞の活性化が細胞外の代謝，すなわち細胞の外部環境のメタボロームに及ぼす影響については不明な点が多く残されていた．PD-1は主としてT細胞に発現する抑制性の共受容体であり，PD-1欠損マウスはT細胞が慢性的に活性化している慢性免疫活性化モデルである[23]．このPD-1欠損マウスの細胞外液のメタボロームである血清メタボロームを解析した結果，PD-1欠損マウスは野生型マウスとは異なったメタボロームプロファイルを示し，トリプトファンやチロシンを含む多くのアミノ酸濃度が低下しているという結果が得られた．一方でT細胞を欠くCD3ε欠損マウスとT細胞とPD-1を欠くCD3ε/PD-1二重欠損マウスとでは血清アミノ酸濃度に有意な変化はみられず，PD-1欠損マウスの血清アミノ酸減少はT細胞に依存していることが示唆された．

次にPD-1欠損マウスの各組織中のアミノ酸量を野生型マウスと比較した．さまざまな組織に対してメタボローム解析を実施した結果，PD-1欠損マウスではリンパ節内のアミノ酸量が顕著に増加していることが示された．一方でPD-1欠損マウスではリンパ節中の活性化T細胞の増加と血清アミノ酸濃度の低下の相関が認められた．そこで，T細胞の細胞内アミノ酸取り込み量を調べたところ，T細胞は活性化に伴うアミノ酸トランスポーターの発現上昇とともに，細胞内へのアミノ酸取り込み量を増加させることが明らかになった．このことからPD-1欠損マウスのリンパ節では，T細胞が増殖・活性化してアミノ酸の細胞内への取り込

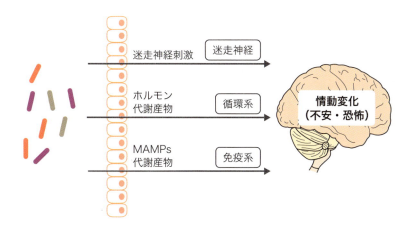

図4　情動変化につながる腸内細菌叢から脳への経路
腸内細菌叢は迷走神経，血液などの循環系，免疫系を介して情動変化を引き起こす．

み量を増加させることにより，血液中のアミノ酸が減少するものと考えられた．

2）PD-1欠損マウスにおける情動行動変化

トリプトファンは脳内で神経伝達物質セロトニンの前駆体となる．そこでPD-1欠損マウスの脳内トリプトファン濃度およびセロトニン濃度を測定した結果，トリプトファンおよびセロトニン濃度はPD-1欠損マウス脳内で低下していた．セロトニンは不安や恐怖といった情動を制御することが知られているので，次にPD-1欠損マウスの情動を解析した．不安様行動を測定する試験である高架式十字迷路試験やオープンフィールド試験の結果，PD-1欠損マウスでは不安様行動が亢進しているという結果が得られた．さらに恐怖条件づけ試験により，PD-1欠損マウスは恐怖反応が亢進していることも示された．

次にトリプトファン補給餌によりPD-1欠損マウスの不安様行動が回復するかどうかを検証した．2％トリプトファン添加餌により，PD-1欠損マウスの血清中のトリプトファン量や中脳縫線核におけるセロトニン量は野生型対照群と同程度にまで増加した．この条件下でトリプトファン添加餌はPD-1欠損マウスの不安様行動を回復させたことから，末梢の免疫活性化によるトリプトファンの過度な消費が脳内セロトニンの欠乏を引き起こしPD-1欠損マウスの不安様行動の一因となることが示唆された（**図5**）．以上の結果より，免疫活性化が情動へと影響を及ぼす新たなメカニズムが示された．

3）PD-1欠損マウスにおける腸内細菌叢の情動への影響

PD-1欠損マウスの腸管ではIgA産生B細胞の親和性成熟のT細胞選択の阻害により腸内細菌叢が変化している[24]．一方で*Clostridia*のような腸内細菌はトリプトファン代謝に影響を与えうる．このような背景からPD-1欠損マウスの血中アミノ酸減少における腸内細菌叢の寄与を調べた．無菌PD-1欠損マウスの血中アミノ酸濃度を無菌野生型マウスと比較したところ，両者のメタボロームプロファイルは異なることが明らかになった．さらに無菌PD-1欠損マウスは血中のトリプトファンおよびチロシン濃度の低下および活性化T細胞数の増加に加え，不安様行動の亢進が認められたことから，PD-1欠損マウスのアミノ酸低下に起因する不安様行動は腸内細菌叢非存在下でもみられる現象であることが示された．その一方でSPF環境下，無菌環境下それぞれの野生型マウス，PD-1欠損マウスの血清メタボロームの比較解析を行ったところ，SPF環境下でのみ野生型マウスとPD-1欠損マウスとの間で量的変化がみられる化合物が数多く検出された（未発表データ）．これらの腸内細菌叢由来代謝産物のPD-1欠損マウスの情動や行動に与える影響についてはさらなる解析が必要とされる．

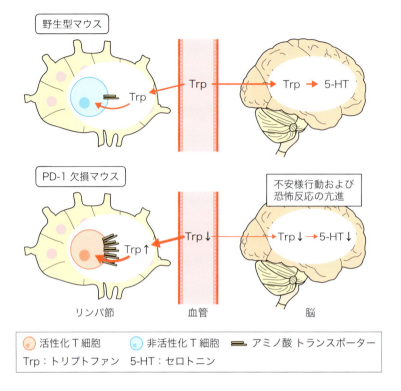

図5　PD-1欠損マウスにおける免疫活性化に起因する情動変化メカニズム
PD-1欠損マウスではリンパ節で増殖・活性化したT細胞がトリプトファンを細胞内に多量に取り込む．その結果，血中および脳内のトリプトファンおよび脳内セロトニン濃度が低下し不安様行動および恐怖反応が亢進する．

おわりに

　本稿では情動である不安と恐怖に焦点を当てて免疫系や腸内細菌叢による制御についての最近の知見を概説した．多くの研究により腸内細菌叢や免疫系が情動に影響を及ぼすという事実が明らかになってきているが，メカニズムについては不明な点が多く残されている．その原因の1つは明らかにシステム間の相互作用の複雑性であろう．腸内細菌叢や免疫系が情動に及ぼす影響の全貌を明らかにするには行動（行動学），神経系（神経科学），免疫系（免疫学），腸内細菌叢（微生物学）といった多分野にわたる学際的な研究が必要になる．単に「脳腸相関」という言葉で片付けられない複雑なメカニズムを地道に忍耐強く紐解いていく研究が必要であると思われる．

文献

1) Fung TC, et al：Nat Neurosci, 20：145-155, 2017
2) Wolf SA, et al：Annu Rev Physiol, 79：619-643, 2017
3) McKim DB, et al：Mol Psychiatry, 23：1421-1431, 2018
4) Parkhurst CN, et al：Cell, 155：1596-1609, 2013
5) Yu Z, et al：Brain Behav Immun, 59：313-321, 2017
6) Nautiyal KM, et al：Proc Natl Acad Sci U S A, 105：18053-18057, 2008
7) Dohi E, et al：eNeuro, 4：10.1523/ENEURO.0147-17.2017, 2017
8) Arima Y, et al：Cell, 148：447-457, 2012
9) Geis C, et al：PLoS One, 6：e16775, 2011
10) Reichenberg A, et al：Arch Gen Psychiatry, 58：445-452, 2001
11) Sampson TR & Mazmanian SK：Cell Host Microbe, 17：565-576, 2015
12) Neufeld KM, et al：Neurogastroenterol Motil, 23：255-64, e119, 2011
13) Hoban AE, et al：Mol Psychiatry, 23：1134-1144, 2018
14) Erny D, et al：Nat Neurosci, 18：965-977, 2015
15) Jang HM, et al：Sci Rep, 8：13897, 2018
16) Soto M, et al：Mol Psychiatry：10.1038/s41380-018-0086-5, 2018

17) Hsiao EY, et al：Cell, 155：1451-1463, 2013
18) Choi GB, et al：Science, 351：933-939, 2016
19) Shin Yim Y, et al：Nature, 549：482-487, 2017
20) Dantzer R, et al：Nat Rev Neurosci, 9：46-56, 2008
21) Miyajima M, et al：Nat Immunol, 18：1342-1352, 2017
22) O'Neill LA, et al：Nat Rev Immunol, 16：553-565, 2016
23) Okazaki T, et al：Nat Immunol, 14：1212-1218, 2013
24) Kawamoto S, et al：Science, 336：485-489, 2012

＜著者プロフィール＞

宮島倫生：2004年東京大学農学部卒業．'10年東京大学大学院医学系研究科博士課程修了〔博士（医学）〕．同年より理化学研究所・免疫・アレルギー科学総合研究センター特別研究員として抗体産生応答における自然免疫-獲得免疫間のクロストークの研究に従事．'13年より理化学研究所・統合生命医科学研究センター研究員として免疫活性化に伴う情動変化の研究に従事，'18年より理化学研究所・生命医科学研究センター研究員．現在は腸管恒常性の変容に起因する脳機能低下メカニズムの一端を明らかにすべく研究を進めている．

第2章 常在細菌叢と生理・病理

Ⅳ. 精神・神経系の制御，救急医療

16. 幼少期環境による中枢発達にかかわる腸内細菌叢の役割

菊水健史，上村いつか，茂木一孝

ヒトを含む哺乳類における仔の発達で最も特徴的な点は，哺乳行動を中心とした母子間の関係性が強いことである．この授乳期間に仔が母親から受けるさまざまな刺激は，仔の中枢や行動の発達に大きな影響を与え，個体の行動様式や内分泌系に長期的な変化を引き起こす．このような心身の機能の変化は，重要な遺伝子の発現の変化を伴うが，その背景にはエピジェネティックな制御が知られている．発達期の社会的要素の1つとして，これまで，母子間の接触行動が注目されてきたが，近年，母子間で伝達される腸内細菌叢や周囲の仲間から影響を受ける細菌叢の役割が見出されてきた．われわれの研究室では，母子間の略奪が，仔マウスの成長後の不安行動や情動反応を上昇させること，また母子分離された雌マウスでは，自分が母親になった際にも通常に離乳された雌マウスに比べ，排泄を促すためや母乳を飲むよう促すための仔をなめる行動の時間が短くなることを明らかにしてきた．母子分離マウスではこの行動変化に並行して菌叢の変化が観察された．興味深いことに，早期母子分離されたマウスの細菌叢が，中枢機能を変化させていることも見出した．本稿では，このような脳腸相関，特に発達期の細菌叢の果たす役割に関する最近の知見を紹介する．

はじめに

われわれヒトを含む哺乳類に特徴的な機能として，胎盤形成を介して胎児を育て，授乳を含む養育行動によって子孫をより多く生存させることがあげられる．卵を産む魚類などの卵生の動物種や，卵を雌の体内で孵化させてから仔を産む爬虫類などの卵胎生の動物と比較すると，哺乳類の産仔数は圧倒的に少ない．また，生後間もない新生仔の個体は体温調節や運動機能などが未成熟な場合が多く，親は授乳など多くの資源を割いて仔を養育する必要がある．このような哺乳類の繁殖形態は一見すると「より多くの遺伝子を効率よく次

[略語]
BDNF：brain derived neurotrophic factor（脳由来神経栄養因子）
GF：germ free（無菌）
GR：glucocorticoid receptor（グルココルチコイド受容体）
SPF：specific pathogen free（特定病原体除去）

The function of intestinal microbiota for neuro-behavioral development
Takefumi Kikusui/Itsuka Kamimura/Kazutaka Mogi：School of Veterinary Medicine, Azabu University（麻布大学獣医学部）

世代に伝播する」という繁殖戦略の第一義から外れているように思える．しかし，哺乳類を対象とした研究で，生育環境が後天的に遺伝子発現修飾（エピジェネティクス）を変化させ，遺伝子発現が調節されることが明らかにされつつある[1]．哺乳類の多くが未成熟かつ可塑性に富む状態で出産することは，仔が発達の過程において，さまざまな環境の情報を取り入れ，それに適した機能を個々の個体が獲得できることを意味するだろう．別の言い方をすると，哺乳類の進化戦略は，各個体が後天的に環境に大きく適応しうる可塑的な機能をそれぞれ獲得し，個体の生存確率を飛躍的に上昇させた，ということになる．母子間の絆は，このような後天的な機能の獲得に大きな意味をもつことと考えられる．例えば，養育行動の良し悪しが仔のストレス制御にかかわる遺伝子の発現を調整する[2]．母子間で伝達されるものは，授乳などの栄養学的な資源に限らず，母性行動や育成環境も含まれ，これらは総じて仔の成長戦略の情報を母親が仔に伝えている，と考えられよう．つまり，周囲環境の影響が母体の状態に反映され，その母体の状態が仔にシグナルとして伝わり，仔のエピジェネティック変化を誘導し，結果として仔の成長に影響を与えると考えることができる．近年，その要因の1つとして，「細菌叢」が注目されてきた．細菌叢は，それ自身が中枢神経系に作用する場合もあれば，内分泌や免疫分子を介して，中枢に情報を伝える場合もある．その情報は，仔の中枢発達に作用し，さまざまな機能を変化させる[3]．特に母子間や発達期の細菌叢の果たす役割の大きさが注目されてきた．本稿では，まず発達期の母子間の重要性を振り返り，次に母子間あるいは発達期の環境から受ける，細菌叢が仔の中枢発達や行動神経内分泌に与える影響を紹介する．

1 母性環境と仔の中枢発達

ヒトを含む哺乳動物における仔の発達で，最も特徴的な点は，出生後に哺乳行為を中心とした母子間のつながりが強いことである．この期間に仔が母親から受けるさまざまな刺激は，仔の成長に大きな影響を与える．ヒトにおいては，虐待やネグレクトといった幼少期環境のストレスによって，成人期に気分障害と不安

障害が引き起こされることなどが報告されてきた．幼少期に虐待を受けた子どもは虐待を受けていない子どもと比較して心的外傷後ストレス障害や不安障害，うつ病などの精神疾患発症頻度が高い．その他にも，幼少期の長期的なストレスによって肥満や糖尿病，心疾患，不安障害など，さまざまな病気の発症率が上昇する．このため，発達期環境が及ぼす中枢ならびに身体機能の影響の分子メカニズムの解明は，発達期の社会環境に起因するとされる中枢性の障害や疾患の理解と治療法の確立に重要なテーマだといえよう．

母子関係の大事な社会的要素として，「離乳」があげられる．近年の研究により，早期離乳群の仔が通常離乳群のものと比べて，馴染みのない個体への社会的接近の減少や探索動作の低下，低体重傾向を示すという報告がされている．実験用のラットやマウスでは，通常3週間の授乳期間を終えて親元から離されるが，通常よりも1週間早く離乳させたところ，新規環境における心拍や体温などの自律反応が高くなることが認められた[4]．また早期離乳マウスでは成長後の不安行動の増加や，オスの攻撃行動の増加が観察された[5]．その他，早期に離乳された雌マウスでは，自分が母親になった際にも通常に離乳された雌マウスに比べ，排泄を促すためや母乳を飲むよう促すための仔をなめるlicking/grooming行動の時間が短くなった[6]．

2 母子環境と神経内分泌変化

このような個体の発達に負の影響を与える因子として，副腎皮質から放出されるグルココルチコイドがあげられる．マウスやラットでも幼若期にストレスを受けると，成熟後に不安行動等が増えることが知られているが，このとき海馬ではグルココルチコイド受容体（glucocorticoid receptor：GR）遺伝子のプロモーター領域にDNAのメチル化が誘導される[1]．それによりGRの発現量が低下するため，グルココルチコイドによるネガティブフィードバックが減弱し，ストレス内分泌軸の亢進が生じる．このようなクロマチンへの後天的な修飾により遺伝子発現が制御されることを「エピジェネティクス」という．早期離乳されたマウスでも海馬におけるGRのmRNAの発現量が低下し，ストレス反応からの回復が障害されていた[7]．このスト

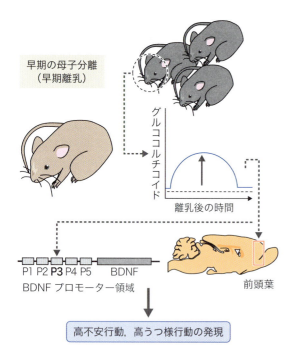

図1　早期離乳モデルによる神経行動学的変化の概要
早期に母子分離を経験した仔マウスではグルココルチコイドの過剰分泌が生じる.このグルココルチコイドが前頭葉の神経細胞に作用し,BDNFのプロモーターIII部位(P3)特異的に発現を抑制する.前頭葉の機能不全によって,高い不安行動や恐怖記憶の消去抵抗性を示すようになる.

表　早期離乳マウスで観察される行動や中枢変化

情動・自律神経反応テスト	
高架式十字迷路（ラット，マウス）	不安亢進
ホールボードテスト（ラット）	不安亢進
自律神経応答（ラット）	緊張亢進
強制水泳テスト（マウス）	うつ傾向亢進
社会行動	
母性行動（マウス）	低下
性行動（雄マウス）	抑制
制限給餌攻撃（雄マウス）	亢進
仲間に対する攻撃（雄マウス）	亢進
遊び行動（ラット）	低下
ストレス内分泌応答	
グルココルチコイド基礎値（マウス）	上昇
ストレス後グルココルチコイド値（マウス）	亢進
海馬グルココルチコイド受容体（マウス）	低下
中枢発達	
脳重量（マウス）	低下
ミエリン形成（ラット，マウス）	早期化
海馬BDNF発現（マウス）	低下
海馬神経新生（マウス）	低下

レス内分泌軸の高活性化は,幼少期のグルココルチコイドの過剰分泌によるものと考えられる.早期離乳された仔マウスでは非常に高いグルココルチコイド分泌が48時間以上にわたって観察されるが,通常通りに離乳した場合は1時間程度で基礎値まで回復できる[8].このことから,離乳直後に上昇したグルココルチコイドが中枢に作用し,不安増強やストレス内分泌軸の高活性化を引き起こしていると考えられる.

では,過剰分泌されたグルココルチコイドは脳のどの部位に作用するのだろうか.早期離乳は前頭前野－扁桃体間の伝達効率を低下させ,扁桃体,特に前頭葉からの投射を受ける底外側核でのミエリンの形成異常が認められている.扁桃体は,大脳辺縁系のなかでも特に情動とかかわりが深い.うつ病患者では扁桃体の体積が増加,安静時の扁桃体の血流が増加し,恐怖の表情を見たときの扁桃体血流増加も大きいことが報告されている.さらに,前頭葉が扁桃体出力の抑制を通じて恐怖反応を減少させていることや前頭前野の損傷は恐怖記憶の消去への抵抗性を増加させることが示されているなど,前頭葉－扁桃体の連絡が恐怖情動に果たす役割は大きい.そこで,前頭葉に着目し,グルココルチコイドの下流の分子として知られている脳由来神経栄養因子（BDNF）タンパク質発現測定,各プロモーター由来BDNF mRNA発現量測定を行い,その背景となる分子メカニズム同定を試みた.その結果,早期離乳マウスでは前頭葉のBDNF III mRNAおよびBDNFタンパク質が低下した[9].さらに前頭葉でのグルココルチコイドの作用を薬理学的に阻害することで,早期離乳の不安行動が改善されること,早期離乳によって低下したBDNFを回復させることで不安行動も回復することを見出した.つまり,母子関係の略奪は高グルココルチコイド状態を介して,GR発現の減少やBDNF機能のエピジェネティックな制御に影響を与えることが示された（**図1**）.これら,早期離乳による行動神経系の変化を**表**にまとめた.

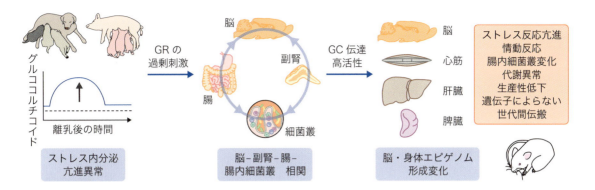

図2 早期離乳モデルによる脳腸相関と心身への影響
早期離乳によるグルココルチコイドの高活性化は，腸内細菌叢の変化をもたらし，長期的な影響の一因となる．全身性の高グルココルチコイドによって，ストレス反応が亢進し，情動反応が高まる．動物の場合には生産性が低下するなど，さまざまな悪影響が形成されると考えられる．

3 神経内分泌軸の発達と腸内細菌叢

仔の神経内分泌の発達が母子間に依存することが報告されるなか，九州大学の須藤らの研究が報告された．この論文は脳腸相関研究の幕開けを飾るといっても過言ではないだろう．GF（無菌）マウスとSPF（特定病原体除去）マウスのストレス内分泌応答を計測したところ，GFマウスは非常に高い反応を示した．またこの上昇は *Bifidobacterium infantis* の投与で改善されたことから，腸内細菌叢によるストレス内分泌応答の制御が明らかになった[10]．胎仔は無菌状態なので，母子間あるいは発達期の環境から体内に取り込まれた菌が定着することで，ストレス内分泌応答が規定されることになる．前述の早期離乳マウスでも生涯にわたる高いストレス内分泌応答が観察されるが，その原因が細菌叢にあると考えられた．

実際に早期離乳マウスの糞便と，通常通り生まれ育ったマウスの細菌叢を比較すると，その構成が変化しており，特にLachnospiraceae科の細菌構成比の変化が認められた．Lachnospiraceae科の細菌は，ストレスを負荷されたマウスで高発現する菌種として知られており[11]，ヒトでは潰瘍性大腸炎，クローン病の患者の腸内で多く検出されている．早期離乳マウスで変化した細菌叢の機能を実証するため，早期離乳されたマウスの糞便を採取し，無菌マウスに定着させる実験を行った．その結果，早期離乳マウスの糞便を投与されたマウスでは，うつ様行動が高まるなどの行動変化が生じた．これらのことから，幼少期に母子分離を経験することで生じるグルココルチコイドの過剰分泌を介して，細菌叢が変化し，その変化が体内の機能，特に中枢神経系に作用して不安やうつ様行動を変化させる可能性が見出された．グルココルチコイドの受容体は脳だけでなくさまざまな臓器に発現していることから，母子分離の影響は中枢や行動に限らず，末梢での代謝や免疫系にも影響を与えると予想される．そしてその影響が常在細菌叢を変化させることで，身体への影響をさらに悪化させる可能性が示された（**図2**）．

4 腸内細菌叢とオキシトシン

中枢発達における腸内細菌叢の役割に関しては，負の効果を改善するものも知られている．高脂肪食を摂食し続けると，腸内細菌叢のdysbiosisが観察される．dysbiosisとは，宿主の体調の変化など，何らかのきっかけにより，腸内細菌の総菌数が著しく減少することや，通常は菌数レベルの低い菌種が異常に増加することなど，正常な細菌構成が異常になることをいう．親のdysbiosisはそのまま仔の腸内細菌叢のdysbiosisへと垂直伝達し，仔の成長に影響を与える．例えば，社会性の低下などがその例である．この母親に対して，*Lactobacillus reuteri* を飲水投与すると，母親のdysbiosisが改善，それに伴って仔のdysbiosisの改善と社会性が回復した[12]．特に注目すべきは，*L. reuteri* が中枢のオキシトシンを活性化して，社会性を改善してい

た．オキシトシは脳の視床下部で産生されるペプチドホルモンで，従来，出産や射乳といった母親の機能のためのホルモンと考えられていたが，近年，中枢での作用が解析され，不安の低下，うつ様行動の減少，ストレス内分泌応答の減弱，社会性を高める，共感性や慰め行動にもかかわることが明らかとなった[13]．*Lactobacillus johnsonii* はイヌの唾液にも含まれる菌で，マウスの気管支炎を抑制する効果をもつ[14]．マウスではオキシトシ神経系を活性化させ，オキシトシが末梢で作用することで，外傷の治癒が早まることも明らかにされている[15]．さらに迷走神経の切除では Lactobacillus の効果が消失することから[16]，迷走神経がその伝達回路の候補といわれている．

オキシトシはストレス内分泌応答を低下させることも知られたホルモンであり，母子間の身体的な接触でも上昇することが知られているホルモンである．「親子の触れ合い」は接触を介したオキシトシの分泌のみならず，母親から，特に母乳に含まれる Lactobacillus などを介して，仔の細菌叢を変化させ，仔のオキシトシをさらに上昇させる可能性が示されたこととなる．先の母子分離による細菌叢の dysbiosis が，これらの母子間で伝達される Lactobacillus などの投与によって改善するかどうか，などは今後の研究の方向性といえよう．

5 離乳後の発達と腸内細菌叢

われわれもマウスの社会性と発達期の腸内細菌叢の関係を調べた．3週齢までに無菌状態で育ち，その後通常環境にて飼育したマウスと，SPFマウスをそれぞれ3匹ずつ，合計6匹を広いアリーナに入れ，個体間距離や不安傾向を計測した．無菌由来のマウスは高い不安行動とともに運動活性の低下が観察された．また個体間距離も長く，「社会不安」様の行動が観察された（図3）．並行して，中枢前頭葉のBDNFの発現量も低下し，中枢発達が阻害されていることが示された．GF由来マウスを3週齢からSPFマウスと混飼育すると，不安行動が改善し，また前頭葉BDNFも上昇することから，母子間の相互作用が強い3週齢のみならず，性成熟期の腸内細菌叢も社会性の発達に影響を及ぼすことが明らかとなった．興味深いことに，個体同士の接近回数はSPFよりも混飼育されたマウスの方が多く

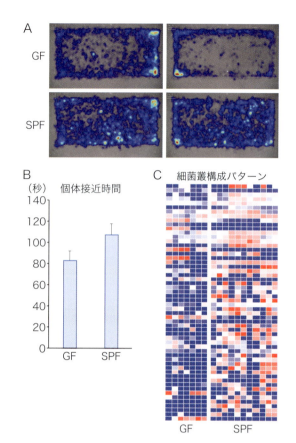

図3　3週齢まで無菌状態で育ったマウス（GF）とSPFマウスの社会性テスト
A）同じ空間に6匹のマウスを入れ，位置情報を解析した結果，GFマウスは角に滞在し，中央部への滞在時間が短く，不安が上昇していた．B）このとき，個体の接近時間もGFでは低下していた．C）糞便中の細菌叢構成も大きく異なっていた．

なった．おそらくこれは，個体の匂いの類似度が影響するのかもしれない．これらのマウスの細菌叢解析の結果からGF由来とSPF由来は大きく異なるが，混飼育群では細菌叢構成が類似していた．細菌叢は個体の匂いにも関与することから，似た者同士が距離を近づけたのかもしれない．また Actinobacteria や Verrucomicrobia の発現量にも群間差が認められたが，これらの菌の機能はまだ不明である．

発達期のもう1つのイベントは性成熟である．通常マウスでは4週からしだいに性ホルモンの分泌が上昇し，8〜10週の間に性成熟に達する．GF雌マウスを用いて，糞便中の性ホルモンの発達過程を調べたとこ

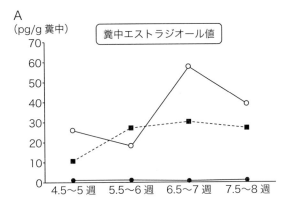
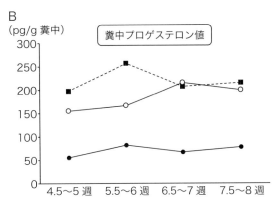
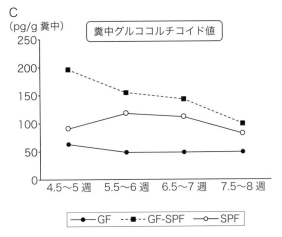

図4 腸内細菌叢による雌マウスの性成熟プロセス
糞中のエストラジオール（**A**），プロゲステロン（**B**），グルココルチコイド（**C**）を測定したところ，GFマウスではいずれもSPFマウスに比較して低値を示し，GFマウスにSPF由来の細菌叢を定着させると（GF-SPF），その低下が改善した．

ろ，SPFマウスに比較して非常に低いエストラジオール値を示した．GFマウスにSPFマウスの糞便から抽出した細菌叢を投与すると，その影響が改善された．エストラジオール以外にもプロゲステロンやグルココルチコイドも同様にGFマウスでは非常に低値を示し，SPFマウスの細菌叢投与により改善した（**図4**）．これらのことから，正常な腸内細菌叢は，個体の性成熟にも大きな影響を与えることが示された．

おわりに

幼少期の母子関係，特に早期に母子を分離することによる中枢神経系への影響は大きく，また永続的である．母子分離のように，発達期の動物がストレス下にさらされると腸内細菌叢が変化し，そのストレスの影響を永続化させることが示唆された．一方，母子間で伝達される乳酸菌類は，仔の正常な中枢発育を促す．

その効果や機能の一端は見えはじめているものの，全容解明にはいまだ至らない．今後，母子間を障害された動物の行動や中枢機能が，外部からの細菌叢の投与によって改善されることが示され，そのメカニズムが解明されれば，虐待やトラウマに苦しむ人々に対する対処方法として細菌叢が使われる可能性があるだろう．動物が本来もっている機能として，母子間の細菌叢伝達を改めて捉えなおし，ヒトを含めた動物の発達環境の改善に貢献したい．

文献

1) Weaver IC, et al : Nat Neurosci, 7 : 847-854, 2004
2) Champagne F, et al : Proc Natl Acad Sci U S A, 98 : 12736-12741, 2001
3) Rhee SH, et al : Nat Rev Gastroenterol Hepatol, 6 : 306-314, 2009
4) Ito A, et al : Behav Brain Res, 171 : 87-93, 2006
5) Kikusui T & Mori Y : J Neuroendocrinol, 21 : 427-431, 2009

6) Kikusui T, et al：Behav Brain Res, 162：200-206, 2005
7) Kikusui T, et al：Behav Brain Res, 175：96-103, 2006
8) Kikusui T, et al：Psychoneuroendocrinology, 34：762-772, 2009
9) Mogi K, et al：Dev Psychobiol, 58：1034-1042, 2016
10) Sudo N, et al：J Physiol, 558：263-275, 2004
11) Li S, et al：AMB Express, 7：82, 2017
12) Buffington SA, et al：Cell, 165：1762-1775, 2016
13) Kikusui T, et al：Philos Trans R Soc Lond B Biol Sci, 361：2215-2228, 2006
14) Fujimura KE, et al：Proc Natl Acad Sci U S A, 111：805-810, 2014
15) Poutahidis T, et al：PLoS One, 8：e78898, 2013
16) Bravo JA, et al：Proc Natl Acad Sci U S A, 108：16050-16055, 2011

＜筆頭著者プロフィール＞
菊水健史：麻布大学獣医学部介在動物学研究室教授．1970年鹿児島生まれ．東京大学獣医学科卒業．獣医学博士．三共（現 第一三共）神経科学研究所研究員，東京大学農学生命科学研究科（動物行動学研究室）助手を経て，2007年4月より麻布大学獣医学部伴侶動物学研究室准教授，'09年10月より同教授．専門は行動神経科学．齧歯類における社会コミュニケーションと生殖機能，母子間とその中枢発達に及ぼす影響に関する研究に従事．

第2章 常在細菌叢と生理・病理

Ⅳ. 精神・神経系の制御，救急医療

17. パーキンソン病と腸内細菌叢

大野欽司，平山正昭

　パーキンソン病（Parkinson's disease：PD）の原因となる中脳黒質ドパミン神経細胞への α-シヌクレイン異常蓄積（Lewy body）は，腸管神経叢 α-シヌクレイン異常蓄積を起源とし，腸内細菌叢が発症に関与することが近年明らかにされてきた．われわれは本邦 PD において *Clostridium coccoides* group，*Clostridium leptum* subgroup，*Bacteroides fragilis* group が有意に低く，*Lactobacillus* が有意に高いことを報告した．また，*Bifidobacterium* が低いことが PD 進行に促進的に働くことを報告した．われわれの報告を含む世界中の8既報告に共通する腸内細菌叢の変化を認めないが，*Lactobacillus*, *Bifidobacterium* の増加と *Clostridium* XIVa の減少が3報以上で示されている．PD 発症・進行に関与する腸内細菌叢の変化，ならびに，随伴する代謝の変化の解明をめざす研究が現在精力的に行われている．

はじめに

　パーキンソン病（Parkinson's disease：PD）は，中脳黒質緻密層（substantia nigra pars compacta）のドパミン神経細胞に α-シヌクレインが異常蓄積（Lewy body）する神経変性疾患である．2030年には世界で1,000万人の罹患数に到達すると推定される．一方，近年認知症として広く知られるようになったLewy小体型認知症（dementia with Lewy bodies：DLB）は，PDを含めたLewy小体病（Lewy body disease：LBD）の一亜型であり，アルツハイマー病についで多い認知症である．PDは腸管神経叢 α-シヌクレイン異常蓄積を起源とするプリオン様疾患であり，発症に腸内細菌叢が関与することが近年示唆されてきた（図1）．

1 PDは腸管神経叢 α-シヌクレイン異常蓄積を起源とするプリオン様疾患である

　PDの α-シヌクレイン異常蓄積が腸管神経叢を起源

[略語]
DLB：dementia with Lewy bodies
　（Lewy 小体型認知症）
LBD：Lewy body disease（Lewy 小体病）
LBP：LPS binding protein
　（リポ多糖結合タンパク質）
LPS：lipopolysaccharide（リポ多糖）
PD：Parkinson's disease（パーキンソン病）
RBD：REM sleep behavior disorder
　（レム睡眠行動障害）

Parkinson's disease and intestinal microbiota
Kinji Ohno[1] /Masaaki Hirayama[2]：Division of Neurogenetics, Center for Neurological Diseases and Cancer, Nagoya University Graduate School of Medicine[1] /Department of Radiological and Medical Laboratory Sciences, Nagoya University Graduate School of Medicine[2]（名古屋大学医学系研究科神経遺伝情報学[1] /名古屋大学医学系研究科医療技術学[2]）

とすることが以下の7つの知見により確立してきた．①健常者ならびにPD患者の剖検脳の解析により，Lewy小体が迷走神経背側核から青斑核，黒質に上行することが明らかにされた[1]．②便秘，REM睡眠行動異常，鬱がPD発症のそれぞれ20年，10年，5年前から認められることは，Lewy小体病変の迷走神経背側核からの上行に合致する[2]．③PD患者の大腸バイオプシーでほぼ全例に腸管神経叢（マイスナー神経叢とアウエルバッハ神経叢の両者）におけるα-シヌクレイン異常蓄積が認められる[3]．④Lewy小体はプリオンの性質を有する[4]．⑤十二指腸潰瘍治療目的で迷走神経全切除術を受けた人のPD発症率が50％低下することがデンマーク[5]とスウェーデン[6]から報告された．⑥PDモデルマウスへの異常α-シヌクレインの腹腔内投与[7]，ならびに，正常マウスへの異常α-シヌクレインの胃壁内投与[8]により中枢神経系に異常α-シヌクレインが蓄積する．⑦片側迷走神経切除によりRotenone誘発による迷走神経背側核への異常α-シヌクレイン蓄積が起きなくなる[9]．これら7つの知見はいずれもPDの腸管神経叢起源を示している．

2 PDにおける腸管神経叢のα-シヌクレイン異常蓄積に腸内細菌叢が関与する

腸内細菌叢の腸管神経叢α-シヌクレイン異常蓄積への関与が以下の4つの知見から示唆されてきた．①PDでは腸管の透過性が亢進しており，腸粘膜の*Escherichia coli*, nitrotyrosine, α-シヌクレインの染色性が増強する[10]．PDにおける血中リポ多糖（LPS）-結合タンパク質（LBP）の上昇をわれわれも観察しており，腸管透過性の亢進が本邦PDでも示唆される[11]．②正常マウス腹腔内へのLPSの投与により異常α-シヌクレインが迷走神経背側核に蓄積する[10]．③α-シヌクレイン過剰発現PDモデルマウスを無菌にすると運動障害・便秘が軽くなる[12]．④α-シヌクレイン過剰発現PDモデルマウスにPD患者便を移植すると運動障害が重症化する[12]．病態仮説として，腸内細菌叢の変化が腸管壁透過性を亢進させ腸管壁における過剰な酸化ストレスを誘発し腸管神経叢にα-シヌクレインを異常蓄積させる機序が想定される．

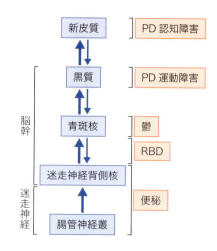

図1 α-シヌクレイン異常凝集の伝播経路
α-シヌクレイン異常蓄積は腸管神経叢から迷走神経を上行し黒質ドパミン神経細胞，さらに新皮質に至る．RBD（rapid eye movement sleep behavior disorder）：REM睡眠行動障害．

また，疫学研究において，①ハワイに移住した日本人のPD有病率が上昇すること[13]，②夫婦間PD有病率が高いこと[14]，③コーヒー飲用者のPD有病率が低いこと[15]，④喫煙者のPD有病率が低いこと[16]が知られている．これらの疫学研究成果は多くの説明が可能であるが，腸内細菌叢の変化による説明も可能である．

3 本邦PDの腸内細菌叢の変化

われわれは52名のPDと36名の健常者に対して，19種類の代表的な腸内細菌の定量PCR法による解析（YIF-Scan）を行った[11]．結果，*Clostridium coccoides* group, *Clostridium leptum* subgroup, *Bacteroides fragilis* groupがPDにおいて有意に低く，*Lactobacillus*が有意に多かった．PD患者では便秘はほぼ必発の症状であり，腸内細菌叢の変化は便秘を反映する可能性がある．しかし，線形回帰モデリングによりPD重症度に相関する腸内細菌と便秘重症度に相関する腸内細菌が同一ではないことが判明した．

水素水投与はPDモデルラット[17]やPDモデルマウス[18]の運動症状を顕著に改善することをわれわれと他のグループがそれぞれ報告した．われわれは，20名のPD患者の二重盲検試験でも水素水飲用の効果を検証したが[19]，178名のPD患者による多施設共同研究で

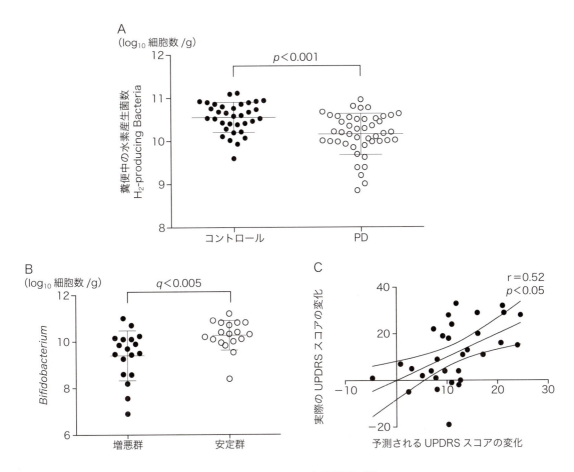

図2　腸内細菌による水素産生予測と腸内細菌叢によるPD症状増悪予測
A）水素産生能を有することが想定される腸内細菌数はPDで有意に低い．B）*Bifidobacterium*が低いPDは2年後に臨床症状が増悪する．C）*Bifidobacterium*と*Atopobium*を用いて2年後のPD重症度（UPDRSスコア）の予測が相関係数0.52で可能であった．Aは文献11，B，Cは文献21より引用．

は明らかな効果は実証できなかった[20]．推定される水素産生菌数をカウントしたところ，PDにおいて有意に水素産生菌が少ないことが予想された（**図2A**）[11]．さらに，われわれが解析を行った代表的な菌において水素産生量の実測を行うとともに，遺伝子配列の相同性に基づき水素産生量を類推し，PDでは水素産生量が少ないことが示唆された[21]．

36名のPD患者を2年後に同様のYIF-Scan解析を行うとともに2年間の症状の進行を評価した．2年間で症状が悪化した群は2年前の腸内細菌解析にて*Bifidobacterium*が有意に低く，*Bifidobacterium*が疾患の進展にかかわっている可能性がある[22]（**図2B**）．しかし，PDとコントロールの比較では*Bifidobacterium*に差を認めなかった[11]．*Bifidobacterium*と*Atopobium*を使い2年後のPD重症度（UPDRSスコア）を相関係数0.52で予測することが可能であった（**図2C**）．

4　世界各国PDの腸内細菌叢の変化

前述の本邦の報告を加えてPDにおける腸内細菌叢の解析が世界中から8報出されてきた（**表**）[11)23)～29)]．16S rRNA解析が5報[23)24)26)28)29)]，代表的な細菌の定量解析が2報[11)25)]，ショットガンメタゲノム解析が1報[27)]である．最初にPDにおける腸内細菌の解析を行ったScheperjansらはPDにおける*Prevotella*の顕著な減少を見出し，*Prevotella*のα-シヌクレイン異常蓄積保護作用を論じたが[23)]，その後の報告では*Prevotella*の変化は有意ではない（**表**）．また，日本人の

表　世界各国から報告されたPDにおける腸内細菌叢の変化

	Scheperjans (Finland) 2015.03[23]	Keshavarzian (USA) 2015.07[24]	Hasegawa (Japan) 2015.11[11]	Unger (Germany) 2016.11[25]	Hill-Burns (USA) 2017.01[26]	Bedarf (Germany) 2017.04[27]	Petrov (Russia) 2017.04[28]	Heintz-Buschart (Germany) 2017.09[29]
Lactobacillus	↑	―	↑	ns	↑	ns	↑	ns
Bifidobacterium	ns	ns	ns	↑	↑	―	↑	ns
Clostridium XIVa (*Coccoides*)	↓	↓	↓	―	↓	↓	―	―
Clostridium IV (*Leptum*)	↑	ns	↓	↓	↓	ns	↓↑	↑
Bacteroides	ns	↑	↓	↓	ns	ns	―	ns
Enterobacter	ns	ns	ns	↑	ns	ns	ns	ns
Prevotella	↓	ns	ns	ns	↑	↓	↓	ns

ns：有意差なし．

腸内の*Prevotella*数は欧米人のそれの約1/10しかないが，PD発症率は日本人は欧米人の半分程度であることから，*Prevotella*の低下が唯一の原因とは想定できない．8報告中5報告に*Clostridium XIVa*の低下，4報告に*Lactobacillus*の増加，3報告に*Bifidobacterium*の増加が認められた（**表**）．しかし，これらの腸内細菌叢の変化のPD病態への関与は不明である．

おわりに

PDは腸管神経叢におけるα-シヌクレインの蓄積を起源とするプリオン様疾患であることが解明されてきており，PD発症・進展に対する腸内細菌叢の変化が示唆されてきている．一方，PDの原因につながる腸内細菌叢の解析は，腸内細菌数の比を解析する記述的な報告に留まっており，今後，16S rDNA解析，ならびに，ショットガンメタゲノム解析による腸内細菌の同定とのその機能解析が必須である．

文献

1) Braak H, et al：J Neurol, 249 Suppl 3：III/1-III/5, 2002
2) Kalia LV & Lang AE：Lancet, 386：896-912, 2015
3) Cersosimo MG：Gastroenterol Res Pract, 2015：476041, 2015
4) Prusiner SB, et al：Proc Natl Acad Sci U S A, 112：E5308-E5317, 2015
5) Svensson E, et al：Ann Neurol, 78：522-529, 2015
6) Liu B, et al：Neurology, 88：1996-2002, 2017
7) Breid S, et al：J Virol, 90：9182-9193, 2016
8) Uemura N, et al：Mol Neurodegener, 13：21, 2018
9) Pan-Montojo F, et al：Sci Rep, 2：898, 2012
10) Kelly LP, et al：Mov Disord, 29：999-1009, 2014
11) Hasegawa S, et al：PLoS One, 10：e0142164, 2015
12) Sampson TR, et al：Cell, 167：1469-1480.e12, 2016
13) Abbott RD, et al：Neurology, 57：456-462, 2001
14) Willis AW, et al：Parkinsonism Relat Disord, 16：163-166, 2010
15) Qi H & Li S：Geriatr Gerontol Int, 14：430-439, 2014
16) Hernán MA, et al：Ann Neurol, 52：276-284, 2002
17) Fu Y, et al：Neurosci Lett, 453：81-85, 2009
18) Fujita K, et al：PLoS One, 4：e7247, 2009
19) Yoritaka A, et al：Mov Disord, 28：836-839, 2013
20) Yoritaka A, et al：Mov Disord, 33：1505-1507, 2018
21) Suzuki A, et al：PLoS One, in press（2019）
22) Minato T, et al：PLoS One, 12：e0187307, 2017
23) Scheperjans F, et al：Mov Disord, 30：350-358, 2015
24) Keshavarzian A, et al：Mov Disord, 30：1351-1360, 2015
25) Unger MM, et al：Parkinsonism Relat Disord, 32：66-72, 2016
26) Hill-Burns EM, et al：Mov Disord, 32：739-749, 2017
27) Bedarf JR, et al：Genome Med, 9：39, 2017
28) Petrov VA, et al：Bull Exp Biol Med, 162：734-737, 2017
29) Heintz-Buschart A, et al：Mov Disord, 33：88-98, 2018

＜筆頭著者プロフィール＞

大野欽司：1983年名古屋大学医学部卒業．初期研修・神経内科勤務を経て，ミトコンドリア病研究で'92年博士号取得．'93～2004年まで米国メイヨークリニックAndrew G. Engel教授のもとで先天性筋無力症候群の分子病態研究に従事．'04年から現職．パーキンソン病の腸内細菌叢研究に加えて，①神経筋接合部の正常分子構築と病態，②RNA代謝の正常分子機構と病態，③遺伝子変異病態予測，④分子状水素の分子作用機構の研究を行っている．

第2章 常在細菌叢と生理・病理

Ⅳ. 精神・神経系の制御，救急医療

18. 多発性硬化症における腸内細菌の影響

宮内栄治，大野博司

多発性硬化症（MS）は脳や脊髄などの中枢神経系の脱髄を伴う自己免疫疾患の1つである．発症原因はいまだ十分に解明されていないが，遺伝的要因と環境的要因の両方が関与している．近年，MS患者の腸内細菌叢が健常人とは異なることが示され，MS発症に大きく影響を与える可能性が示唆されるようになった．腸内細菌とMSとのかかわりについては直接的エビデンスが乏しいが，本稿ではMS患者の腸内細菌叢について概説するとともに，MSモデルマウスを用いた研究から見えてきた腸内細菌の作用機序について紹介する．

はじめに

次世代シークエンサーによるシークエンス技術の発展とコストの低下に伴い，腸内細菌叢の遺伝子解読・解析が急速に進んでいる．また，質量分析など他の多変量解析を組合わせることにより，腸内細菌が宿主に及ぼす影響について，その詳細に迫ろうと現在多くの研究が行われている．これには，無菌マウスの普及も大きく貢献している．データから注目された菌を無菌マウスに定着させることにより，免疫系への影響などを in vivo で検討できる．このドライ（データ解析）とウェット（動物・細胞などを用いた実験）の手法を組合わせることにより，種々の腸内細菌がそれぞれ異なる機能をもち，あらゆる機序で免疫系，さらには疾患に影響することが明らかにされつつある．

炎症性腸疾患（IBD）などの腸疾患のみならず，腸以外の臓器における疾患にも腸内細菌が関与することがわかってきた．多発性硬化症（multiple sclerosis：MS）もその1つである．MSは脳や脊髄，視神経などの中枢神経系において炎症性脱髄を伴う自己免疫疾患で，その症状は視覚障害や四肢の麻痺など多岐にわたる．発症原因の詳細はいまだ十分に解明されていないが，ゲノムワイド関連解析[※1]（GWAS）の結果からも遺伝的要因が関与すると考えられる．また，MS罹患

[略語]
EAE：experimental autoimmune encephalomyelitis
（実験的自己免疫性脳脊髄炎）
FMT：fecal microbiota transplantation
（糞便微生物移植）
GWAS：genome-wide association study
（ゲノムワイド関連解析）
IBD：inflammatory bowel disease
（炎症性腸疾患）
MS：multiple sclerosis（多発性硬化症）
PSA：polysaccharide A
SFB：segmented filamentous bacteria
（セグメント細菌）

Effects of gut microbiota on multiple sclerosis
Eiji Miyauchi/Hiroshi Ohno：Laboratory for Intestinal Ecosystem, RIKEN Center for Integrative Medical Sciences（理化学研究所生命医科学研究センター粘膜システム研究チーム）

表　MS患者における腸内細菌の変動

	サンプル	MS患者で増加	MS患者で減少	文献
Miyake S, et al (2015)	糞便	Streptococcus thermophilus, Eggerthella lenta	Faecalibacterium, Prevotella, Anaerpstopes, Clostridium (Clostridiua cluster IV and XIVa)	4
Chen J, et al (2016)	糞便	Psuedomonus, Mycoplana, Haemophilus, Blautia, Dorea	Parabacteroides, Alercreutziea, Prevotella	5
Jangi S, et al (2016)	糞便	Mathenobrevibacter, Akkermansia	Butyricimonas	9
Berer K, et al (2017)	糞便	Akkermansia	—	7
Cekanaviciute E, et al (2017)	糞便	Akkermansia, Acinetobcter	Parabacteroides	8
Cosorich I, et al (2017)	小腸内容物	Streptococcus	Prevotella	10

率の低い地域から高い地域への移住により発症リスクが高まるなど，環境的要因もMS発症に影響すると考えられている．実際，日本でもMS患者の数は年々増加しているが，その背景には，欧米化された食生活など，ライフスタイルの変化が関与している可能性が考えられる．

2011年，健常人の腸内細菌を移植する，いわゆる糞便微生物移植（fecal microbiota transplantation：FMT）によってMS患者の症状が緩和したことがはじめて報告された[2]．同じく2011年，MSモデルマウスを無菌状態で飼育することで，脱髄など中枢神経系の炎症が抑制され，四肢の麻痺といったMS様の症状が緩和されることが報告された[3]．これらの結果は，ある種の腸内細菌がMSの発症や症状悪化に寄与している可能性を示している．その後，MS患者の腸内細菌叢解析や，MSモデルマウスを用いた研究が積極的に行われ，MSと腸内細菌の関係について，その一端が見えつつある．本稿では，MS患者の腸内細菌叢の特徴について概説するとともに，MSモデルマウスを用いた研究について，われわれが現在行っている研究も含め，最新の知見を紹介する．

1 MS患者の腸内細菌叢

先に述べたように，小規模なスケールではあるものの，MS患者に対するFMTの有効性が2011年に示さ

> ※1　ゲノムワイド関連解析
> 数十万カ所以上の一塩基多型（SNP）を網羅的に解析し，疾患の表現型などと関係するゲノム領域を探索する手法．文献1の研究では，健常人68,284人，MS患者47,351人と，大規模な解析が行われた．

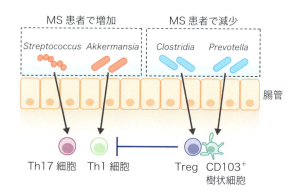

図1　MS患者における腸内細菌叢の変化
MSでは，Th17細胞やTh1細胞の誘導にかかわる菌が増加し，Tregなどの制御性免疫細胞の誘導にかかわる菌が減少している．

れた[2]．FMTは，*Clostridium difficile*感染症の治療をはじめ，IBD患者に対してもその有効性が報告されており，健常人の便を移植することで，健康な腸内細菌叢を復元できると期待される．上記ケースレポートでは，FMTによりMS患者の腸内細菌叢が変化したか否かのデータは示されなかったものの，腸内細菌叢を制御することがMSの症状緩和に有効である可能性がはじめて示唆された．

その後，MS患者の腸内細菌叢が健常人とは異なることが，いくつかのグループから立て続けに報告された（**表**）．まず，2015年に日本人のMS患者の腸内細菌叢について報告がなされた[4]．他の疾患でみられるような多様性の低下はみられなかったが，MS患者では健常人に比べ，ClostridiaクラスターIVやXIVaが減少していた．これには，制御性T細胞（regulatory T cell：Treg）を誘導することが報告されている菌に近いものが含まれる（**図1**）．続いて，アメリカのグルー

プも健常人とMS患者の腸内細菌叢を比較した結果を報告した[5]．ClostridiaクラスターIVおよびXIVaの減少はみられなかったが，MS患者におけるPrevotellaの減少など，先の日本人患者の結果と共通する点もみられた．同グループはその後，Prevotella histicolaがCD103発現樹状細胞やTregを誘導すること，さらにはMS様症状を緩和することを，MSモデルマウスを用いて明らかにしている[6]（図1）．このように，MS患者においては，制御性免疫細胞の誘導に関与する菌が減少している可能性が考えられる．実際，MS患者と健常人の糞便をそれぞれMSモデルマウスに移植した場合，MS患者の糞便を移植したマウスの方が制御性サイトカインIL-10産生量が低く，より重篤な症状を呈する[7,8]．

その後，MS患者の腸内細菌叢について，さらに3グループから報告がなされた[7〜9]．これらの報告の共通点として，MS患者では健常人に比べAkkermansia muciniphilaの存在比が高いことである．A. muciniphilaは腸管上皮細胞が産生するムチンを分解する特徴をもち，肥満や糖尿病などとの関連において注目を集めている腸内細菌である．本菌の免疫系への作用についてはいまだ議論がなされているところではあるが，興味深いことに，ヒト末梢血単核球からT細胞を誘導する実験において，A. muciniphilaの添加により炎症性のTh1細胞が誘導された[8]（図1）．このように，A. muciniphilaがMS患者における炎症反応を促進する可能性が考えられるが，今後さらなる詳細な検討が必要である．

これまでに述べてきた腸内細菌叢のデータはすべて，糞便からDNAを抽出し，菌叢解析を行ったものであり，大腸の腸内細菌叢を反映したデータといえる．一方で近年，MSの病態において主要な役割を果たすと考えられるTh17細胞が，MS患者の小腸で増加していることが明らかになった[10]．また，後に述べるマウスの研究からも，小腸常在菌がTh17細胞の誘導などを介しMSの病態を制御していることが考えられた．ヒト小腸内細菌叢を解析した報告は非常に稀であるが，現在までに，健常人とMS患者の小腸内細菌叢を比較した研究は一法のみである[10]．先に述べた糞便での解析結果と同様に，MS患者の小腸においてもPrevotellaが減少している．注目すべきは，Prevotellaの存在比と小腸Th17細胞の割合が負の相関を示すことである．また，これまでにTh17細胞を誘導することが報告されているStreptococcus属の菌がMS患者の小腸で増加しており，これらの菌の変動がMS患者のTh17細胞増加に寄与しているのかもしれない（図1）．

2 MSモデルマウスを用いた研究

1）MSにおけるT細胞の役割

2017年，MS患者と健常人の大規模なGWASの結果が発表された．MS患者では200の変異が同定されたが，その多くが免疫系にかかわるものであった[11]．MSの動物モデルであるEAEマウス[※2]では，ヘルパーT細胞が病気の発症および病態に対して中心的な役割を果たしていることがわかっている．中枢神経系の神経細胞の軸索は，ミエリン鞘とよばれる絶縁体で覆われている．EAEでは，MOGなどのミエリン鞘由来ペプチドをマウスに免疫することで，四肢の麻痺などのMS様症状を発症誘導する．この際，MOGに特異的なヘルパーT細胞が誘導されるが，特にMOG特異的Th17細胞が中枢神経系の炎症惹起に関与する．このことは，Th17細胞の増殖・生存に必要なIL-23の欠損マウスを用いた実験や，MOG特異的Th17細胞の移入実験により証明されている．また，Th17細胞はRepulsive Guidance Molecule Aというタンパク質を発現し，直接的に神経細胞に傷害を与えることも示されている．さらに，MS患者の末梢血や脳脊髄液でもTh17細胞の増加が認められていることからも，Th17細胞を制御することがMSの予防・治療につながる可能性が高い．

2）腸内細菌によるEAEの制御

MOG特異的T細胞受容体を発現する遺伝子組換えマウスはEAEを自然発症するが，このマウスを無菌環境下で飼育すると，EAEの発症が完全に抑えられる[3]．一方，GF（無菌）マウスにこの遺伝子組換えマウスの腸内細菌を移植するとEAEを発症するようになる．このように，ある種の腸内細菌がEAEの発症に加担して

> **※2　EAEマウス**
> ミエリン由来ペプチドをマウスに免疫，または同ペプチド特異的T細胞をマウスに移入することで，脱髄を引き起こす．血液脳関門を破綻させるために，百日咳毒素を同時に接種することが多い．

いることが示されている．また，腸内細菌によるEAEの制御には，腸管，特に小腸のTh17細胞が関与すると考えられる．無菌環境下で飼育されたマウスでは，脾臓や鼠径リンパ節などの二次リンパ組織ではTh17細胞数は正常に保たれている一方で，パイエル板や小腸粘膜固有層のTh17細胞が減少している．また，われわれは，MOGを免疫したEAEマウスの小腸粘膜固有層でMOG特異的Th17細胞が増加すること，さらには，抗生剤の投与によりその増加が抑制されることを確認している．このように，腸内細菌による腸管免疫系（または腸管に移入したMOG特異的T細胞）の修飾が中枢神経系の炎症に影響を与えることが示唆されている．実際，先に述べたように，MS患者の小腸でもTh17細胞が増加している．

ⅰ）腸内細菌によるTh17細胞の誘導

Th17細胞を誘導する腸内細菌のなかでも，セグメント細菌（segmented filamentous bacteria：SFB）は代表的な存在であり，最も研究の進んだ菌である．SFBはマウスやラットの小腸に棲息し，腸管上皮細胞に強力に接着する特徴をもつ．これにより，血清アミロイドA（serum amyloid A：SAA）などの上皮からの産生が誘導されTh17細胞の分化が誘導される．また，Th17細胞の増殖・維持に必要なIL-23の産生もSFBにより誘導され，SFBが定着したマウスの小腸ではTh17細胞が増加する（図2）．GFマウスにSFBを定着させEAEを発症誘導した場合，GFマウスに比べ，四肢の麻痺などの病態が悪化する[12]．この際，小腸だけでなく，EAEの病巣である脊髄においてもSFBの定着によりTh17細胞が増加する．近年，SFB以外の腸内細菌も腸管Th17細胞を誘導できることが明らかになってきた[13]．われわれも，SFB以外のある種の菌が，EAE発症誘導時に小腸Th17細胞を誘導し病態悪化に加担することを確認している．今後，MS患者で増加している腸内細菌種のなかからも，同様の作用機序で中枢神経系炎症の増悪にかかわるものが見つかる可能性が高いと考えられる．

ⅱ）腸内細菌による制御性T細胞の誘導

MS・EAEや他の自己免疫疾患においては，Th17細胞などによる炎症にブレーキをかけるTregも重要な役割を果たしている．実際，マウスにTregを移入することでEAEの発症や症状が緩和される．また，腸管寄生

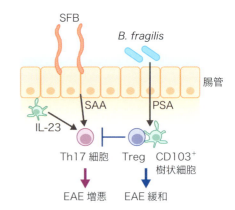

図2 腸内細菌による腸管免疫系修飾と中枢神経系炎症の制御
SFBによるTh17細胞の誘導はEAEの増悪につながり，Bacteroides fragilisによる制御性免疫細胞の誘導はEAEの緩和につながる．腸管免疫系修飾と中枢神経系炎症との関係については，不明な点が残されている．

蠕虫ヘルミンスはTregを含む制御性免疫を活性化することが広く知られているが，地域別調査からヘルミンス感染率とMS発症率がきれいな逆相関を示すことが明らかになっている[14]．このように，Tregを活性化することはMSやEAEにおいて非常に有益であると考えられる．

蠕虫だけでなく，Tregを誘導する腸内細菌ももちろん存在する．Bacteroides fragilisはTregを誘導する腸内細菌としてさかんに研究が行われている菌の1つである．実際，B. fragilisはTregを誘導することで腸炎を抑制するだけでなく，EAEも抑制することが示されている[15]．Bacteroidesはヒトやマウスの腸内細菌叢で優勢な属の1つであるが，そのなかでもB. fragilisは，細胞外に多糖体莢膜を有するといった特徴をもつ．この莢膜多糖A（polysaccharide A：PSA）がTreg誘導を担う活性成分であるが，精製したPSAをマウスに投与するだけでもEAEの症状が緩和される．さらに，PSAの作用機序についても詳細に検討がなされており，腸内細菌によるTregを介した中枢神経系炎症制御を理解するうえで，さらには腸内細菌もターゲットとしたMS治療法の確立をめざすうえで，B. fragilisは重要な菌であるといえる．

PSAは樹状細胞に作用し，CD103という表面抗原の発現を促進する．CD103を発現する樹状細胞はナイー

ブT細胞からTregへの分化を誘導する能力が高く，PSAはこのCD103発現樹状細胞を介してTregを誘導する[15]．興味深いことに，PSAの経口投与によるCD103発現樹状細胞の増加は，腸管関連リンパ組織のみならず，鼠径リンパ節でも確認されている．さらに近年，PSAがCD39発現T細胞を誘導すること，さらにはCD39発現T細胞がEAEの抑制に寄与することが示された[16]．PSAはT細胞に発現するToll様受容体2を介してCD39発現を誘導する．エクトヌクレオチダーゼであるCD39は，細胞外ATPをアデノシンなどのヌクレオチドに加水分解することで免疫抑制効果を発揮する．また，CD39発現Tregは，CD39非発現Tregよりも高い免疫抑制活性を有する．さらに，CD39発現TregはCCR6やCXCR3といった細胞の遊走にかかわる分子を高発現しており，中枢神経系などの炎症部位への遊走能が高い細胞である可能性が考えられる．実際，このCD39発現Tregの割合はMS患者で減少している[17]．このように，腸内細菌に誘導・活性化されたTregは，過剰に活性化したTh17細胞の抑制，さらには中枢神経系の炎症抑制に貢献していると考えられる（**図2**）．実際，*B. fragilis*だけでなく，他の菌によるTregの誘導，さらにはEAEの抑制が報告されている．

おわりに

腸内細菌叢の解析技術の進歩，さらにはヒト腸内細菌をGFマウスに移植する技術などにより，MS患者における腸内細菌叢の変動や，それに伴う宿主への影響などが明らかになりつつある．MS患者の菌叢解析結果からも，MS患者においては炎症促進・抑制にかかわる菌のバランスが破綻していると考えられる．このことは，便移植など，腸内細菌を起点とする新たなMS治療法や予防法の可能性を示唆している．腸内細菌による腸管免疫系の制御と中枢神経系の炎症がどのようにリンクするのか，解明すべきギャップが残されている．しかし，腸管から中枢神経系の炎症を制御できるのであれば，炎症性腸疾患など他の疾患で得られている知見も，MSに応用できるのかもしれない．*B. fragilis*が産生するPSAやTreg誘導能の高い腸内細菌種は，IBDに対する次世代プロバイオティクスとして期待されているが，MS患者に対しても有効である可能性がある．

文献

1) Patsopoulos N, et al：bioRxiv：143933, 2017
2) Borody T, et al：Am J Gastroenterol, 106：S352, 2011
3) Berer K, et al：Nature, 479：538-541, 2011
4) Miyake S, et al：PLoS One, 10：e0137429, 2015
5) Chen J, et al：Sci Rep, 6：28484, 2016
6) Mangalam A, et al：Cell Rep, 20：1269-1277, 2017
7) Berer K, et al：Proc Natl Acad Sci U S A, 114：10719-10724, 2017
8) Cekanaviciute E, et al：Proc Natl Acad Sci U S A, 114：10713-10718, 2017
9) Jangi S, et al：Nat Commun, 7：12015, 2016
10) Cosorich I, et al：Sci Adv, 3：e1700492, 2017
11) Wellcome Trust Case Control Consortium 2.：Nature, 476：214-219, 2011
12) Lee YK, et al：Proc Natl Acad Sci U S A, 108 Suppl 1：4615-4622, 2011
13) Atarashi K, et al：Cell, 163：367-380, 2015
14) Fleming JO & Cook TD：Neurology, 67：2085-2086, 2006
15) Ochoa-Repáraz J, et al：Mucosal Immunol, 3：487-495, 2010
16) Wang Y, et al：Nat Commun, 5：4432, 2014
17) Fletcher JM, et al：J Immunol, 183：7602-7610, 2009

＜筆頭著者プロフィール＞
宮内栄治：2012年，広島大学大学院生物圏科学研究科卒業．農学博士．'10～'11年にUniversity College Corkに留学．Paul O'Toole博士のもとで腸内細菌の研究と出会う．その後，理化学研究所・大野博司チームリーダーの元で腸内細菌と多発性硬化症や他の疾患との関係について研究を進めている．腸内細菌-宿主間の関係だけでなく，食事などの因子と腸内細菌間の相互作用にも興味があり，今後，いかにして腸内細菌叢を制御できるかを模索したいと考えている．

第2章 常在細菌叢と生理・病理

Ⅳ. 精神・神経系の制御，救急医療

19. 救急・集中治療領域の腸内細菌叢と腸管内治療

清水健太郎，小倉裕司

救急・集中治療領域の代表的疾患である敗血症は感染症によって重篤な臓器障害が引き起こされる状態であり，進行すると多臓器不全から致死的な転機を辿る病態である．腸管は侵襲時の重要な標的臓器の1つであり，腸内細菌叢の崩壊は，感染症合併症の発症に重要な役割を果たす．プロバイオティクス・プレバイオティクス療法は，腸管内の腸内細菌叢，短鎖脂肪酸，pHを維持し，生体の免疫応答を制御することにより，重症患者の感染合併症を減少させる報告がなされている．腸内細菌叢に関する基礎研究の発展に伴い，臨床研究の科学的根拠が高まり，腸管内治療の研究・治療が進展することが望まれる．

はじめに―全身性炎症反応と侵襲時の腸管の役割

　救急・集中治療領域の代表的疾患である敗血症は感染症によって重篤な臓器障害が引き起こされる状態であり，進行すると多臓器不全から致死的な転機を辿る病態である．日本の第3位の死因は肺炎であるが，集中治療領域では悪性新生物，心疾患，脳血管疾患などの疾病も肺炎などの感染症を引き起こすことがしばしばである．米国では年間97万人が敗血症により入院となり，その数は増加している．そして病院死亡の50％以上が敗血症によるものであり医療費負担となっている[1]．2017年に，WHOはSepsis（敗血症）の診断・治療・管理の改善を決議した．

　外傷は，本邦において5～39歳までの第1位の死亡原因である．このような敗血症だけでなく重症外傷，ショックなどの大きな「侵襲」が生体に加わると全身性炎症反応（systemic inflammatory response syn-

[略語]
CARS：compensatory anti-inflammatory response syndrome
（代償性抗炎症反応症候群）
CDI：Clostridium difficile infection
（クロストリジウム・ディフィシル感染症）
CFU：colony forming unit
MRSA：methicillin-resistant Staphylococcus aureus

PICS：persistent inflammation, immunosuppression and catabolism syndrome
SIRS：systemic inflammatory response syndrome（全身性炎症反応）

Gut microbiota and intestinal therapy in critically ill patients
Kentaro Shimizu/Hiroshi Ogura：Department of Traumatology and Acute Critical Medicine, Osaka University Graduate School of Medicine（大阪大学医学部附属病院高度救命救急センター）

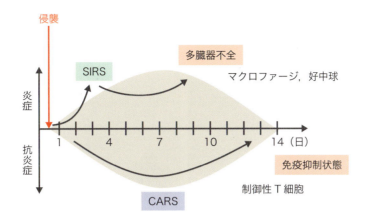

図1 侵襲に伴う炎症・抗炎症と免疫担当細胞の変化
「侵襲」が生体に加わると全身性炎症反応（systemic inflammatory response syndrome：SIRS）が引き起こされ多臓器障害に進行する．自然免疫の活性化とともに，炎症・抗炎症ともに活性化し，長期的には免疫抑制状態に陥る．

drome：SIRS）が引き起こされ，多臓器不全に進行する．全身性炎症反応は急性期に共通した概念で，菌などの外来異物や外傷による自己組織によって免疫系が起動され，炎症性のTh1型の免疫反応，抗炎症性のTh2型の免疫反応や制御性T細胞の活性化が生じる[2]．長期的には免疫抑制状態，タンパク質の異化亢進に陥ることからpersistent inflammation, immunosuppression and catabolism syndrome（PICS）という概念も提唱されている（**図1**）．敗血症患者の剖検では，脾臓組織ではB細胞やCD4⁺T細胞の減少がみられることや，CD3，CD28，LPSなどの刺激に対するTNF-α，IFNβ，IL-6，IL-10の応答が低下することが報告されている[3]．高齢者の敗血症患者では，制御性T細胞（Treg）やPD-1陽性細胞の割合が健常人に比して増加する[4]．侵襲により免疫が破綻すると感染症は重篤化するため，その予防・診断と治療が必要とされている．

腸管は，救急疾患などの侵襲時の重要な標的臓器であり，IgAなどに代表される腸管免疫の低下，腸管バリア破壊によるバクテリアルトランスロケーション，腸管膜リンパを介した炎症性サイトカインの全身循環への流入などが引き起こされると考えられている．これらの腸管機能不全は，"the motor of critical illness"として全身の多臓器不全の進行に中心的な役割を果たすと考えられている[5]．本稿では，侵襲時の腸内細菌叢の役割と腸管内治療の臨床研究を中心に述べる．

1 腸管侵襲と全身性炎症反応への連関

腸管への侵襲は，腸管だけでなく全身臓器へ影響を及ぼすことが知られている．1994年にMooreらは，腸管の虚血再灌流モデルを用いて，ラットの上腸間膜動脈を45分間閉塞させ腸管を虚血にした後，再灌流後の6時間後に少量のLPS（リポ多糖）を腹腔内に投与すると肺への白血球集簇が高まり，しかも肺組織の透過性が亢進することから，腸管が肺などの多臓器不全の進展にかかわっていることを示した[6]．多臓器障害の機序について，1998年にDeitchらは，腸管が標的となり腸間膜リンパを介して全身炎症反応が進展する仮説を発表した[7]．外傷＋出血性ショックのラットモデルを用いて，腸管への侵襲が腸間膜リンパから胸管を介して全身に循環することを示すために，胸管を結紮する実験を行った．胸管の結紮により肺の透過性亢進が抑えられたことから，腸管が標的となり腸間膜リンパを介した経路で全身に炎症反応が波及することが考えられた．

バクテリアルトランスロケーションは，侵襲により腸管間隙の透過性が高まり腸内細菌が直接，間接的に全身に広がっていくことである．cecal ligation puncture（盲腸結紮穿刺）による腹膜炎モデルを用いると，侵襲後にタイトジャンクションタンパク質であるclaudin-2，junctional adhesion molecule-Aのリアルタイム PCRの発現は有意に増加し，claudin-5や

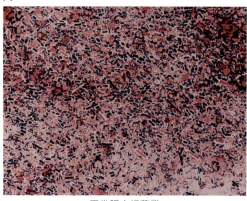
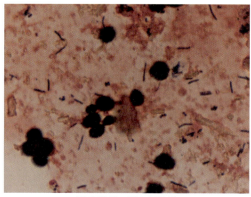

正常腸内細菌叢　　　　　　　　重症患者の腸内細菌叢

図2　重症患者の便グラム染色像でみる腸内細菌叢
　A）健常細菌叢；グラム陽性菌と陰性菌が混じっている．B）重症患者の腸内細菌叢は菌量が減少し，単純化した菌叢へと変化する．

occludinの発現は減少することが報告された[8]．タイトジャンクション関連タンパク質の発現は，腸内細菌の産生する便中酢酸濃度と相関することが報告されている[9]．

　熱傷モデルでは，侵襲の5分後にはリンパ節や肝臓に腸内細菌がトランスロケーションしていることが報告されている[10]．ヒトの研究は少数であるが，1998年O'Boyleらは，448例の開腹手術のうち，腸間膜リンパ節での細菌培養陽性が15.4％であることを報告した[11]．検出された細菌は，*Enterobacteriaceae*が大半であった．2010年に，Mizunoらは胆管がん手術中の腸間膜リンパ節をRT-qPCR法を用いて菌を調べたところ，主要な腸内細菌叢である嫌気性菌*Clostridium coccoides* groupや*Bacteroides fragilis* groupが全体の約20〜30％に認められることを発表した[12]．以上より，動物モデルと同様にヒトでも手術等の侵襲の強い重症病態下ではバクテリアルトランスロケーションが起こる可能性があり，今後の検証を要する．以上より，遠隔臓器障害を未然に防ぐには炎症反応の拠点である腸管とその免疫応答の制御へのかかわりが必要と考えられる．

2　侵襲による腸内細菌叢の変化

　健常人の腸管内の最優勢菌は*Bacteroides*や*Bifido-bacterium*などの無酸素環境下でのみ増殖できる偏性嫌気性菌である．100万〜1億CFU（colony forming unit）/gの最優勢の偏性嫌気性菌に比べると，大腸菌等の酸素環境下でも生存できる通性嫌気性菌は，1/1,000以下に過ぎない．しかし，重症病態になると，腸内細菌叢は減少し，通常検出されない，MRSA（methicillin-resistant *Staphylococcus aureus*），真菌などが，検出されるようになる（**図2**）．

　定量的に腸内細菌叢を評価するために，SIRS患者25人を対象に採便したところ，便中の総偏性嫌気性菌数は健常人に比べ有意に減少していた（SIRS患者8.3±2.3 vs. 健常人10.5±0.5 log$_{10}$CFU/g, $p<0.05$）．特に*Bifidobacterium*と*Lactobacillus*は健常人の1/100〜1,000程度に減少した（**表**）[13]．便中の有機酸（SIRS患者30.3±20.3 vs. 健常人88.4±21.2 μmol/g feces）のなかでも短鎖脂肪酸（酢酸，プロピオン酸，酪酸）は著しく減少し，便中のpH（SIRS患者7.4±0.6 vs. 健常人6.6±0.3）は有意に増加していた[14]．

　腸内細菌叢の菌数の測定は培養法が中心であるが，構成割合に関しては，すべての細菌がもっている16SリボソームRNA遺伝子（16S rDNA）を用いた網羅的なメタゲノム解析が行われる．これにより，生物の分類の階層である門・綱・目・科・属・種に至る何百種類の解析が可能となり未知の原因菌の解析にも用いら

表 重症患者の腸内細菌叢（SIRS患者 vs. 健常人）

	SIRS患者（n=25）	健常人
Total obligate anaerobes	8.3 ± 2.3*	10.5 ± 0.5
Bacteroidaceae	7.3 ± 3.0*	10.1 ± 0.4
Bifidobacterium	4.8 ± 3.3*	9.6 ± 0.7
Clostridium	2.1 ± 1.0	2.1 ± 0.7
Veillonella	3.1 ± 1.8*	7.0 ± 1.2
Total facultative anaerobes	7.8 ± 1.4	7.5 ± 0.4
Lactobacillus	2.7 ± 1.5*	5.0 ± 1.0
Enterobacteriaceae	4.1 ± 2.7*	7.4 ± 0.8
Enterococcus	6.4 ± 2.5	7.0 ± 0.9
Staphylococcus	5.3 ± 1.7*	2.7 ± 0.8
Pseudomonas	2.8 ± 1.4*	ND
Candida	2.5 ± 1.0	2.0 ± 0.5

(Log_{10} counts/g feces; *$p<0.05$ vs Normal; Data as mean ± SD).
ND：not detected. 文献15より引用.

れるようになってきた．急性期病態においても，12人の重症患者と7人の健常人の経時的変化を比較すると*Bacteroidetes*や*Firmicutes*の入院後1週間の変動が健常人より有意に大きいことが明らかになった（図3）[15]．

これらの結果から，SIRS患者では早期から腸内細菌叢や腸内環境の崩壊が受傷後数時間のうちに進行し，以後数週間にわたって継続することが明らかになった[14]．また，腸内細菌叢と感染合併症や予後との関連を解析すると，健常腸内細菌叢の大部分を示す総偏性嫌気性菌数の低下と病原菌である大腸菌や緑膿菌の数が最も関連していることが明らかになった（図4）[16]．これは，抗菌薬で病原菌を減らすことだけでなく，プロバイオティクス・プレバイオティクス（後述）などを用いて腸内細菌叢を保つ治療の妥当性を示唆するものでもある．

3 腸管内治療による腸内細菌叢の安定と感染性合併症の予防効果

1）プロバイオティクス・プレバイオティクス・シンバイオティクスとは

プロバイオティクス（probiotics）の概念は，食細胞を発見して自然免疫を報告しノーベル賞を受賞したイリア・メチニコフが長寿とヨーグルトについて記載（不老長寿論）したことにはじまる[17]．日本では，1917年に最初のプロバイオティクス医薬品の製造販売がはじまった．1965年，Werner Kollathによって，プロバイオティクスは，抗菌薬（antibiotics）に対比される言葉として提唱された．2001年の国連食料農業機関（FAO）/世界保健機関（WHO）合同専門家会議の報告書では「適正な量を摂取したときに宿主に有用な作用を示す生菌」と定義されている．一方，プレバイオティクス（prebiotics）は，「大腸の有用菌の増殖を選択的に促進し，宿主の健康を増進する難消化性食品」のことで，主な種類は，オリゴ糖，食物繊維などである．シンバイオティクス（synbiotics）療法は，生菌のプロバイオティクスだけでなく，増殖因子であるプレバイオティクスを併用する療法のことであり，より強力に腸内環境を整える治療である．

2）手術後感染症の予防効果

本邦では，2005年Sugawaraらが，81例の胆道がん症例に対して，シンバイオティクスを2週間前から投与する群と術後から投与する群に分けて術後感染症の発生を比較検討した．プロバイオティクスとして*Bifidobacterium breve*，*Lactobacillus casei*の2種類の生菌製剤を，プレバイオティクスとしてオリゴ糖を使用された．その結果，シンバイオティクス投与によっ

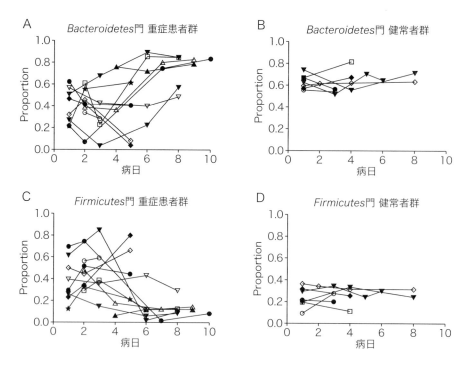

図3 重症患者の腸内細菌叢の経時的変化
腸内細菌叢の割合は，患者群は健常群に比して経時的に大きく変動している．A）重症患者群の *Bacteroidetes* 門の変化．B）健常者群の *Bacteroidetes* 門の変化．C）重症患者群の *Firmicutes* 門の変化．D）健常者群の *Firmicutes* 門の変化．文献17より引用．

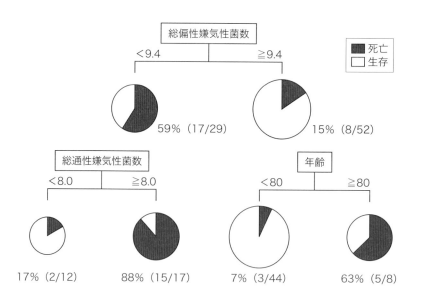

図4 腸内細菌叢と予後との関係
予後と最も関連する腸内細菌は総偏性嫌気性菌数である．ログスケールで，9.4（$\log_{10}$CFU/g）未満の死亡率が59％であり，そのなかでも総通性嫌気性菌数が8.0（$\log_{10}$CFU/g）以上のものは，死亡率が88％になる．つまり総偏性嫌気性菌数が低く，総通性嫌気生菌数の高い組合わせが，最も死亡率と関連する．文献18より引用．

て術前の便中のBifidobacterimやNK細胞活性が有意に上昇するとともに，術後感染性合併症の発生率は，術後投与群の30％に比べ，術前投与群では12.1％と有意に減少した（$p<0.05$）．この結果は，高度侵襲の外科手術の術前にシンバイオティクス療法を行うことで腸内細菌叢を保ち全身の免疫力を高めることが，術後の感染合併症を減少させる可能性があることを示している．高度侵襲外科手術に関しては，特に，胆道がん，肝移植，肝臓がんの手術症例に対するプロバイオティクス・シンバイオティクスの予防投与による感染合併症の有意な低下が報告されている[18]．

3）重症患者へのプロバイオティクス・シンバイオティクスの感染合併症予防効果

重症感染症は来院までの侵襲や抗菌薬等で腸内細菌叢がすでに崩壊しており，腸管への影響がさらに強い環境と考えられる．Shimizuらが全身性炎症反応患者55人を対象に，Bifidobacterium breve，Lactobacillus caseiとオリゴ糖を投与したところ，投与群は非投与群に比べ，便中のBifidobacterium，Lactobacillusが高く維持されるのみならず，短鎖脂肪酸である便中の酢酸，酪酸値を有意に保つことを報告した[19]．また，投与群の感染合併症は非投与群に比べ，腸炎（7％ vs. 46％），肺炎（20％ vs. 52％），菌血症（10％ vs. 33％）ともに有意に減少した（投与群 vs. 非投与群：$p<0.05$）．

また，感染症を伴う全身性炎症反応患者72人を対象としてシンバイオティクス（Bifidobacterium breve，Lactobacillus casei，オリゴ糖）を入院後3日以内に開始したところ，投与群は非投与群に比して，投与菌のみならずBifidobacteirum属，Lactobacillus属全体，および総菌数が経時的に有意に上昇した[20]．また，便中の短鎖脂肪酸の1つである酢酸は1週目に急激に有意に上昇した．感染合併症に関しては，下痢（6.3％ vs. 27.0％）および人工呼吸器関連肺炎の発症率（14.3％ vs. 48.6％）に有意差を認めた（投与群vs. 非投与群：$p<0.05$）．この結果は，重症病態においてもプロバイオティクス・プレバイオティクスが腸内細菌叢および腸内環境を保ち全身への効果があることを示している．

4）新たな腸管内治療：水素療法

プロバイオティクス・シンバイオティクスは腸内細菌叢の崩壊および短鎖脂肪酸の低下を抑える一定の効果はあるが，病態によっては効果は十分ではなく，さらなる腸内細菌叢を防御する手段が求められる．新たな腸管内治療としてわれわれのグループは水素治療を進めている．水素は，抗酸化作用，抗炎症作用，アポトーシス軽減作用等がある[21]．心停止などの虚血侵襲に対しても水素吸入を行うことで脳障害を防げることがラットモデルで報告されている．われわれは，マウスの腹膜炎モデルに対して水素水を投与したところ，バクテリアルトランスロケーションが有意に抑えられ，生存率が改善することを報告した[22]．また，便の腸内細菌叢のメタゲノム解析を行うと侵襲後に急激に増加するEnterobacteriaceaeの増加を抑えて（**図5**），腸管組織中のIL-6，TNF-α，malondialdehyde等を抑えていたことから，水素の抗酸化作用が腸内細菌叢による全身性炎症性を抑える効果を有する可能性があると考えられた．

4 難治性腸炎と腸内細菌叢再構築としての便移植の効果

1）*Clostridium difficile* 感染症

*Clostridium difficile*感染症（CDI）は，抗菌薬使用などによる腸内細菌叢崩壊により生じる難治性下痢症で，世界的な重篤な医療関連感染として知られている．欧米では，難治性の再発性のCDIに対して腸内細菌叢再構築のための便移植療法が行われており，既存治療であるバンコマイシン治療よりも有意差をもって寛解した〔81％（13/16）vs.31％（4/13）〕[23]ことが報告されていることから，腸内細菌叢の安定が病勢を安定させることに寄与していると考えられる．日本のCDIの発生状況は，321施設のアンケートでは，0～5例/年が最も多く，重篤な合併症の割合は0～20％が62.6％と最も多いことから難治性のCDI患者が少ないことが報告されている[24]．世界的な疫学的課題であるCDIが日本で少ない理由は現時点では明らかではないが，流行株（リボタイプ）の違いだけでなく欧米と日本人の腸内細菌叢の違いなども関与している可能性があると考えている．

2）非 *Clostridium difficile* 感染症

非*Clostridium difficile*感染症で抗生物質起因性の

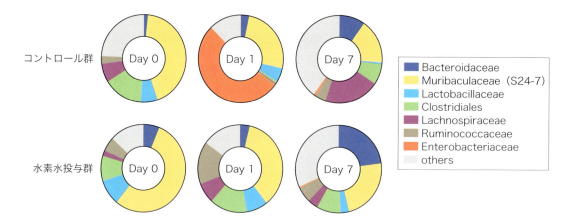

図5 水素水による腸内細菌叢構成の変化
cecal ligation and puncture後の便中の腸内細菌叢構成の変化を解析すると，水素水投与群では24時間後のEnterobacteriaceaeの増殖を抑制していた．文献23より引用．

難治性の下痢症例に対する便移植（FMT）の効果についての報告がなされている[25]．多発外傷後で5 L/日以上の下痢を発症している症例に対して便移植を施行したところ，下痢が数日で消失し，1週間後の内視鏡で腸管内炎症の著明な改善を認めた．腸内細菌叢は，Enterobacteriaceaeで覆われていたものが，BacteroidesとFirmicutesが大部分の正常の腸内細菌叢に回復傾向を認めた．以上より，CDI症例だけではなく，非CDI症例で，抗生物質起因性の腸内細菌叢崩壊による難治性下痢症に対しても，腸内細菌叢を補充し再構築することで下痢を改善させる可能性がある．

おわりに

・外傷，熱傷，敗血症などの重症病態では腸内細菌叢が大きく崩壊しており，腸管免疫の低下やバクテリアルトランスロケーションを招く可能性があり，多臓器への炎症反応が波及するため多臓器障害に到ることが考えられる．

・腸内細菌叢の崩壊を予防するための腸管内治療（プロバイオティクス・シンバイオティクス）は，腸内細菌叢を維持することで，感染合併症に予防効果が期待される．

・腸内細菌叢に関する基礎研究の発展に伴い，腸管内治療の科学的根拠が高まり，今後の臨床研究が進展することが望まれる．

文献

1) Paoli CJ, et al：Crit Care Med：10.1097/CCM.0000000000003342, 2018
2) 大須賀章倫，他：日本救急医学会雑誌，24：181-191, 2013
3) Boomer JS, et al：JAMA, 306：2594-2605, 2011
4) 井上茂亮，他：日本救急医学会雑誌，26：173-182, 2015
5) Clark JA & Coopersmith CM：Shock, 28：384-393, 2007
6) Moore EE, et al：J Trauma, 37：881-887, 1994
7) Magnotti LJ, et al：Ann Surg, 228：518-527, 1998
8) Yoseph BP, et al：Shock, 46：52-59, 2016
9) Asahara T, et al：Antimicrob Agents Chemother, 60：3041-3050, 2016
10) Eaves-Pyles T & Alexander JW：Shock, 9：95-100, 1998
11) O'Boyle CJ, et al：Gut, 42：29-35, 1998
12) Mizuno T, et al：Ann Surg, 252：1013-1019, 2010
13) Shimizu K, et al：J Trauma, 60：126-133, 2006
14) Yamada T, et al：JPEN J Parenter Enteral Nutr, 39：569-577, 2015
15) Ojima M, et al：Dig Dis Sci, 61：1628-1634, 2016
16) Shimizu K, et al：Dig Dis Sci, 56：1171-1177, 2011
17) 「医科プロバイオティクス学」（古賀泰裕/編），シナジー，2009
18) 清水健太郎：Intensivist, 3：513-522, 2011
19) Shimizu K, et al：Dig Dis Sci, 54：1071-1078, 2009
20) Shimizu K, et al：Crit Care, 22：239, 2018
21) Ohsawa I, et al：Nat Med, 13：688-694, 2007
22) Ikeda M, et al：Shock：10.1097/SHK.0000000000001098, 2017
23) van Nood E, et al：N Engl J Med, 368：407-415, 2013
24) 山岸由佳，三鴨廣繁：The Japanese Journal of Antibiotics, 68：345-358, 2015
25) Wurm P, et al：Crit Care Med, 45：e600-e606, 2017

<筆頭著者プロフィール>
清水健太郎：1998年大阪大学医学部卒業．2012年 Brigham and Women's Hospital で Research Fellow（Lederer lab：侵襲モデルを用いた制御性T細胞発現や免疫療法）．'14年現職．救急専門医．消化器病専門医．総合内科専門医．かぜやけがは，誰もが経験します．この一般的な病態は，重症化すると敗血症・重症外傷・多臓器障害となり致命的となります．病原体や自己組織に対する生体応答に関する幅広い研究（外傷免疫）が必要です．この侵襲学に興味をもたれる方が増えることを希望します．

第3章 世界と日本の研究動向

1. ヒトマイクロバイオーム研究の産業への応用
─ JMBCの設立と国内企業の動向について

寺内 淳，片岡二郎，藤井千之，梶浦貴之，笠原 堅，亀山恵司，柴垣奈佳子

> ヒトマイクロバイオームデータを活用した新たな健康医療ビジネスを推進する共通基盤構築のため，「一般社団法人日本マイクロバイオームコンソーシアム（JMBC）」を2017年に設立し，現在，製薬・食品・化粧品・検査分野から37社が参画している．全身にくまなく存在する微生物叢とヒトとの共生関係を科学的に明らかにすることで，革新的な医薬品や機能性食品・化粧品等の創出につながると期待している．各産業の視点から，産業化の現状と今後の方向性について紹介する．

はじめに

JMBC（Japan Microbiome Consortium）では，「ヒト微生物叢の素顔を捉え，医療と健康の未来を共創する」をミッションに掲げ，「ヒトマイクロバイオーム解析を通じたわが国における医療・健康関連研究の企画と支援，および研究成果の産業化推進」を目的に設立し，協調領域であるマイクロバイオーム解析プロトコールの標準化と日本国内における健常人データベース（DB）の構築を目標としている（図，表）．前述活動に加え，公開シンポジウムやJMBC内交流会等のイベント開催，アカデミア・企業連携や国際連携も進めている．詳細はJMBCのホームページ（http://www.jmbc.life/）を参照されたい．

1 標準化の目的と進捗

大規模高品質マイクロバイオーム※1 DBの構築には，検体の採取，輸送・保存，DNA抽出，シークエンス等のプロトコールを統一してデータを取得することが望ましい．特に，DNA抽出は本解析結果に最大の影響を与えるため[1,2]，International Human Microbiome Standardsでは詳細な検討を行い，欧米人の糞便DNA標準抽出法を策定している[1]．しかし，日本人は固有の腸内微生物叢をもつことから[3]，日本人の糞便解析

> ※1 マイクロバイオーム
> 学術的には微生物叢はマイクロバイオータが正しいが，JMBCではすでに一般に定着しているマイクロバイオームを用いている．

Industrial application of human microbiome research- Introduction of JMBC and industry trend of Japanese companies
Jun Terauchi[1,6] /Jiro Kataoka[2,7] /Kazuyuki Fujii[2,8] /Takayuki Kajiura[2,9] /Ken Kasahara[3,10] /Keishi Kameyama[4,9] /Nakako Shibagaki[5,11]：JMBC Steering Committee Chair[1] /JMBC SC vice Chair[2] /JMBC SC vice Chair and Chair of R&D Committee[3] /JMBC Member of R&D Committee[4] /JMBC SC Member[5] /Ono Pharmaceutical Co., Ltd.[6] /Japan Tobacco Inc.[7] /Otsuka Pharmaceutical Co., Ltd.[8] /Ajinomoto Co., Inc.[9] /Chitose Laboratory Corp.[10] /Shiseido Co.,Ltd.[11]（日本マイクロバイオームコンソーシアム[1]～[5] /小野薬品工業株式会社[6] /日本たばこ産業株式会社[7] /大塚製薬株式会社[8] /味の素株式会社[9] /株式会社ちとせ研究所[10] /株式会社資生堂[11]）

図　JMBCロードマップ
一定の基準を設けてオープンリソース化し共有可能とする非競争領域に限定した活動をめざす（赤枠で示した領域）．それより先の研究は競争領域とし，個社ごとに創意工夫を凝らす活動として扱っている．

フロー（矢印に沿って）：
- 標準プロトコールの確立
- 健常人データの集積・分析
- 対象（領域・疾患）を決定し，データ収集・解析・評価・臨床研究
- サービス・製品の創出（社会還元）

表　JMBC参画企業（2018年9月現在）

1. 味の素株式会社	19. 大日本住友製薬株式会社
2. アステラス製薬株式会社	20. タカラバイオ株式会社
3. エーザイ株式会社	21. 武田薬品工業株式会社
4. 株式会社LSIメディエンス	22. 田辺三菱製薬株式会社
5. 江崎グリコ株式会社	23. 株式会社ツムラ
6. 大塚製薬株式会社	24. 株式会社ちとせ研究所
7. 小野薬品工業株式会社	25. 株式会社DNAチップ研究所
8. 花王株式会社	26. 株式会社テクノスルガ・ラボ
9. キッコーマン株式会社	27. 日本たばこ産業株式会社
10. 協和発酵キリン株式会社	28. ビオフェルミン製薬株式会社
11. 株式会社ジーンテクノサイエンス	29. 株式会社日立ハイテクノロジーズ
12. JSR株式会社	30. マルホ株式会社
13. 塩野義製薬株式会社	31. 三井化学株式会社
14. 株式会社資生堂	32. 三菱ケミカル株式会社
15. 株式会社生物技研	33. ミヤリサン株式会社
16. ソニーイメージングプロダクツ＆ソリューションズ株式会社	34. 合同会社みらか中央研究所
17. 第一三共株式会社	35. 森下仁丹株式会社
18. 大正製薬株式会社	36. 株式会社リコー

製薬会社22社，食品会社4社，化粧品会社2社，検査会社8社より構成され，事務局として公益財団法人都市活力研究所が協力している．

に適したDNA抽出法が望まれる．糞便を模倣した標準菌体試料および標準核酸試料などの標準物質（mock community）は，多様なDNA抽出法を定量的に評価するツールとなると期待される．

そこで，さまざまな解析標準を構築した経験のある産業技術総合研究所（産総研）とプロトコールの標準化を共同で検討することとした．さらにJMBC，産総研は，平成30年度「NEDO先導研究プログラム／新

産業創出新技術先導研究プログラム」において「マイクロバイオームの産業利用に向けた解析技術および革新的制御技術の開発」の委託研究機関として採択され，さらに再委託機関である製品評価技術基盤機構・理化学研究所とともに開発を進める．日本人解析用mock communityとそれを用いた解析プロセスの開発を国際協調しながら実施し，日本人の大規模コホート研究に向けたプロトコールの整備を予定している．

2 製薬業界の動向

マイクロバイオームに基づく医薬品候補品の多くは国外企業により開発され，すでに臨床開発段階・前臨床段階にあるが，国内製薬企業の取り組みは遅れているといわざるを得ない．

医薬品アプローチとしては，①単菌あるいは菌カクテル製剤（糞便移植を含む）や菌由来タンパク質等の利用，②マイクロバイオームを介した疾患発症メカニズムからの新規創薬標的探索あるいはバイオマーカーの開発，があげられる．①については，Vedanta Biosciences社[4]～[6]やEvelo Biosciences社[7]～[9]等の国外企業が先行している．同様のアプローチでは国内企業の追随は困難かもしれないが，日本人固有の微生物叢を起源とし新たな創薬候補が見出される可能性はある．②については，オミクス解析から微生物叢由来代謝物と疾患との相関・因果関係を明らかとし，その代謝物の生合成酵素や受容体あるいは関連するパスウェイなどが創薬標的になりうる．微生物叢を含む共生体として精緻な解析を進め，詳細な科学的エビデンスに基づいたマイクロバイオーム創薬をめざしている．それにより治療満足度の低い疾患を含むさまざまな疾患への応用が実現できる．

3 食品業界の動向

食品領域では，日本人に特徴的なビフィズス菌，乳酸菌などは善玉菌として主に整腸作用を有する特定保健用プロバイオティクス食品として，また善玉菌を増やすオリゴ糖や食物繊維はプレバイオティクス食品として，広く受け入れられている[10]．さらに近年では，インフルエンザ予防[11]，花粉症改善等の免疫機能や血圧値の低下[12]，内臓脂肪蓄積抑制[12]などの生活習慣病予防機能を謳った機能性表示製品も発売されており，プロバイオティクス／プレバイオティクス市場は拡大を続けている．最近では既知細菌とは異なる健康維持に必要な細菌種[13][14]や，新たな機能代謝物質[15]が続々と同定されている．

腸内微生物叢は人種や年齢によって異なり，食事や食品成分の影響を強く受けているため個人差も大きい．機能性表示食品の拡大は，食事や食品成分による腸内微生物叢への介入が人の健康に好ましい影響を与えうることが，近年の免疫・代謝研究の進歩により科学的に示されたことが大きな理由である．またこれら研究に基づく機能評価系の確立により，より高性能なプロ／プレバイオティクスを見出すことが可能となった．将来は，個々人に必要な食品成分を提案する食の個別化を提案する新たなビジネスにつながって行くであろう．

4 化粧品業界の動向

皮膚微生物叢への効果をうたったスキンケア製品は，世界ですでに販売されており，その主たる効果成分は皮膚常在菌の栄養源となるプレバイオティクス（例としてSolabia社のアルファグルカンオリゴサッカライドなど）や，皮膚の免疫賦活などの効果を期待される準プロバイオティクス（*Lactobacillus plantarum*[16]や*Vitreoscilla filiformis*[17][18]などの死菌体）である[19]．プロバイオティクスのスキンケア効果の認知度は欧米消費者で高く，欧米メーカーの製品には両成分が配合されていることが多いが，日本ではプレバイオティクスのみを配合した製品が大多数である．また，乳酸菌などの発酵上清はポストバイオティクスとよばれ，皮膚微生物叢によい効果があるとして配合されている．その他の発酵エキスもこの観点から化粧品原料として見直されるであろう．

化粧品が肌を守っている皮膚常在菌等に影響するという新たな認識は，新しいスキンケア製品を期待させるが，その科学的根拠が不十分なまま市場に送り出されている場合もある．化粧品業界での本研究が今後の皮膚微生物叢の知見の深化に貢献できると期待している．

5 受託業界の動向

JMBCには受託サービス企業が8社参画している．例えば，テクノスルガ・ラボは，菌叢と代謝物の解析のための微生物群集構造解析・理化学分析受託サービスと採便キットの販売を行っている．みらか中央研究所は，治験検体の菌叢を評価する受託試験サービスを提供している．また，菌叢解析から明らかになったバイオマーカーの臨床応用をめざし，医療機関と共同研究も行っている．ちとせ研究所はフローラインデックスを設立し，菌叢の統合オミクス解析により，菌叢の動態を定量的に捉える解析サービスを提供している．

世界的に見れば，CosmosID社（米国）や，CoreBiome社（米国）など，ショットガンメタゲノム解析[※2]を1検体$99で請け負う海外受託企業が登場している．JMBCでは推奨プロトコールの確立後，会員企業が迅速な利活用を進められるため，先行海外受託企業に優りうる解析サービスを軸に産業推進を図ることができると期待している．

おわりに

国内産業界は，米国の産業化スピードに大きく後れをとっているものの，欧米での先行研究は，民族・地域・食事等が大きく異なる日本人微生物叢にそのまま適用できない．JMBCがめざすプロトコールの標準化と多様かつ精緻な臨床情報をもつ健常人DBは，国内産業応用の重要な基盤となるとともに国際競争力の強化にもつながる期待がある．

さらに食事・健康状態やデジタルヘルスデータを追加したうえ，さまざまな疾患マイクロバイオームDBと比較することで，革新的な医薬品や機能性食品・化粧品等の創出につながると期待している．産業界を起点としたコンソーシアムであるJMBCは，協調的活動を通じ，国内企業の発展はもちろん，アジア圏ひいては人類の健康・医療に貢献したいと考えている．

文献

1) Costea PI, et al：Nat Biotechnol, 35：1069-1076, 2017
2) Microbiome Quality Control Project Consortium.：Nat Biotechnol, 35：1077-1086, 2017
3) Nishijima S, et al：DNA Res, 23：125-133, 2016
4) Atarashi K, et al：Nature, 500：232-236, 2013
5) Atarashi K, et al：Cell, 163：367-380, 2015
6) Schneider J, et al：WO 2017218680
7) Goodman B & Gardner H：J Pathol, 244：667-676, 2018
8) Goodman B, et al：WO 2018112363
9) Goodman B, et al：WO 2018112365
10) 「プロバイオティクス・プレバイオティクス・バイオジェニックス」（光岡知足/編），pp286-298, 日本ビフィズス菌センター，2006
11) 辨野義己：日本内科学会雑誌，104：86-92, 2015
12) 高野義彦，他：薬理と治療，41：895-903, 2013
13) Everard A, et al：Proc Natl Acad Sci U S A, 110：9066-9071, 2013
14) Goodrich JK, et al：Cell, 159：789-799, 2014
15) Sakurama H, et al：J Lipid Res, 55：1855-1863, 2014
16) Muizzuddin N, et al：J Cosmet Sci, 263：385-395, 2012
17) Volz T, et al：J Invest Dermatol, 134：96-104, 2014
18) Gueniche A, et al：Br J Dermatol, 159：1357-1363, 2008
19) Maguire M & Maguire G：Arch Dermatol Res, 309：411-421, 2017

※2 ショットガンメタゲノム解析

次世代シークエンサーの驚異的な進歩によりマイクロバイオームの全ゲノム配列を決定することができるようになり種まで決定できるようになった．ウイルス，真菌も同定可能である．これまでの主たる解析法は細菌特徴的な16s rDNAを増幅し塩基配列を決定するものであったが，属までしか決定することができない．

＜著者プロフィール＞

寺内 淳：京都大学工学研究科合成化学専攻博士課程を修了後，武田薬品工業，米国ピッツバーグ大学博士研究員を経て，現在，小野薬品工業研究本部に勤務．JMBCの準備段階から設立までに関与し，現在運営委員長を務めている．専門は，マイクロバイオーム，創薬研究戦略，プロジェクト・ポートフォリオマネジメント，メディシナルケミストリー，有機合成化学，中枢神経系創薬研究．

片岡二郎：京都大学農学部農林生物学科を卒業後，JT中央研究所に勤務．マックスプランク研究所に留学後，医薬総合研究所に移動した．マイクロバイオームやAIなど，何でも新しいことに興味津々である．

第3章 世界と日本の研究動向

2. IHMC（国際ヒト細菌叢コンソーシアム）と世界細菌叢デー

Todd D. Taylor

> 国際ヒト細菌叢コンソーシアムは，2008年10月にドイツのハイデルベルクで正式に結成され，健康の維持と病気の原因におけるヒト細菌叢の役割を研究し理解するための共通の原則と方針を策定し，その知識を病気の予防と治療に使用することを目的としている．2010年以来，国際ヒト細菌叢コンソーシアムは，この分野の科学者を集める定期的な国際会議を開催しており，2018年6月には，細菌叢や関連研究の多様な世界を紹介する公開イベント（世界細菌叢デー）を各地で催した．

はじめに―ヒト細菌叢イニシアチブの必要性

1990年代後半から2000年代には，次世代シークエンサーを用いた環境サンプルの全ゲノムショットガンシークエンシングの技術は生まれたばかりであった．2003年に，Breitbartらは「ヒトの糞便内のウイルス集団の培養に依らないメタゲノム解析」を発表した

[略語]
APB：Alimentary Pharmabiotic Centre
EMBL：European Molecular Biology Laboratory
HMP：Human Microbiome Project
IHMC：The International Human Microbiome Consortium（国際ヒト細菌叢コンソーシアム）
MetaHIT：Metagenomics of the Human Intestinal Tract
WMD：World Microbiome Day（世界細菌叢デー）

が[1]，このDNA配列の大部分は以前に報告されたものとは異なっていた．これは，新しい技術を用いた最初のヒト微生物叢研究の1つである．ほどなく，科学者達は酸性鉱山排水[2]からサルガッソ海[3]に至るまで，さまざまな環境試料の微生物叢を調査しはじめた．ヒト細菌叢のメタゲノムシークエンシングが人々の強い関心を惹く領域になることは必然であった．

2005年11月，フランスのパリにあるINRA（フランス国立農業研究所）による会議が開催され，ヒトの腸メタゲノムの研究に関心をもつメタゲノミクス分野の科学者などが集まった[4]．2日間の会議のためにヨーロッパ，アメリカ，アジアのさまざまな研究機関や大学，民間企業（EU，米国），資金提供機関（欧州委員会，米国科学財団，米国国立衛生研究所，フランス国立研究機関）から約80名の参加者が会した．この会議は，メタゲノミクスの分野における現在の研究状況をC. Frazer（TIGR），E. Rubin（JGI），J. Weissenbach（Genoscope）ならびにJ. Dore（INRA）が紹

The International Human Microbiome Consortium and World Microbiome Day
Todd D. Taylor：Laboratory for Microbiome Sciences RIKEN Center for Integrative Medical Sciences（理化学研究所生命医科学研究センターマイクロバイオーム研究チーム）

介するプレナリー・セッションからはじまった．これに続いて，以下の4つのワークグループの議論が続いた．すなわち，①ヒトの腸メタゲノムの配列決定，②ヒトの腸メタゲノム特性が健康に及ぼす影響，③ヒト腸メタゲノム特性の産業への影響，④そしてヒトの腸メタゲノム研究プログラムへの資金提供である．その会議での議論は，後に，いわゆる「Paris recommendation（パリ提案）」[5] としてまとめられた．

手短には，細菌，古細菌，真核生物およびウイルスを含む胃腸内微生物叢の遺伝的レパートリーに対応するリファレンスデータセットを整備することを主な目的とした，「Human Intestinal Metagenome Initiative（ヒト腸メタゲノムイニシアチブ）」が提案された．イニシアチブは3つの目的をもっていた．①培養された微生物の完全長ゲノム配列を決定する，②未培養微生物のゲノム配列を決定する方法の開発，そして③微生物コミュニティ全体の遺伝子カタログを作成すること．このリファレンスセットにより，腸内細菌叢が健康および疾病において果たす役割の研究を可能に，強化促進し，ヒト生物学およびヒトと環境との相互作用に関する新規かつこれまで想定されていない生物学的洞察が得られることが期待された．

上記の野心的な目標を達成するために，彼らはまた，国際メタゲノムコンソーシアムの設立を提案した．これは，研究所やその他の関係機関の広範な国際コンソーシアムである．本コンソーシアムは，①解析手法の標準化とデータの品質管理を可能にし，②解析間の連携を図ることで科学コミュニティ全体のデータとリソースの自由かつ迅速なやりとりを担保し，そして③リファレンスデータセットを管理し，プロジェクト開発の全段階を通してその通用性を維持することを目的とした．コンソーシアムは，国際的規模でイニシアチブを宣伝し，その資金調達に努め，腸内のリファレンス遺伝子レパートリーに基づいて機能研究・比較研究を促進し，ヒトメタゲノムの完全な解析に必須である人体の他の部位の細菌叢の遺伝レパートリーを作製するプロジェクト開始を奨励し支援を提供する．

コンソーシアムは，当初は5年間の予定で設立され，以下の各項にコミットするメンバーで構成された．①データの生成に必要な作業に貢献すること，②データの分析を行うこと，③必要な資金を提供すること，④コンソーシアムが合意した規則を遵守すること．さらに，⑤解析するゲノムの優先順位付け，技術開発，バイオインフォマティクス，生物資源，コミュニティアウトリーチなどの課題に取り組むという，5つのワーキンググループを設置した．

2007年12月，米国メリーランド州ロックビルで国際ヒト細菌叢コンソーシアム（IHMC）の設立を議論するための会合が開催された．参加者は，ヒト細菌叢の総合的評価と健康および疾病への影響に関心のある資金提供機関およびプロジェクトの主任研究者を含むメンバーでコンソーシアムを結成することに合意した．またこの会合に引き続き，IHMCのメンバーシップの基準を策定するための暫定運営委員会を結成すること，ならびにその基準をコンソーシアムのメンバーになることに関心のある人々に提供することにも合意した．「国際ヒト細菌叢コンソーシアム：その目標，運営体制と原則の説明」[6] の文書は，主にこの会議で行われた議論から生まれたものである．

1 IHMCとIHMC会議の立ち上げ

数年の議論の後，IHMCの正式な立ち上げは，国立衛生研究所（NIH）および欧州委員会（EC）のリーダー達の趣意書への署名によって，2008年10月にドイツのハイデルベルクで発表された．彼らは，協力して努力することで，同年に発足したNIH Human Microbiome Project（NIH-HMP：第3章-3参照）とEC Metagenomics of Human Intestinal Tract（MetaHIT：第3章-4参照）プロジェクトを通して解析データを公表することに正式に合意した．参加者は，IHMCプロジェクトによって生成されたデータは，EBIおよびNCBIの公的データベースを通じて入手可能とすること，これらのデータの分析は，NIH Human Microbiome Project Data Analysis and Coordination Center，ならびにEuropean Molecular Biology Laboratory（EMBL）に置かれるNIHと同等のセンターを通して利用可能とすることにも同意した．そしてデータリリースの原則とコンソーシアムメンバーシップについて議論され，要約文書「IHMC Policy Discussion Summary」[7] という要約文書が作成された．オーストラリア，カナダ，中国，欧州委員会，フランス，

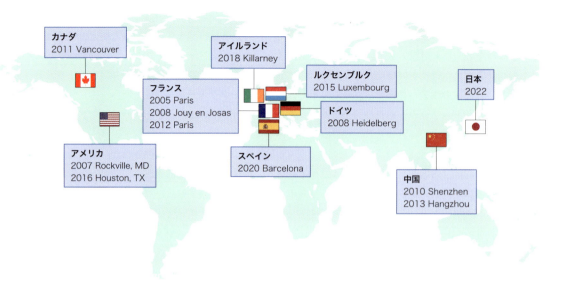

図1　IHMC会議の歴史

アイルランド，日本（服部正平），韓国，米国からのプロジェクト代表者がこの会合に出席し，これらの原則に合意した．また，IHMCの議長は毎年交代するもち回りとし，2009年にはじまった最初の共同議長は，欧州委員会のChristain Desaintes氏とMetaHITプロジェクトのコーディネーターであるS. Dusko Ehrlich氏に委任することに合意した．

IHMCの取り組みの一環として，世界各地の科学者を巻き込むため，毎年定期的に科学会議を開催することがあった（図1）．最初のIHMC会議は2010年3月4日に中国深圳で開催され，ヨーロッパ，アメリカ，アジア，オセアニアの4大陸を代表する23カ国から220名の参加者が集まった．2011年3月9日から11日までカナダのバンクーバーで開催された第2回大会には，細菌叢研究分野の世界のトップクラスの研究者・学者，食品業界および薬品業界の代表者，資金調達機関のメンバー，科学ジャーナリストなどを含む，400人以上の参加者が集まった．この会議では，はるかに豊かな多様性を有するヒトの第2のゲノムとも言うべき微生物叢ゲノムの重要性ともに，それを個別化医療の対象とする必要性が再強調された．フランスのパリで2012年3月に開催された第3回大会では4大陸36カ国から600人を超える参加者が集まり，この分野の研究における科学と社会の関心が急速に高まっていることを目の当たりにした．

2013年9月に中国の杭州で開かれた第4回IHMC会議で，IHMC運営委員会は，共通の目標に向けて異なるプログラムの相乗的な取り組みを推進する方法や，世界中で急激に増加する研究結果を比較可能にするための，標準的な実験プロトコールを実装する方法など重要な問題の議論がなされた．標準化については今日でも依然として問題であるが，世界中でさまざまな新しいシークエンシング技術を使用して数多くの研究が行われているため，大きな進歩はないのが現状である．それでも，DNA/RNA抽出のための実験プロトコールやサンプルの保存および処理方法の共有に関しては多少の成功は認められる．データセットを分析するために使用されるいくつかのツールが普及しはじめているが，選択肢が増えており，今後もさらに多く手法が開発され続けるであろう．

IHMC会議はほぼ毎年開催され続け，第5回は2015年3月にルクセンブルクで開催され，第6回は2016年11月に米国テキサス州ヒューストンで開催された．それ以降は2年ごとの開催となり，直近では2018年6月に第7回がアイルランドのキラーニーで開催されている．第8回会議は2020年にスペインのバルセロ

ナで，2022年には日本（おそらく東京）で開催される．

　IHMCは最古のヒト細菌叢の科学団体で，会議はコンソーシアム発足当初から組織され，10年以上持続している．会議では，分野で最高の科学トピックを提供するとともに，特定の細菌叢または特定の病気に焦点を絞ることなく細菌叢に関連するすべての臨床症状を発表できるように設計されている．会議では，細菌叢ゲノムの正確な同定可能性や規制面，その他の横断的なトピックなど，重要な問題に引き続き取り組んでいる．

　今日のIHMCにはいくつかの大きな問題がある．IHMCはad-hocな委員会であり，活動予算をもたない．世界中の委員会メンバーは全員，完全にボランティアベーシスで，マイクロバイオーム研究分野への熱意によって参加している．10年前とは対照的に，現在では多くの企業による，あるいは営利目的の競合する会議が開催されている．IHMC発足時には，主にNIH-HMPとEU-MetaHITの2つのプロジェクトのみが中心だったので，それに焦点を当てた活動をしていたが，最近ではより多様なメンバーシップとさまざまなプロジェクトで構成されるようになった．

　IHMCは腸内細菌叢科学分野で起こっているダイナミックな変化と，現れては消える新しく資金提供されたプロジェクト，もはや資金調達のないプロジェクトに適応しなければならないが，その基本的な理念は変わらない．すなわち，健康を保ち病気の原因となるヒト微生物叢の役割を研究し，理解し，その知識を用いて病気を予防し治療する能力を向上させるための共通の原則と方針に向けて努力することである．IHMCはいつでも，ヒト微生物叢の包括的な解析を行える，一連のIHMCの政策に従って努力を続けることに同意するヒト微生物叢研究プログラムの出資者とPIに解放されている[8]．IHMCの原則，構造および運営方針は，設立以来徐々に整備されてきており，ヒト微生物叢研究コミュニティーからの十分な関心と支援が得られる限りこれからもそのように続いて行くであろう．

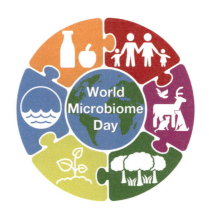

図2 世界ではじめて開催された世界細菌叢デー（2018）のロゴ

2 世界細菌叢デー

1）なりたち

　第1回世界細菌叢デー（World Microbiome Day：WMD）は，2018年6月27日にAPB（Alimentary Pharmabiotic Centre）Microbiome Irelandにより制定された[9]．WMDは，微生物叢の活きいきとした多様な世界を浮き彫りにし，微生物叢がヒトと動物と環境の健全な状態にとってきわめて重要であることを一般社会に進んで啓蒙することをめざしている（**図2**）．WMDは毎年開催されることが期待され，異なる微生物叢について研究する世界中の微生物学者がそれに参加し，微生物叢の重要性に関するメッセージを広めることが奨励されている．

　最初のイベントテーマは「自分の微生物を意識する（Mind our Microbes）」であった．ほとんどの人にとって微生物は病気を引き起こす悪者と考えられがちだが，実際のところ，微生物の大半は害を及ぼさず，多くは植物，動物，人間の生活に不可欠である．したがって，「よい」微生物に注意を払うことは，「悪い」微生物を殺すことよりも重要かもしれない．科学者が微生物や微生物叢についてより多く学ぶにつれて，微生物の多様性が健康に不可欠であり，重要な側面の1つであることがますます明らかになっている．ある場所の微生物のコミュニティーが多様化すればするほど，その環境はより健康的になる．より健康な人間は，より多様な微生物を自らの腸内にもつ傾向がある．人間はまた，

土壌，海洋および植物などの他者の微生物叢の健全性に依存しており，例えば，食料源，有機物質のリサイクル，窒素サイクルおよび生合成能力といったことにかかわっている．したがって，われわれの微生物—とりわけ私達自身の中の，あるいは地球の健康に寄与する環境中の微生物—を保護することが重要である．多くの人は抗菌ゲルや抗菌シートで細菌を攻撃し，除去することに熱心だ．しかし，多くの微生物は役立つものであり，地球温暖化と戦い，汚染を浄化し，プラスチックを分解し，がん治療の鍵を握っているものすら存在する．微生物がわれわれの日常生活においてどれほど重要であるかを広く示し，自分の，そして地球の健康を維持するためになぜ「自分の微生物を意識する」ことが必要なのかを人々に示すことがWMDが最初に意図するところであった．

2）イベント

WMDを祝うため，APC Microbiome Irelandは，IHMC会議が開催されたアイルランドのキラーニーで2018年6月27日パブリックイベントを開催した．研究者たちは研究の活発な進捗状況をレクチャーし，対話式のスタンドでは参加家族のために体験活動が催された．同日に世界各地のさまざまな研究所，大学などの会場で25以上のイベントが開催された．子どものお絵かき競争，リメリック（滑稽五行詩）競争（著者も参加したが，勝てなかった），写真やアートのコンペティションを含む，いくつかの競技会がイベントとともに開催された．競技会は年齢や国籍を問わず楽しめるようになっており，入場無料であらゆる人々に解放されていた．このようにはじめてのWMDはIHMCにおいて鳴り物入りで開催され，受賞者が次々と発表された．

さらに，APC Microbiome Irelandは，「自分の微生物を意識する」活動に貢献しているコミュニティーグループ，団体，個人，企業，科学者をノミネーションした．その目的は，微生物を悪者扱いすることについて誤解を解くよう一般社会との対話を促進し，その意識を高める手助けをすること，また，その活動がわれわれの生活に利益と変化をもたらす個人や団体に感謝することにあった．これらの「マイクロビオームヒーロー」には彼らの努力を認める認定証が贈られた．森永乳業もマイクロビオームヒーローの仲間入りをした．森永乳業は1969年に健康な乳児からBifidobacterium longum BB536を単離して以来，先進的なプロバイオティクス機能食品の開発と，母乳と腸内微生物の栄養特性に関する研究を展開してきた．研究者のマイクロビオームヒーローには，微生物の「新規phylogenomics（訳注：phylogenomicsは新しい概念でまだ定着した日本語訳はないようであるが，進化（evolution）とゲノム科学（genomics）の境界領域分野を指すとのこと）」に焦点を当てる研究をしているUC DavisのJonathan Eisenと，微生物叢研究分野を開拓するため尽力したUCSDのRob Knightが含まれている．

おわりに

次回のWMDの日程はまだ決定されていないが，今後も継続され，より多くの研究者や組織が参加してよりよく大きなイベントになることが期待される．WMDのような取り組みは，人間，動物，環境の健康ために微生物を理解することの重要性について，一般社会のみならず資金提供機関や政府機関の意識を高める重要な鍵となる．

（翻訳：大野博司）

文献

1) Breitbart M, et al：J Bacteriol, 185：6220-6223, 2003
2) Tyson GW, et al：Nature, 428：37-43, 2004
3) Venter JC, et al：Science, 304：66-74, 2004
4) 「The International Human Microbiome Consortium (IHMC)」http://www.human-microbiome.org/
5) 「The Human Metagenome Project – Recommendations from the Paris Workshop (2005)」http://www.human-microbiome.org/fileadmin/user_upload/Paris-recommendations.pdf
6) 「The International Human Microbiome Consortium: A Description of its Goals, Operating Structure and Principles (2008)」http://www.human-microbiome.org/fileadmin/Content/Media/Docs/IHMC_Operating_Principles_Doc_FINAL.DOC
7) 「IHMC Policy Discussion Summary (2008)」http://www.human-microbiome.org/fileadmin/user_upload/DataRelease_IHMC-Members_Oct15-08.pdf
8) 「Request for Membership in the International Human Microbiome Consortium (2008)」http://www.microbiome-standards.org/fileadmin/Content/Media/Docs/Request_for_IHMC_Membership-1-3.doc
9) 「World Microbiome Day」http://www.worldmicrobiomeday.com/

<著者プロフィール>
Todd D. Taylor：オレゴン健康科学大学にて分子医学遺伝学の博士号取得．1998年，理化学研究所ゲノムサイエンスセンターに研究者として加わり，チームリーダーとして榊佳之博士のもとで，国際ヒトゲノムシークエンシングコンソーシアムの一環として，染色体11，18p，21のコーディネーターを務める．特にメタゲノミクスに有効なさまざまな大規模スケールのデータセットの分析ツールとデータベースを開発．最近ではあらゆる科学的メディアのバイオキュレーションに興味をもつ．2018年4月からは，理化学研究所マイクロバイオーム研究チーム シニアリサーチサイエンティスト，理化学研究所生命医科学研究センター国際コーディネーターを併任．

第3章 世界と日本の研究動向

3. NIH（米国国立衛生研究所）での ヒト細菌叢研究の概要

Lita M. Proctor

> 米国国立衛生研究所（NIH）は，米国における生命科学・医学研究支援のための，連邦政府の主要な資金提供機関である．NIHはヒト細菌叢研究の広範なサポートを提供していて，27のNIHの研究所およびセンター（ICs）のうち21施設が現在，NIH外部への資金提供研究プログラムを通じてこの分野に資金を提供している．本稿では，上記の全NIHでのヒト細菌叢研究外部助成金取り組みのポートフォリオとして，最近終了した10年間（2007～'16年度）2億1,500万ドル（約244億円）のヒト細菌叢プロジェクト（Human Microbiome Project：HMP）プログラムで開発されたリソースを簡潔にまとめるとともに，2012～'16年度にかけて全NIHでHMP以外の枠組みとしてヒト細菌叢研究活動を支援するために外部助成された7億2,800万ドル（約826億円）の対象と範囲について評価する．そして，この分野が今後10年間にさらに進展するために，積み残した必要な技術と知識の欠落（ギャップ）についてのいくつかの提言で締めくくりたい．

はじめに

1）ヒト細菌叢プロジェクト（HMP）

2007年度※にNIHディレクターのオフィスのもとにある戦略調整オフィスは，10年間2億1,500万ドル（2018年現在のレートで約244億円）のHMP（Human Microbiome Project）プログラムを開始し た[1]．当初からHMPは，この新興分野において急速に公開されるリファレンスデータセット，計算ツール，ならびに分析用および臨床用プロトコールを開発するための研究リソースプログラムとして計画された．HMPプログラムには2つのフェーズがあった．最初の5年間のフェーズは，人体の5つの主要な細菌共生部位（口腔，皮膚，鼻孔，消化器系および泌尿生殖器系）から

[略語]
DACC：HMP Data Analysis and Coordination Center
FOA：Funding opportunity announcement
HMP：Human Microbiome Project
iHMP：Integrative HMP
ICD-10：International Classification of Diseases, version 10（国際疾病分類）
NIH：National Institutes of Health（米国国立衛生研究所）

A brief overview of human microbiome research at the US National Institutes of Health
Lita M. Proctor：National Human Genome Research Institute, National Institutes of Health（米国国立衛生研究所ヒトゲノム研究所）

の微生物叢群集をDNAベースで調査し，そして特徴的な微生物叢が健康／特定の疾患に関連しているかどうかを評価するためのものであった[2]．ここで得られた健康成人の微生物叢リファレンスデータセットは，10テラバイト（TB）のDNA配列データ量をもつ[3)4)]．今日においても，これはヒト以外を含むあらゆる共生環境のなかで，世界最大の微生物叢配列データセットである．さらに，このリファレンスデータセットは，1つのヒトコホート由来のすべての微生物（細菌，ウイルス，ファージおよび真菌）メンバーを含む唯一のデータセットである．リファレンスデータセットと計算ツールおよび統計ツールは，HMPデータ分析およびコーディネーションセンター（HMP Data Analysis and Coordination Center：DACC）を通じて利用することができる[5]．

Integrative HMP（iHMP）として知られている第2のHMPプログラムフェーズは，一連の病気のコホートを用いて，細菌叢と宿主の両方からの遺伝子発現，タンパク質，代謝物プロファイルなどの統合された生物学的特性のリファレンスデータセットを作成するように計画された[6]．細菌叢関連状態のモデルとして選択された3つの長期iHMP臨床試験が実施され，対象からの免疫学的／臨床的マーカーなどの他の重要な特性と，細菌叢および宿主の重要な生物学的特性のリファレンスデータセットが取得された．これらの3つのiHMP試験は，母親の腟微生物に焦点を当てた早産の発症に関するもの[7]，腸内細菌叢に焦点を当てた炎症性腸疾患（IBD）の発症に関するもの[8]，ならびに腸および鼻腔細菌叢の両方に焦点を当てた2型糖尿病のものである[9]．HMP DACCは，これらの3つのiHMP臨床試験により取得された統合リファレンスデータセットとともにマルチオミクスデータ用に開発された計算ツールも保有している[5]．

2）NIHの外部助成金によるヒト細菌叢研究のポートフォリオ分析の動機付け

NIHが資金を提供するヒト細菌叢の研究をより深く理解し，キーとなる研究上のギャップ分析や技術的ニーズを特定するための，NIH外部資金プログラムによる

> ※ 米連邦政府の予算年度は10月1日〜翌年9月30日である．

研究の詳細な分析が最近完了した．NIHのグラントデータベース検索によれば，5年間（2012〜'16年度）で約2,700件の細菌叢プロジェクトが助成されている．ここでは，これらのデータを1年単位で分析し，プロジェクトは1年間の資金調達サイクルに相当するため，3年間続く助成金は3つのプロジェクトにカウントする．この5年間を選んだのは，HMPプログラムの最後の5年間と重複しているためである．データベース検索の結果は手作業で精査することで，提案の研究目的が具体的な細菌叢の研究を含むこと，さらに各プロジェクトに資金が配分されていることを確認することで，特定可能な細菌叢研究として支援されたプロジェクトのみをその後の分析に用いた．さらに，HMPで開発された研究リソースがこれらのHMP外の研究で利用されたか否かを精査した．最後に，10年間にわたるHMPプログラムの期間中のHMPおよびnon-HMP研究の要約を含めることで，2012〜'16年度にわたる全NIHでのnon-HMP細菌叢研究のより深い分析を比較検討できるようにした．ここに示されたデータは，trans-NIH Microbiome Working Groupの下部委員会によって最近完成されたより広範なポートフォリオ分析からの抜粋である[10]．

1 結果

1）HMPはNIHにおける細菌叢研究を促進した

2007〜'10年度まで，HMPはこの分野の全NIH研究支援の半分以上を占めている（図）．しかし，個々のICsのHMP以外の細菌叢研究のサポートは急速に拡大した．2011年度までに，NIH全体のnon-HMPヒト細菌叢研究の支援は，年間HMP投資を超え，年間6,000万ドル（約68億円）に達した．10年以上にわたり，NIHはHMPプログラムの2億1,500万ドル（約244億円）を凌駕する，約8億8,000万ドル（約998億円）のサポートをこの分野に提供してきた．HMPは，プログラムの存続期間中に65名の研究者（複数PIによるプロジェクトの場合には代表PIをカウント）をサポートした．NIHの研究所およびサポートの数が増加するにつれて，研究コミュニティも成長し，2016年度までには21のICにわたる500人以上の研究者がnon-HMPプログラムにかかわることとなった．

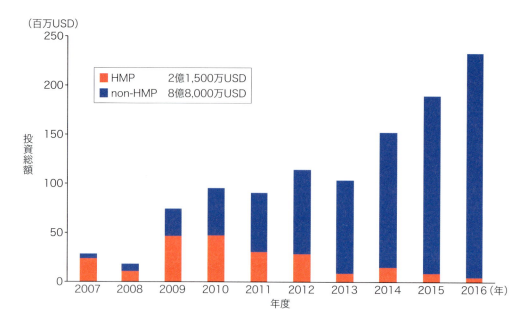

図　NIHのヒト細菌叢研究に対する年間投資額（2007〜'16年）

　2012〜'16年度のNIHが支援するすべての細菌叢研究活動の詳細な分析から，この分野に対する合計で7億9,100万ドル（約897億円）が支援されたことが明らかになった．このうちの8％〔6,200万ドル（約70億円）〕がHMPプログラムに対するものだったので，non-HMPの合計は7億2,800万ドル（約826億円）ということになる．別の言い方をすれば，ヒト細菌叢研究のためのNIH全体のサポートはHMPの第1フェーズと第2フェーズでおよそ5倍〔2007〜'11年度の1億4,900万ドル（約169億円）に対し2012〜'16年度の7億2,800万ドル（約826億円）〕増加したことになる．

　HMP以外の細菌叢研究に投資した7億2,800万ドル（約826億円）のうち，大部分（89％）が研究プロジェクトの助成金（**表1**）であり，残りはセンター研究費（10％），トレーニング（1％），およびミーティング活動（1％）における研究活動を支援した．研究プロジェクトの助成金のほとんどは，研究者による自発的な競争的研究提案であり，特定の目的の資金公募（funding opportunity announcements：FOAs）に対する応募という形ではなかった（**表2**）．さらに，これらの提案のほとんどの研究目的では，HMPデータベースとツールの使用をうたっている．これはHMPがサポートする臨床，分析，計算資源とデータベースが広く認知されるにつれて，この急速に成長しつつある研究者コミュニティを引きつけたことを示唆している．

表1　NIHが支援する細菌叢研究への投資額（百万ドル，2012〜'16年）

カテゴリー	投資額
研究プロジェクトの助成金	648
センター研究費	73
トレーニング	7
ミーティング活動	<1
計	728

表2　non-HMP研究者による研究とその他の研究の助成金（百万ドル，2012〜'16年）

年度	non-HMP研究	その他	小計
2012	39	20	59
2013	24	27	51
2014	52	30	82
2015	84	16	100
2016	117	28	145
小計	316	121	437

表3 細菌叢の基礎生物学研究投資額の年度推移（百万ドル，2012～'16年度）

トピック	2012	2013	2014	2015	2016	小計
宿主への定着	27	14	19	13	16	89
細菌叢の生理機能と代謝	12	10	16	21	24	83
免疫系との相互作用	4	5	7	10	13	39
細菌叢のシグナル伝達	2	2	5	11	13	33
その他の細菌の特性	3	2	4	4	5	18
小計	48	33	51	59	71	262

また，大規模な研究コミュニティが，この新しい分野でFOAsを必要とせずにほとんど遅滞なく研究を開始できたことも示している．

2）NIHの外部助成金によるヒト細菌叢研究は健康と疾病の両方に焦点を当てた

これらのヒト細菌叢研究のすべてが疾病に焦点を当てているわけではない．実際には，この5年間での総資金の約3分の1〔2億6,200万ドル（約297億円）〕は，疾病に関係ない，細菌叢の基礎生物学的性質や宿主―細菌叢相互作用の研究のためのものであった．約3分の2〔4億6,600万ドル（約529億円）〕は，さまざまな病気における細菌叢の関係に関する研究であった．これについて以下で詳しく説明する．

細菌叢の基礎生物学を扱ったプロジェクトの焦点は，①宿主への定着，②細菌叢の生理機能と代謝，③免疫系との相互作用，④細菌叢内および宿主との間での細菌のシグナル伝達，⑤その他の細菌の特性，の5つのトピックに分類された．これらの研究のうち最も多くの研究が集中したのは宿主への細菌の定着または細菌叢の生理機能と代謝に関連する因子に関するトピックであった〔約66％，1億7,200万ドル（約195億円）〕（**表3**）．しかし，これらの話題への関心はこの5年間で減少し，2012年度には80％以上を占めていたが2016年度までに全体の55％にとどまると同時に，細菌叢生物学や生態学に関する他の根本的な問題への関心が高まった．例えば，細菌叢と免疫系の相互作用と細菌叢のシグナル伝達への関心は，2012～'16年度で4倍以上に増加した（**表3**）．これは，この分野がいかに迅速に拡大し，細菌叢のより広い生物学的研究を引き込んでいったかを反映している．

WHOの国際疾病分類（International Classification of Diseases, version 10：ICD-10）を，細菌叢プロジェクトで研究された疾病を分類するための基礎として用いた[11]．多種多様な疾病における細菌叢の役割に関する研究は，2012～'16年度で2倍以上になり，すべての臓器系が含まれている（**表4**）．予想されるように，6つのICD-10疾患カテゴリー（感染症および寄生虫疾患，消化器疾患，泌尿生殖器疾患，がん，呼吸器疾患および内分泌代謝疾患）の疾病は，研究の大部分〔82％，3億8,200万ドル（約433億円）〕を占めている（**表4**）．より興味深いことに，残りの18％〔8,500万ドル（約96億円）〕は，上記以外の17のICD-10疾患カテゴリーにおける細菌叢研究と，これら以外の疾患クラスの研究であり多くは慢性疾患を含むが，これらはこの5年間で約7倍増加している（**表5**）．この傾向は，ますます多様な疾患クラスにわたって，細菌叢が疾患の存在，前兆または悪化因子として着目されていることを示すものである．

3）どのような微生物／細菌叢の特性が研究されたか

疾患研究か基礎研究かにかかわらず，最初の5年間

表4 疾患ごとの投資額（百万ドル，2012～'16年度）

疾患	投資額
感染症および寄生虫疾患	116
消化器疾患	102
腫瘍	64
呼吸器疾患	54
泌尿生殖器疾患	23
内分泌代謝疾患	23
その他の疾患（17）	85
計	466

表5 疾患ごとの投資額の年度推移（百万ドル，2012～'16年度）

疾患	2012	2013	2014	2015	2016	小計
感染症および寄生虫疾患	17	15	22	25	33	116
消化器疾患	18	13	19	22	30	102
腫瘍	7	8	13	16	20	64
呼吸器疾患	9	11	9	15	12	54
泌尿生殖器疾患	3	3	4	6	7	23
内分泌代謝疾患	4	4	3	5	7	23
その他の疾患（17）	5	7	13	26	34	85
小計	62	60	82	115	143	466

のプロジェクトの75％〔5億4,600万ドル（約619億円）〕以上が，細菌叢の組成分析によるものであった．これは，HMPで開発されたプロトコールによる16S rRNA遺伝子配列分析による細菌叢の組成解析となる．このように細菌叢の組成解析が高い注目を集めているのは，この分野が比較的最近に発展しているからであろう．これらのプロジェクトのごく一部は，全ゲノムショットガンメタゲノム解析を行い，細菌叢群集の遺伝子全体を解析するものであった．13％〔9,400万ドル（約94億円）〕は，ある共生微生物が特定の疾患と関連する，またはある微生物が共生菌のモデルとして有用であるため，叢内の一微生物に焦点を当てたものであった．残りの9％〔6,600万ドル（約75億円）〕は，特定の微生物の生息地として，または微生物の産生物としてのバイオフィルムの研究に重点を置いていた．これらの細菌産生物は，リポ多糖類（LPS）および鞭毛タンパク質などの生物活性をもつ細胞膜構成成分，ならびに短鎖脂肪酸（SCFA），抗菌分子およびさまざまな微生物増殖基質などの生物活性代謝産物等である．これらの研究のごく一部〔3％，2,200万ドル（約25億円）〕は，微生物のウイルス／バクテリオファージ成分，または菌類／古細菌のような他の微生物の成分にのみ焦点を合わせていた．

2 このポートフォリオ分析から特定されたギャップと課題

NIHによる多くの投資と本分野の早期からの有望な成果にもかかわらず，分野が今後10年間でさらに成熟するためには，乗り越えるべき多くの技術的課題と知識ギャップが存在する．ヒト細菌叢の食物連鎖と細菌叢における宿主遺伝学の役割の解明を，今後の優先順位の高い2つの分野として以下に取り上げる．

1）ヒト細菌叢の食物連鎖を研究する新しいアプローチ

微生物―微生物，および生物の界を超えた微生物との相互作用，そしてこれらの相互作用がヒトの健康および疾患においてどのように役割を果たすかについて，より理解を深める必要がある．培養可能なヒト定着微生物の研究により，これらの知識ギャップのいくつかは解消に向かうと思われるが，培養可能な微生物は限られている．一例として，HMPの健常者コホートメタゲノムリファレンスデータベースにおいて重要度が高いとされる多くの微生物は，依然として培養できていないものが多く[12]，これは微生物の生理学研究の大きな技術的ギャップである．ヒト細菌叢の代表メンバーを単離して培養するための，革新的な微生物学的，工学的アプローチが必要である．

さらに，バクテリオファージ，ウイルス，真菌および原生動物のような細菌以外のヒト微生物叢の構成員は，ヒト宿主において重要な役割を果たすが，それらについての知見は非常に限られている．例えばバクテリオファージは，感染する細菌宿主中の遺伝子発現を調節し，宿主細菌間の水平遺伝子伝達を媒介しうるので，微生物叢群集の構成および機能において重要な役割を果たしている可能性がある．ヒト関連ファージおよびウイルスを単離培養できるようにするための新しいアプローチが必要である．真菌および原生動物メンバーの研究にも同様のニーズが存在する．さらに，微

生物叢の食物連鎖におけるこれら細菌以外の微生物の役割をモデル化するためのアプローチが必要である．

実際，微生物コミュニティの食物連鎖を制御し，ひいては疾患の発症や悪化における微生物叢の解釈のキーとなりうる，これらの微生物の栄養要求性やその他の制限要素についてはほとんど知られていない．安定同位体や放射性標識された基質，代謝阻害剤の利用など微生物叢生態学分野で一般的に使用されているアプローチにより，特定の栄養要求性や人体内での微生物叢群の食物連鎖を調節する他の要因の新たな理解につながる可能性がある．このような研究はまた，微生物叢に基づく治療法の発見や論理的な設計のための新しいパラダイムを提示することができる．

2）細菌叢における宿主遺伝学の役割

細菌叢の構成と恒常性，および宿主―細菌叢相互作用における宿主遺伝学の役割には，今以上に着目すべきである．宿主の遺伝要因は乳幼児期の腸内細菌叢の構成に重要な役割を果たすが，成人ではそれほど重要でないことを示唆する文献があるが，依然として議論の的である．GWAS（ゲノムワイド関連解析）を利用した一部の研究では，微生物叢が部分的に遺伝しうる形質であることを示唆している[13)14)]．また，宿主遺伝形質と細菌叢の特定のメンバーとの相互作用が自然免疫および適応免疫，さらにはいくつかの自己免疫疾患において重要な因子であることを示唆する研究も現れはじめている[15)]．例えば，病気のリスクのコホート研究における被験者を層別化するため，または介入試験のために必要なデータとして，微生物叢の構造および機能において宿主遺伝素因が果たす役割を明らかにするための新しいアプローチが必要である．

おわりに

健康をサポートし，病気を治療するための細菌叢研究に「すべてのものに適合する」戦略はない．細菌叢の役割は，単に微生物コミュニティの構成だけで捉えることはできない．特に疾患についての各介入戦略は，病気の種類，細菌叢の構造と機能における個々の被験者の違い，およびおそらくは宿主の遺伝素因の役割を考慮する必要がある．明らかに，人間の細菌叢についてはまだ多くのことを解明しなくてはならない．

本稿のすべての情報と分析は，NIH RePORTERデータベース（https://projectreporter.nih.gov/reporter.cfm）から入手できる．

（翻訳：大野博司）

文献

1）「NIH Common Fund Office Human Microbiome Project」http://commonfund.nih.gov/hmp
2）NIH HMP Working Group.：Genome Res, 19：2317-2323, 2009
3）Human Microbiome Project Consortium.：Nature, 486：207-214, 2012
4）Lloyd-Price J, et al：Nature, 550：61-66, 2017
5）「HMP Data Analysis and Coordination Center」https://www.hmpdacc.org
6）Integrative HMP (iHMP) Research Network Consortium.：Cell Host Microbe, 16：276-289, 2014
7）「Virginia Commonwealth University iHMP Microbiome and Preterm Birth Study project」http://vmc.vcu.edu/momspi
8）「Broad Institute iHMP Microbiome and Inflammatory Bowel Disease Study project」https://ibdmdb.org
9）「Stanford University iHMP Microbiome and Type II Diabetes Study project」http://med.stanford.edu/ipop
10）「Trans-NIH Microbiome Working Group」https://commonfund.nih.gov/hmp/related_activities
11）「World Health Organization International Classification of Diseases, version 10」http://www.who.int/classifications/icd/en/
12）Fodor AA, et al：PLoS One, 7：e41294, 2012
13）Goodrich JK, et al：Cell, 159：789-799, 2014
14）Goodrich JK, et al：Cell Host Microbe, 19：731-743, 2016
15）Bonder MJ, et al：Nat Genet, 48：1407-1412, 2016

＜著者プロフィール＞

Lita M. Proctor：2018年秋までプログラムディレクターとしてHMPに携わる．2010年，学外研究プログラムにてゲノムサイエンス部門に参画．その前には国立科学財団（NSF）地球科学・生命科学理事会にてプログラムディレクターとして微生物学・バイオインフォマティクス・研究資源プログラムを指揮．トレーニングを受けた研究分野は微生物生態学．元・NSFポストドクトラルフェロー（カリフォルニア大学ロサンゼルス校の微生物分子遺伝学にて）．フロリダ州立大学とカリフォルニア大学サンタクルズ校にも職位を持ったことがある．

第3章 世界と日本の研究動向

4. EU（欧州連合）における ヒト細菌叢研究の資金調達と動向

Dirk Hadrich

> EUはメタゲノミクスの促進と微生物の機能に関する知識をより深めるため，4億9,800万ユーロ（2018年現在のレートで約639億円）の資金を投じて216のプロジェクトを立ち上げた．このサポート体制は，特定の微生物の機能の発見を促進するプロジェクトとしてスタートし，今やメタゲノミクスのビッグデータを統合する，多岐にわたる専門分野の統合プロジェクトへと発展してきた．その結果は，微生物がわれわれの心身，健康，病状を変える可能性があることを示しているが，そのメカニズムや原因は部分的にしか理解できていない．メタゲノムデータと他のあらゆる種類のデータを組合わせることで，患者情報が補われ，健康状態や病状の理解に役立つ．現在EUはこの投資を活用し，得られた成果の有益な応用法を見出すことをめざしている．

はじめに

現代の個別化医療的アプローチは，個々の患者の病気の診断，予防および治療のために利用可能なすべての種類のデータや要因，情報を考慮に入れることをめざしている．分子プロファイリングとオミクスの分野は，個人で異なる健康と病気の状態を理解するパズルの重要なピースを提供することができる．メタゲノミクスの研究からわれわれは，ヒトと共存している微生物の隠れた多様性をより深く理解できるようになった．当初，腸内および人体の他の場所に生息する100兆以上もの細菌のDNA配列を決定し理解することは大きなチャレンジであった．科学においてビッグデータが急増するなか，メタゲノミクスデータの他のデータを組合わせて統合的に解析することが，健康と疾病の理解をより深くしていく大きな可能性を秘めていることは自明である[1]．現在では，マルチオミクスアプローチ，バイオインフォマティクス，進行中のデジタル変換と人工知能の利用から，ビッグデータセットにおける健康動向を見出すことで，個別化医療をさらに前進させることができる．

[略語]
IHMC：The International Human Microbiome Consortium（国際ヒト細菌叢コンソーシアム）
IHMS：International Human Microbiome Standards
MetaHIT：Metagenomics of the Human Intestinal Tract
SOP：standard operational procedure（標準的操作手順）

Funding and trends of Human Microbiome Research in the European Union
Dirk Hadrich：European Commission, Innovative and Personalised Medicine Unit, Health Directorate, Directorate-General Research and Innovation（欧州委員会欧州委員会研究イノベーション総局革新個別化医療ユニット）

1 メタゲノミクスのブレイクスルー

MetaHITプロジェクト[2]は，ヒト腸内細菌の330万の遺伝子（ヒト遺伝子数の150倍以上）を総合的に評価し，カタログ化することでこの分野にブレイクスルーをもたらした[3]．MetaHIT研究者は，ヒトには3つの異なる「エンテロタイプ」があり，それは国籍や大陸に特有のものではないことを示した[4]．彼らはまた，腸の微生物の変動は一般に，異なるレベルの特定の細菌によって階層化できると考えた．エンテロタイプはBMI，年齢や性別のような個々の宿主の特性では説明できない．明確に分類できる血液型とは対照的に，エンテロタイプは多次元の微生物空間内での微生物密度の連続的変動のようなものと捉えられている．バイオインフォマティクス解析から，潰瘍性大腸炎患者，肥満患者および健常者で細菌種およびその組成に違いが見出された．最も興味深いことは，炎症性および抗炎症性細菌種の定量的な解析とその遺伝子カウントを行い，その炎症性腸疾患（IBD），2型糖尿病，肥満および虚血性心血管障害との関連性を示したことである[5]．世界中で多くの大規模プロジェクトが大きなメタゲノミクスデータセットを産み出しており，これらは細菌叢の複雑さ，変動性，およびその効果を研究するのに非常に有用である．これに関連して，国際的なレベルですべてのデータの互換性を最適化し，調整支援活動であるIHMS（International Human Microbiome Standards）を立ち上げることが最も重要であった[6]．これにより，ヒトのサンプル処理，品質管理手順，メタデータの使用などの標準的操作手順（SOP）とプロトコール集が作製された．この事前作業に引き続き，IHMC（国際ヒト細菌叢コンソーシアム，第3章-2参照）[7]の形成に伴いすべての知識と利用できるリソースがまとめられ，地球レベルで共同研究が加速した．

2 メタゲノミクスのさらなる拡大

METACARDIS[8]に参画する研究者たちにより2,000人の腸内細菌データが集められた．彼らは，肥満を含む心代謝疾患のバイオマーカーと危険因子を見出すために，糞便，血清，尿サンプルを用いて1,400人の臨床的，生物学的，生活習慣変動について引き続き研究を進めており，代謝ネットワークモデリング，メタゲノム，トランスクリプトーム，およびメタボローム手法が使用されている．腸内細菌叢の変化と宿主との相互作用の影響に基づき，貧栄養環境および不健康な生活習慣の選択がこれらの疾患を増悪させると提唱された．例えば，より健康的な食生活はコレステロール値と炎症マーカーの改善につながり，体重の減少は腸内細菌叢の多様性を増大させる．また，肥満症患者のなかには，小腸表面積が最大250％まで増大している人があり，より多くの栄養を吸収する結果として，腸管免疫系の炎症作用を亢進させているようである[9]．

MyNewGut[10]は，エネルギーバランス，行動，不安，気分，そしてその他の脳機能を調節する心代謝疾患と内分泌系，神経系に注目している．彼らは，糞便微生物移植法（FMT）を用いてうつ病発症におけるヒト腸内細菌叢の因果関係をはじめて証明することで，脳腸相関に関する先駆的発見をした[11]．現在彼らは肥満に寄与するメカニズムや原因を明らかにしようとしている．そのために重要なのは，微生物種と宿主，食生活，環境および生活習慣の決定要因との相互作用である．彼らは，行動障害および精神障害の予防目的で，プロバイオティクス，プレバイオティクスと革新的食品の効果をテストしている．彼らの最新の結果では，乳幼児の腸内細菌叢の初期発生段階における変化が免疫成熟プロセスに影響を及ぼし，セリアック病の要因となる可能性を示唆している[12]．

アルツハイマー病（AD）の発症における微生物の関与についてはAD-gut[13]が研究している．彼らの実験は，腸内細菌叢とアルツハイマー病に特異的な脳アミロイド斑の発生との関連を示しており，細菌叢が神経変性疾患の発症に寄与していると結論づけられる[14]．マウスにおける糞便微生物移植の結果に基づき，研究者達は今やプロバイオティクスカクテルによる腸内細菌叢の制御に基づく新しい間接的な診断および治療アプローチに意欲的である．プロバイオティクス株を腸内へ有効に到達させるためのカプセル化は，脳を直接標的とするアプローチとは大きく異なる代替戦略となろう．

表1　EUが資金提供する細菌叢研究プロジェクト数と投資額

期間		健康調査 (栄養を含まない)	健康調査 (栄養を含む)	健康調査	健康調査 以外	小計
2007〜'13年 (FP7)	プロジェクト数	33	7	40	51	91
	投資額(百万ユーロ)	118	35.4	153.4	89.6	243
2014〜'17年 (H2020)	プロジェクト数	58	15	73	52	125
	投資額(百万ユーロ)	139	28.2	167.2	87.9	255
2007〜'17年 (FP7, H2020)	プロジェクト数	91	22	113	103	216
	投資額(百万ユーロ)	257	63.6	320.6	177.5	498

3 マルチオミクスとビッグデータ解析の鍵となる細菌叢

SYSCID[15]は，慢性炎症性疾患（IBD，全身性エリテマトーデス，および慢性関節リウマチ）の予測に系統的医学手法を用いている．一塩基多型バリオーム，メチローム，トランスクリプトーム，腸内細菌叢，ライフスタイルと栄養を最新のマルチオミクス手法で解析し，共通のユニークなコアとなる疾患の特徴を特定し検証する．予測モデルおよび疾患の再プログラミングアプローチは，効果的な治療手段，そして新しい原因療法につながるであろう[16]．微生物種の多様性と生態系の安定性との間に強い関係があることを見出しており，微生物の復元力，すなわち微生物が許容できるストレスの強さは，系としての抵抗性，許容度，不安定状態，組織的状態を構成するのにきわめて重要だと考えている[17]．免疫系が不健康な食品に対して細菌感染に対する反応と同様に，短期間の炎症および免疫細胞の長期的遺伝子リプログラミングを起こすという発見により，この多岐にわたるチームワークのポテンシャルが脚光を浴びた[18]．

抗生物質は大きな治療価値をもつが，その使用は，腸内細菌における遺伝子（水平）伝搬による抗菌耐性を引き起こす．抗生物質投与と薬剤耐性の関連性はよく知られている[19]．このような背景で，低一中所得国における抗生物質の使用の急増は大いに憂慮すべきことから，多くの国が抗生物質の消費データを収集報告し，使用の制御政策をつくろうとしている．EVOTAR[20]には，ヒト病原体における抗生物質耐性の進化メカニズムを発見し，その広がりを解明するための多領域からの参画がある．ヒト細菌叢中の抗生物質耐性遺伝子のリザーバー（レジストーム）のマップの作成にメタゲノムシークエンシングと機能性メタゲノム選別を利用することで，ヒトのリザーバー間の遺伝子伝搬，ひいては将来の薬剤耐性の傾向を予測する．ヒト腸内細菌叢はまた，非抗生物質薬剤にも感受性をもつことが示されている．市販の非抗生物質薬1,000種類以上を対象としたスクリーニングでは，これらの薬剤のうち24%が腸内細菌叢の組成に大きな変化を及ぼすことがわかった[21]．この発見に続き，薬物と細菌叢の相互作用，副作用のコントロール，既存薬再開発（DR，既存薬物を別の用途に使用すること），そして抗生物質耐性への影響についてのさらなる研究が必要である．

おわりに

EUは，メタゲノミクス研究をより進め，微生物に対する知識を向上させるためにFP7およびH2020の一部として216のプロジェクトに資金を提供している（表1）．この領域は何年にも渡りますます重要かつ最先端であり続け，さらに多くのプロジェクトに資金が提供されている．H2020はまだはじまって3年間であるが，すでにFP7より多くのプロジェクトをもつ．そのうち113プロジェクトが健康調査分野であり，22プロジェクトが栄養面に対応している．103プロジェクトは，農業食糧分野，栄養，動物，植物，海洋環境または細菌の進化など，健康には直接関係していない．これらのプロジェクトには全体で4億9,800万ユーロ（約639億円）以上投資されている．ビッグ

表2　EUが資金提供するその他のプロジェクトと研究領域，キーワード[22]

プロジェクト名-ID	研究領域とキーワード
ALLERGUT-716718	アレルギー性疾患の素因，環境要因
MAARS-261366	皮膚細菌叢，アレルギー，自己免疫，アトピー性皮膚炎，乾癬
CURE-767015	喘息，呼吸器細菌叢dysbiosis，ファージ療法
CrUCCial-694679	クローン病，潰瘍性大腸炎，発症機序インデックス
Eat2beNICE-728018	衝動的不適応・強迫症と，反社会的・常習行動の素因
MultipleMS-733161	多発性硬化症，マルチオミクス，生活習慣，栄養
EPoS-634413	非アルコール性脂肪肝疾患，患者間多様性，マルチオミクス
INDIGO – 612116	甲状腺眼症，腸管関連リンパ組織，バイオマーカー
FUNMETA-293714	真菌症，局所免疫恒常性，マルチオミクス，食事制限
INNODIA-115797	1型糖尿病患者の募集，バイオバンク，バイオマーカー発見のためのEUの臨床的インフラ
FORECEE-634570	4種の女性特有のがんについて，環境要因，生活習慣，ホルモンおよび生殖性因子研究
GALAXY-668031	アルコール性肝線維症，腸肝連関，生活習慣
EnteroBariatric-715662	肥満外科治療，肥満，2型糖尿病

データの急増とともに，メタゲノミクスを超えた他の多様なデータと領域（**表2**）とを組合わせることで理解を深めようとする傾向は明らかである．多くの研究は，微生物の組成や機能は，宿主の行動，衛生，薬物の使用，生活習慣，遺伝素因および栄養など多くの外的変動によって変化し得ることを示している．同時に，細菌叢と広範な病気との関連性についてますます多くの証拠が呈示されている．現在では，利用可能なすべての健康データを適切に利用してそれらを組合わせ，医師が健康促進を予測し，病気を予防できるような手段を探す必要がある．2018年の欧州委員会の健康作業計画に続いて，役立つ細菌叢の有効利用法を探索し，細菌叢-宿主-栄養およびその他の補助因子の相互作用を完全に明らかにするため，総額4,500万ユーロ（約58億円）で，3つの新しい大規模EUプロジェクトが2019年発足に向けて現在準備されつつある．

（翻訳：大野博司）

文献

1）Hadrich D：Front Genet, 9：212, 2018
2）FP7 project MetaHIT, Metagenomics of the Human Intestinal Tract, ID: 201052
3）MetaHIT Consortium.：Nature, 464：59-65, 2010
4）MetaHIT Consortium.：Nature, 473：174-180, 2011
5）MetaHIT Consortium.：Nat Biotechnol, 32：834-841, 2014
6）FP7 project IHMS, International Human Microbiome Standards, ID: 261376
7）「International Human Microbiome Consortium」http://www.human-microbiome.org/
8）FP7 project METACARDIS, Metagenomics in Cardio-metabolic Diseases, ID: 305312
9）Monteiro-Sepulveda M, et al：Cell Metab, 22：113-124, 2015
10）FP7 project MyNewGut, Microbiome Influence on Energy balance and Brain Development-Function Put into Action to Tackle Diet-related Diseases and Behavior, ID: 613979
11）Kelly JR, et al：J Psychiatr Res, 82：109-118, 2016
12）Olivares M, et al：Microbiome, 6：36, 2018
13）H2020 project AD-gut, Alzheimer Disease – gut connection, ID: 686271
14）Harach T, et al：Sci Rep, 7：41802, 2017
15）H2020 project SYSCID, A Systems medicine approach to chronic inflammatory disease, ID: 733100
16）「European Commission, CORDIS information」https://cordis.europa.eu/news/rcn/137735_en.html
17）Sommer F, et al：Nat Rev Microbiol, 15：630-638, 2017
18）Christ A, et al：Cell, 172：162-175.e14, 2018
19）Klein EY, et al：Proc Natl Acad Sci U S A, 115：E3463-E3470, 2018
20）FP7 project EVOTAR, Evolution and Transfer of Antibiotic Resistance, ID: 282004
21）Maier L, et al：Nature, 555：623-628, 2018
22）For more details on the projects use the CORDIS search engine: https://cordis.europa.eu/home_en.html

23)「European Commission Horizon 2020 Work Programme 2018-2020 8. Health, demographic change and wellbeing, Call SC1-BHC-03-2018, page 12」http://ec.europa.eu/research/participants/data/ref/h2020/wp/2018-2020/main/h2020-wp1820-food_en.pdf

＜著者プロフィール＞
Dirk Hadrich：生物医学を学び，腫瘍診断学において博士号を取得．2001年より欧州委員会のメンバー．最初に化学物質，次いで雇用および社会政策に関する法整備に携わり，'11年からは健康研究，個別の革新的な医薬品の科学官を務める．欧州委員会のメンバーになる前は，労働安全衛生に関するドイツ政府関係者として勤務．

第3章 世界と日本の研究動向

5. 中国におけるヒト細菌叢研究の動向

Baohong Wang, Lanjuan Li

過去10年間で，ヒト細菌叢研究は中国ならびに世界中で広い注目を得るに至った．この間の研究により，細菌叢は生理機能をもつ1つの臓器のように考えられ，ヒトの健康と病気において重要な役割を果たしていることが明らかとなった．中国の研究者のこの分野での功績は世界中の科学者から賞賛を受けている．本稿では，この注目を集めている研究分野の最新の進捗を紹介するとともに，感染症，肝疾患，消化器がん，代謝性疾患などに関する重要な細菌叢関連研究の今後の方向性について議論したい．すなわち，これからの研究は宿主−細菌叢相互作用と因果関係のメカニズムに焦点を絞ることで，健康と疾病における腸内細菌叢の役割の理解への道が開け，臨床診療上の新たな治療標的や治療方針の提供へとつながる．

はじめに

ヒト細菌叢は多様な環境生態系にとって重要である．なかでも特に腸内細菌叢は，生理的機能のなかで鍵を握っている「必須の器官」とさえ考えられている[1]．この十年あまりのいろいろな研究によって，ヒト細菌叢が免疫，代謝，および栄養の制御において重要な役割を果たしていることが証明されてきた[2) 3)]．最近の研究から，プロバイオティクスやプレバイオティクスの利用，さらには糞便微生物移植（FMT）がヒトの健康を増進し，肥満，炎症性腸疾患，糖尿病，アテローム性動脈硬化症，非アルコール性脂肪肝疾患，肝硬変，および肝細胞がんなどの疾患の予防にも有効であると考えられている[4) 5)]．ヒト細菌叢の人体への影響はこれまで考えられていたより大きい．根本的な病因は不明であっても，臨床治療薬としての効果は魅力的である．したがって，ヒトの健康と病気における細菌叢の役割をどのように理解するかが生命科学の分野で焦点となっている．

1 中国でのヒト細菌叢プロジェクト

中国の長い歴史において，先人たちが古典的な「糞便微生物移植」を記録している．例えば，東晋王朝時代（紀元317〜420年），Hong Ge（葛洪）の「肘後備急方（救急における処方ハンドブック）」では，食中

[略語]
HMP：Human Microbiome Project
MetaHIT：Metagenomics of the Human Intestinal Tract
NSFC：national science foundation of china（中国国家自然科学基金委員会）

Trends of Human Microbiota in China
Baohong Wang/Lanjuan Li：Collaborative Innovation center for Diagnosis and Treatment of Infectious Diseases, State Key Laboratory for Diagnosis and Treatment of Infectious Diseases, the First Affiliated Hospital, School of Medicine, Zhejiang University（浙江大学医学部附属第一医院感染症診断治療研究室）

毒，下痢，発熱，および瀕死の患者の治療への糞便液の応用が言及されている．そのような古代の治療は経験のみに基づくものではあるが，現代の糞便微生物移植の草分け的な療法であった．この10年間，ヒト細菌叢研究は中国（**表**）および世界中で広い注目を集めてきた．MetaHIT（第3章-4参照），HMP（第3章-3参照）やMicroObesのような多くの大きなプロジェクトが進行していた．中国では，中華人民共和国科学技術部の国立基礎研究プログラム（973プログラム）の枠のもとで，Lanjuan Li（浙江大学）が代表を務める8つの大学や研究所からの研究者が，腸内細菌叢と感染症の関連解明のための研究予算を得た．このプロジェクトは2007年7月1日から5年間の予定で，予算は約3,500万人民元（約5億8,000万円），70人を超える研究者がこのプロジェクトに参加した．2013年には新たに2大学が加わり，1,500万人民元（約2億5,000万円）の予算のサポートを継続的に受けている．プロジェクトの中心的な目的は，腸内細菌生態学と感染の関連性を理解することであるが，この目標を達成するために3つの側面から研究が実施された．①病原菌ゲノム，メタゲノム，動物モデル，およびバイオインフォマティクスツールを含む微生物研究プラットフォームの確立．②ヒト細菌叢と感染の潜在的な役割を探究し，その根底にあるメカニズムを明らかにすること．③感染を防止する効果的な微生物への介入方法の開発．本プロジェクトは，中国初の国家的な大規模腸内細菌叢基礎研究プロジェクトであり，中国における微生物叢研究の端緒と位置づけられる．これらのプロジェクトは基礎研究を強くサポートし，鍵となる新しい技術の構築を推進し，ヒト細菌叢の研究のための重要なプロバイオティクスのリソースを提供した．さらに，最後の5年間は毎年，中国の国家自然科学基金委員会（NSFC）からこのトピックに約150もの一般助成金が承認された．そしてこのプロジェクトは，基礎研究から臨床応用への展開に焦点を当てている．2018年，NSFCは4年間1,500万人民元（約2億5,000万円）の予算で，「腸，肝臓，微生物叢，および病気」についての主要なプログラムを開始した．これもLanjua Liが代表を務め，5つの優れた大学・機関がこのプロジェクトに参加している．このプロジェクトでは，腸内細菌叢をもとにしたマルチオミクス解析プラットフォームを設立し，「腸肝」相互作用の新しい明確な青写真を描き，腸内細菌叢，腸粘膜免疫および重度の腸疾患の密接なネットワークとともに，肝臓の代謝機能に及ぼす腸内細菌叢とその代謝物の制御メカニズムを明らかにし，肝臓の炎症および自己免疫に対する腸ホメオスタシスの影響を探る．次いで，Lanjua Liによって提案された「ヒト細菌叢と健康プロジェクト」は，最近中国の国民健康保険プロジェクトに書き加えられた．このプロジェクトは，中国に広く蔓延する疾患，特に高齢者の疾病の基礎研究と臨床応用を完全に支援する．

　最終的には，これらすべてのプロジェクトは，人々を健康に保つための新しい戦略と新しい目標を提供することをめざしている．

2 中国におけるヒト細菌叢研究の方向性

1）健常人の細菌叢

　「正常」あるいは「異常（dysbiosis）」な細菌叢を定義するためには，「健全な細菌叢」の基準を設定しなければならない．ここには3つの重要なポイントがあるだろう．①集団の層別化のために遺伝的背景をデータセットに含める．これにより，将来的に腸内細菌叢とヒトの遺伝的特徴を結びつけることができる．遺伝的背景は，特徴的なエクソーム〔訳注：ある疾患に特徴的なエキソンSNPのことを指していると思われる〕，あるいは多くの集団に共通してみられる疾患の有病情報の一覧であってもよい．②サンプルの採取，輸送，抽出，遺伝子ライブラリ構築と生物学的情報解析手法の標準的手法を設定し，微生物データ間の質のばらつきを最小限にする．これにより，臨床および科学研究におけるくり返し測定の実験手法が確立できる．③世界，地域，国ごとの，異なる人種の健常人や患者のデータベースを整備する．このデータベースは臨床研究および応用のためのリファレンスデータベースとして対照群の役割を担うことで，それぞれの臨床研究ごとに対照群のデータを取り直すという重複を軽減し，リソースの統合や標準化に資する．このデータベースをもとに将来的には，腸内細菌叢の進化のルールや細菌叢の組成に影響を与える環境要因（生活習慣，病状，薬物治療など）を明らかにし，さらには腸内細菌叢を中心とするヒト腸生態系と宿主との相互作用の原理原則を

表　中国における代表的なヒト細菌叢研究

疾患	手法	展望/結論	文献
肝疾患			
肝硬変	定量メタゲノミクス	細菌叢バイオマーカーは疾患の診断の強力なツールとなり得る.	6
	パイロシークエンシング	肝硬変患者における潜在的病原菌の増加と有用菌の減少は予後に影響する.	7
	定量PCR	慢性B型ウイルス肝炎による慢性肝硬変患者では腸内のBifidobacteriumの組成は大きく変化している.	8
B型肝炎ウイルス感染症	糞便微生物移植（FMT）	本研究は，HBe抗原陽性慢性B型肝炎におけるFMTの有効性を示した．慢性B型肝炎では腸内細菌叢の修飾が有益である.	9
B型肝炎ウイルスによる慢性肝不全の劇症化	パイロシークエンシング	腸内細菌叢組成は慢性肝不全の劇症化による死亡率と関係し，その診断に深くかかわる.	10
肝細胞がん	MiSeqシークエンシング	肝細胞がんの早期診断のための細菌叢バイオマーカー.	11
感染症			
H7N9型鳥インフルエンザ感染	PCR-変性剤濃度勾配ゲル電気泳動のパターンとパイロシークエンシング	腸内細菌叢修復療法は腸原性の二次感染を減少させるが，外因性の呼吸器感染には効果はない．また，高齢者や重症患者における本法の予防効果は不十分である.	12
Clostridium difficile感染症	パイロシークエンシングおよび定量PCR	C. difficile感染症患者では酪酸産生と想定される嫌気性菌は有意に消失する一方，エンドトキシン産生性日和見感染菌と酪酸産生菌は著増していた.	13
ヒト免疫不全ウイルス（HIV）感染症	パイロシークエンシング	HIV-1感染患者ではFirmicutes/Bacteroidetes比が有意に上昇しており，HAART療法後にもdysbiosisは残っていた．糞便細菌叢のdysbiosisはHIV-1感染に関与している.	14
消化器の悪性腫瘍			
胃がん	16S rRNA遺伝子解析	腸内細菌叢の組成は胃がんのステージの進行とともに変化する．P. stomatis, D. pneumosintes, S. exigua, P. micraおよびS. anginosusは胃がんの進行に重要である可能性がある.	15
結腸直腸がん	ハイスループットシークエンシングおよび定量PCR	F. nucleatumはToll様受容体，マイクロRNAとオートファジーの分子ネットワークに影響することで，結腸直腸がんを臨床的，生物学的，力学的にコントロールする.	16
	メタゲノムシークエンシング	糞便細菌叢に基づく戦略は結腸直腸腺腫およびがんの早期診断と治療に有効な可能性がある.	17
代謝疾患			
動脈硬化性心血管疾患	PCRおよびシークエンシング	動脈硬化性心血管疾患およびその関連疾患の進展や予防における腸内細菌叢の役割のさらなる研究のための包括的なリソースを示した.	18
非アルコール性脂肪性肝疾患	PCR-変性剤濃度勾配ゲル電気泳動のパターンとパイロシークエンシング	腸内細菌叢のdysbiosisは非肥満非アルコール性脂肪性肝疾患と関連し，非アルコール性脂肪性肝疾患の進行のリスクを増大させる.	19
2型糖尿病	ショットガンメタゲノム解析	個別栄養法による短鎖脂肪酸産生菌の増加は，腸内細菌叢操作による2型糖尿病およびその他のdysbiosisが関連する疾患の新たな生態学的アプローチを示している.	20
	深いショットガンシークエンシング	2型糖尿病では，一般的にみられる酪酸産生菌の減少とさまざまな日和見感染菌の増加，ならびに硫酸還元作用・酸化ストレス耐性をもたらす細菌機能遺伝子の濃縮を特徴とする.	21
その他の疾患			
強直性脊椎炎	深いショットガンシークエンシング	強直性脊椎炎に関連する腸内細菌叢バイオマーカーは，新たな診断ツールと治療の可能性を提供する.	22
関節リウマチ	ショットガンメタゲノム解析	関節リウマチ患者における腸および口腔細菌叢の特異的な変化を見出し，細菌叢組成の診断と予後判定への利用の可能性を示した.	23
うつ病	パイロシークエンシング	Faecalibacteriumとうつ症状の重症度に負の相関を認め，うつ病患者における糞便細菌叢の変化の理解を深めた.	24
食物アレルギー	パイロシークエンシング	小児食物アレルギーのコホートの細菌叢の詳細な解析から，糞便細菌叢のdysbiosisといくつかの食物アレルギーに特徴的な菌の系統が発症要因となる可能性を示した.	25

探索できるようになると考えられる．すなわち，健常な細菌叢のデータは，健康と疾患におけるその役割を理解するための基礎となるものである．

2）ヒト細菌叢と感染症

ハイスループット技術の開発により，さまざまな感染症におけるヒト細菌叢の変化を解明するだけでなく，dysbiosisと感染症との因果関係や，個々の微生物と宿主免疫系との相互作用をも解明できる．加えて，細菌叢の薬剤耐性遺伝子データベースを整備し，遺伝子獲得および突然変異のメカニズムを明らかにすることにより，深刻な薬剤耐性の進行を抑制するための新たな細菌標的が開発できるだろう．さらに，細菌集団における薬物耐性遺伝子の伝播を防ぐための効果的介入法の開発も期待される．

3）ヒト細菌叢と腸・肝疾患

腸と肝臓との密接な関係にもかかわらず，腸内細菌叢，腸疾患，および肝臓疾患の因果関係および相互作用は，依然として謎に包まれている．したがって，われわれは腸内細菌叢のdysbiosisと慢性腸・肝疾患との関連性を明らかにし，特定の疾患状態に特徴的なdysbiosisを同定し，腸内細菌叢のバイオマーカーまたはその代謝産物に基づく診断モデルおよび重症度評価を構築することで，腸や肝臓の病気の早期発見に役立たせたい．さらに，腸内細菌叢が宿主の代謝や免疫系に及ぼす影響を明らかにし，腸内恒常性の維持を介する腸・肝疾患の新たな治療法を探るための研究を行う．肝移植は末期肝疾患の最も有効な治療法であるため，肝移植患者の腸内細菌叢の特徴を明らかにし，重度の感染や移植片拒絶などの術後合併症や患者の生命予後との関連性を明らかにしたい．

4）ヒト細菌叢とその他の疾患

これまでの研究から，腸内細菌叢は生理学的機能を有するヒトの1つの臓器のようであり，宿主の免疫系，代謝および栄養に重要な役割を果たすことが示されている．感染症以外にも，腫瘍は高い罹患率と死亡率で世界の健康問題のトップ10を絶えず占めている．ヒト細菌叢は，複数の腫瘍の進行に関与することが最近報告されている．そこで，異なる腫瘍患者における腸内細菌叢の変化を明らかにするとともに，腫瘍の発生および進行におけるdysbiosisの影響の分子メカニズムの解明が試みられている．がん発生時にキーとなる細菌叢やその発がん遺伝子およびがん抑制遺伝子の異常発現の有無を同定することも重要なので，細菌叢由来のバイオマーカーによる早期がんの正確な診断を試みる．さらに，代謝疾患および自己免疫疾患における腸内細菌叢の機能的変化を明らかにすることで，これらの罹患率が高い疾患の診断と治療に資する効果的な方法を見つける補助をする．

5）細菌叢研究技術の進展

ヒト細菌叢の多次元的かつ包括的な理解を得るために，医療，生命科学およびバイオインフォマティクスの補完的な長所を集約し，細菌叢生態学研究における統合戦略を提唱したい．例えば，3Dゲノム技術を利用した配列アセンブリ法は注目に値するだろう．3Dゲノミクスのような手法は元の立体構造情報を捕捉することができ，これは一連の細菌ゲノムの最終的なアセンブリを促進するのに役立つ．マルチオミクス解析とハイスループット手法を組合わることで，臨床病理学的特徴や病気の進行に密接に関連する新技術を開発し腸内細菌叢と宿主との相互作用を体系的に解明することができる．

6）ヒト細菌叢の応用面

ヒト細菌叢は，新たな診断および治療法をもたらす可能性があると考えられている．ヒト細菌叢リソースの開発と応用に関する研究は有望である．まず，ハイスループット技術を駆使して病原体を正確に識別し，病気の正確な予測診断法を確立する．次に，健康や病気に密接に関連する重要な細菌叢の探索を行い，それらの特性を明らかにして新しいプロバイオティクスを見出し，細菌やその代謝物を標的とした正確な治療を行わなければならない．特に重要なのは，市場におけるヒト細菌叢機能テストの方法と基準を標準化し，結果の不適切な解釈や，消費者の誤解を防ぐことである．さらに，ハイスループットスクリーニングや細菌叢移植ドナーのマッチング技術，標準的な移植プロトコールおよびモニタリング方法により，細菌叢移植を広範に臨床応用できるだろう．

おわりに

人体全体に微生物が及ぼす影響の大きさを考慮すると，細菌叢とヒトの相互作用およびさまざまな疾患に

おけるその役割の解明は国際的な研究の焦点となっている．細菌叢への過度な期待があるが，細菌叢-宿主相互作用の因果関係と分子メカニズムは依然として大きな議論の的である．数多くの研究で，細菌叢の影響を受ける重要な表現型（病気に関係することが多い）が明らかになり，その原因となる細菌群が同定されてきたが，腸内細菌叢のような複雑なコミュニティにおける個々の微生物の正確な役割を特定することは依然として困難である．実際，今こそこの分野における因果関係や分子論的理解のためのメカニズムに基づく研究を成熟させるときである．細菌叢による低分子代謝物および免疫調節は，メカニズム研究の2つの重要な領域である．細菌叢機能予測のための新しい技術，新しい細菌叢内相互作用モデル，そして新しい分析とシミュレーションの手法によって，将来的には細菌叢とヒトの相互作用をはるかに深く理解することができる．中国の特性を活かしたヒト細菌叢の研究は，重要な感染症や主たる慢性疾患における腸内細菌叢の動的変化に焦点を当てている．腸内細菌叢の組成および機能の動的変動は，急性および慢性感染症，肥満，糖尿病，肝臓疾患，炎症性腸疾患，冠動脈心疾患，などのさまざまな疾患の発症および発生過程における，ヒト細菌叢のバランス異常と代謝の相互作用や免疫修飾の意義を解き明かすことが期待される．将来的には，新しい手法やプロバイオティクス，機能性食品を開発し，主要な疾患の予測・診断・予防のための新たなアイデアや戦略を提供し，未来の個別医療に貢献するために，トランスレーショナル医療や精密医療，統合的医学研究を強化すべきである．

謝辞

ここで紹介した研究はDistinguished Young Scholars of Zhejiang Provincial Natural Science Foundation of China（R16H260001），Major Program of National Natural Science Foundation of China（81790633, 81790630），およびthe Fundamental Research Funds for the Central Universities（2018FZA7001）の支援によるものである．

（翻訳：大野博司）

文献

1) O'Hara AM & Shanahan F：EMBO Rep, 7：688-693, 2006
2) Guarner F & Malagelada JR：Lancet, 361：512-519, 2003
3) Postler TS & Ghosh S：Cell Metab, 26：110-130, 2017
4) Marchesi JR, et al：Gut, 65：330-339, 2016
5) Baohong W, et al：Engineering, 3：71-82, 2017
6) Qin N, et al：Nature, 513：59-64, 2014
7) Chen Y, et al：Hepatology, 54：562-572, 2011
8) Xu M, et al：Microb Ecol, 63：304-313, 2012
9) Ren YD, et al：Hepatology, 65：1765-1768, 2017
10) Chen Y, et al：J Gastroenterol Hepatol, 30：1429-1437, 2015
11) Ren Z, et al：Gut：10.1136/gutjnl-2017-315084, 2018
12) Lu H, et al：BMC Infect Dis, 14：359, 2014
13) Gu S, et al：Microbes Infect, 18：30-38, 2016
14) Ling Z, et al：Sci Rep, 6：30673, 2016
15) Coker OO, et al：Gut, 67：1024-1032, 2018
16) Yu T, et al：Cell, 170：548-563.e16, 2017
17) Feng Q, et al：Nat Commun, 6：6528, 2015
18) Jie Z, et al：Nat Commun, 8：845, 2017
19) Wang B, et al：Sci Rep, 6：32002, 2016
20) Zhao L, et al：Science, 359：1151-1156, 2018
21) Qin J, et al：Nature, 490：55-60, 2012
22) Wen C, et al：Genome Biol, 18：142, 2017
23) Zhang X, et al：Nat Med, 21：895-905, 2015
24) Jiang H, et al：Brain Behav Immun, 48：186-194, 2015
25) Ling Z, et al：Appl Environ Microbiol, 80：2546-2554, 2014

<著者プロフィール>

Baohong Wang：浙江大学にて博士号（内科学）．そのときの研究以来，腸内細菌叢の健康と肝疾患とのかかわりについて長年研究を続けている．現在は浙江大学医学部附属第一医院感染症診断治療研究室においてPIとして研究室を主宰している．

Lanjuan Li：中国工程院教授，内科主任，博士課程アドバイザー．State Key Laboratory for Diagnosis and Treatment of Infectious Diseases所長．彼女は中国の著名な疫学者であり，肝炎および新興感染症の診断と治療の専門家であり，肝不全，ウイルス性肝炎，肝疾患におけるミクロ生態学において大きなブレークスルーを成し遂げている．

索 引

数字

1分子リアルタイムシークエンス	20
1型糖尿病	127
1細胞技術	43
II型コラーゲン	114
2型糖尿病	119, 127, 134, 183
3Dゲノミクス	196
4EPS	144
10x linked-reads	32
16S rRNA遺伝子（rDNA）配列解析	23, 92, 113, 158, 166, 186

和文

あ

アカデミア・企業連携	172
悪性腫瘍	110
アシネトバクター菌	59
アトピー性皮膚炎	98, 104, 106
アドヒシン	82
アノテーション	18, 45
アポトーシス	64, 74
アモキリシン	120
アルツハイマー病	134, 138, 155, 189
アレルギー	55, 62, 64, 97
安定点	37
胃酸	112
遺伝子予測ソフト	18
遺伝的背景	194
イニシャルコロナイザー	37
胃バイパス手術	120
インクレチン	120, 123
インスリン	114, 120, 138, 127
インスリン治療	131
インドール	50
インフルエンザ	174
ウイルス	186
う蝕	110
後ろ向き研究	98
うつ病	149
運動療法	131
衛生仮説	129
栄養要求性	187
エクトヌクレオチダーゼ	163
壊死性腸炎	30
エストラジオール	153
エピゲノム	92
エピゲノム異常	74
エピジェネティクス	149
炎症	62, 121
炎症性サイトカイン	69, 74, 82, 111, 136, 141, 165
炎症性脱髄	159
炎症性腸疾患	52, 64, 78, 86, 97, 129
炎症性メディエーター	110
エンテロタイプ	189
エンドトキシン	111, 114, 121
オートインデューサー	105
オートファジー	74, 79
黄色ブドウ球菌	104
オキシトシ	151
オキソ脂肪酸	123
オペロン構造	25
オミクス解析	174
オリゴ糖	122, 167, 169, 174
オレイン酸	123

か

概日リズム	38
外傷	164
潰瘍性大腸炎	79, 87, 151
化学的バリア	49
獲得免疫	61
仮説検証型	26
仮説探索型	26
仮想マイクロ流体	44
可動遺伝因子	20
カナマイシン	98
過敏性腸症候群	88
花粉症	129, 174
カルテ情報	27
加齢	134
カロリー制限	138
環境試料	176
環境メタゲノム解析	29
肝硬変	115
関節リウマチ	91, 114
感染症	142
感染性合併症	169
がん免疫療法	75
飢餓	121
寄生虫感染	62, 129
基礎研究	185
既存薬再開発	190
機能性表示製品	126, 174
虐待	153
救急・集中治療	164
恐怖情動	150
恐怖反応	141
ギランバレー症候群	128
クオラムセンシング	105
クラススイッチ組換え	57
グラントデータベース検索	183
グリア細胞	138
グルココルチコイド	149, 153
クローン病	64, 79, 87, 115, 151
クロスリンキング	32
系統アサインメント	24
系統推定	24
経口免疫寛容	100
化粧品	174
血液脳関門	138, 141, 142
血中アミノ酸濃度	145
血中メタボロミクス	123
結腸リンパ組織	94
血糖値	127
ケトン食	121
ゲノムカバー率	45
ケラチノサイト	107
健常者コホート	186
健常人データベース	172

※**太字**は本文中に『用語解説』があります

原生動物	186	
抗CTLA-4抗体	75	
抗PD-1/PD-L1抗体	75	
抗核抗体	93	
抗がん剤	74	
口腔	110	
抗菌タンパク質	105	
抗菌ペプチド	49, 128	
好酸球	64	
抗シトルリン化タンパク質	93, 114	
高脂肪食	151	
抗生物質	36, 86, 120, 190	
合成ロングリードシークエンス	21	
好中球浸潤	108	
国際疾病分類	185	
国際ヒト常在菌叢コンソーシアム	177	
国際メタゲノムコンソーシアム	177	
国民健康保険プロジェクト	194	
国家自然科学基金委員会	194	
個別化医療	188	
コホート研究	40, 74, 98, 119, 129, 174	
コミュニティアウトリーチ	177	
コラーゲン誘発関節炎	94	
コレラ毒素	58	
コンティグ配列	25	

さ

細菌性胃腸炎	136
採便キット	175
細胞増殖	69
細胞遊走	69
酢酸	122
サルモネラ菌	52
腫瘍免疫	67, 73
シェーグレン症候群	95
自己免疫疾患	67, 91, 97, 110
歯周病	110
歯周ポケット	111
次世代シークエンサー	16, 176
自然分娩	129
自然リンパ球	61
疾患研究	185
シトルリン化タンパク質	114
自閉症	55, 144

重症度評価	196
重症感染症	169
宿主遺伝学	187
樹状細胞	68, 162
受託サービス	175
ショートリード	18, 29
消化管運動障害	136
小腸型アルカリホスファターゼ遺伝子	113
小腸常在菌	161
情動	140, **141**
小児性肥満	129
食事療法	131
食物アレルギー	105, 129
食物感作	99
食物繊維	86, 120, 122, 174
食生活	160
食餌抗原	102
ショットガンメタゲノム解析	**175**, 186
真菌	186
神経変性疾患	142, 189
診断モデル	196
心的外傷後ストレス障害	149
シンバイオティクス	167
スーパードナー便	89, 138
膵β細胞	124, 127
水素産生菌	157
水素水	156, 169
髄膜炎菌	56
数理生態学	40
数理モデル	36
スキンケア	174
ストレプトゾトシン	129
制御性T細胞	94
脆弱腸粘膜	79
性成熟	152
世界細菌叢デー	179
セグメント細菌	39, 67, 93, 162
セマンティックウェブ	27
線維症	62
線形予測モデル	38
染色体	29
セリアック病	129, 189
セロトニン	145
全ゲノムショットガンシークエンシング	176

全身性炎症反応	164
喘息	105
選択的IgA欠損症	58
早期離乳	149
早産	183
層別化	187
創薬標的	174

た

体細胞突然変異	57
大腸がん	55, 74
大腸菌	37, 52, 167
タイトジャンクション	142, 165
唾液細菌叢	115
多重アニーリング／ループ化増幅サイクル法	44
多量体免疫グロブリンレセプター	56
多重置換増幅法	44
多臓器不全	164
脱顆粒	107
多発性硬化症	88, 159
多変量解析	26
短鎖脂肪酸	69, 86, 100, 120, 128, 166
胆汁酸	122, 124
断続的断食法	121
断片化	21
膣微生物	183
中国	193
肘後備急方	86, 193
中脳縫線核	145
中脳黒質緻密層	155
腸管	48, 55
腸管IgA抗体	56
腸管炎症	52
腸管関連リンパ組織	57, 93
腸管寄生蠕虫	129
腸管上皮細胞	48, **49**
腸管神経叢	156
腸管透過性	156
超高空間分解能二次イオン質量分析計	47
チロシン	144
通性嫌気性菌	98
データベース	23
帝王切開出産	129
低炭水化物ダイエット	121

索引

定着履歴	37
ディフェンシン	50, 79
定量PCR	156
デジタルヘルスデータ	175
デンタルプラーク	111
糖鎖	50
糖尿病	110, 161
動物性食品	120
動脈硬化	110, 134, 136
トキソプラズマ感染	64
ドナー便	88
トラウマ	153
トランスクリプトーム解析	46
トランスポゾン挿入線形増幅法	45
トリプトファン	144, 145
貪食細胞	137

な

ナイーブT細胞	131
難治性下痢症	170
難消化性多糖	120
難培養性細菌	16, 45
乳酸菌	37, 174
ニューロン	141
ネガティブセレクション	128
粘液層	49, 55
粘膜接着性侵入性	83
粘膜透過性	79
粘膜バリア	48
脳室周囲器官	143
脳腸相関	123, 138, 146, 151, 189
脳由来神経栄養因子	150
ノトバイオート	**72**

は

パーキンソン病	55, 134, 138, 155
バーコード配列	32
パイエル板	93
肺炎球菌	56
敗血症	164
肺線維症	64
バイオフィルム	**111**
杯細胞	49, 120
配列クラスタリング	24
配列相同性検索	26
配列品質	24
バクテリアルトランスロケーション	165
バクテリオファージ	186
バクテロイデス型	37
パネート細胞	49, 79
パブリックイベント	180
ハプロタイプ	**29**
パリ提案	177
バンコマイシン	99, 120, 144, 169
鼻腔細菌叢	183
微絨毛	50
ヒストン脱アセチル化酵素	123
微生物増殖モデル	38
ヒトコホート	183
ヒト腸メタゲノムイニシアチブ	177
皮膚	105
ビフィズス菌	**98**, 174
ビフィド型	37
皮膚炎	108
肥満	62, 64, 129, 134, 161
標準化	177
標準菌体試料	173
標準物質	173
表皮ケラチノサイト	107
日和見感染	80
ピロリ感染	66
不安障害	141, 149
腹膜炎	165
フコシル化	52
物理的バリア	49
不飽和脂肪酸	121
プレバイオティクス	126, 137, 167, 174, 189, 193
プレボテラ型	37
フローサイトメトリー	52, 108
フローラインデックス	175
プロゲステロン	153
プロテウス菌	52
プロトコールの標準化	172
プロバイオティクス	86, 100, 126, 129, 134, 137, 144, 163, 167, 174, 189, 193
プロピオン酸	122
糞便バンク	88
糞便微生物移植	85, 134, 193
ベージュ化	121
べき分布	38
ペルオキシソーム増殖因子活性化受容体γ	126
ヘルミンス	162
扁桃体	**142**
鞭毛タンパク質	186
ポートフォリオ分析	183
飽和脂肪酸	121

ま

マイクロ流体	21, 43
マクロファージ	141
マスト（肥満）細胞	64, 107, 141
マルチオミクス	183
マルチオミクス解析プラットフォーム	194
慢性炎症	97, 134
ミエリン鞘	161
ミクログリア	**141**
脈絡叢	143
ムチン	40, 50, 55, 64, 161
迷走神経	152
メタオミクス解析	42
メタゲノム解析	23, 25, 73, 135, 157, 166
メタボリックシンドローム	113
メタボローム解析	136, 144
メタ解析	23, 87, 100, **129**
メチル化	149
メチル化パターン	20
メトホルミン	120
メトロニダゾール	144
メモリー制御性T細胞	105
免疫寛容	79
免疫グロブリンA	56
免疫チェックポイント阻害剤	73, 75
免疫抑制剤	53
免疫老化	134

や

薬剤耐性遺伝子データベース	196
有病情報	194
有鞭毛細菌	51
遊離オリゴ糖	98
ユニーク配列	24
抑うつ不安ストレス尺度	144
予防投与	169

ら

酪酸	102, 122
酪酸産生菌	81

索引

ランゲルハンス細胞 …………… 105
リアルタイムPCR ……………… 165
リウマチ ……………………… 55, 93
離乳 …………………………………… 149
リノール酸 …………………………… 123
リファレンスデータ ………… 18, 177, 182, 194
リプログラミング ………………… 190
リポ多糖 ……………………… 138, 156
流行株 ………………………………… 169
硫酸還元細菌群 …………………… 80
緑膿菌 ………………………………… 167
リンパ組織 …………………………… 93
レーザーキャプチャーマイクロダイセクション法 …………… 83
レニン ………………………………… 123
レンサ球菌 ………………………… 120
ロトカ・ボルテラモデル ……… 38
ロバスト性 …………………………… 38
濾胞性制御性T細胞 …………… 94
濾胞性ヘルパーT細胞 ……… 58, 93
ロングリード ………………… 20, 29

欧　文

A・B

ACPA ………………………………… 93
Actinobacteria ……………… 135, 152
AD …………………………… 104, 106
AD-gut ……………………………… 189
AID …………………………………… 57
AIP …………………………………… 105
Akkermansia ………… 77, 121, 137
Akkermansia muciniphila
……………… 71, 75, 99, 119, 161
Alistipes shahii ………………… 74
α-シヌクレイン ………………… 155
α多様性 ……………………… 115, **116**
AMP ………………………………… 105
ANA …………………………………… 93
ATM療法 …………………………… 82
Atopobium ……………………… 157
Bacilli ……………………………… 58
Bacteroides ………… 37, 75, 77, 92, 98, 99, 121
Bacteroides caccae …………… 71

Bacteroides distasonis ……… 69
Bacteroides dorei ……………… 20
Bacteroides fragilis ……… 60, 69, 156, 166
Bacteroides thetaiotaomicron
…………………………… 70, 71
Bacteroidetes ……… 80, 119, 129, 135, 167
Barnesiella intestinihominis … 70
BCAA ……………………………… 123
BDNF ……………………… 141, 150
β-*Proteobacterium* ………… 104
Bifidobacteria ………………… 92
Bifidobacterium ……… 37, 58, 75, 77, 98, 121, 137, 157, 158, 166
Bifidobacterium adolescentis … 98
Bifidobacterium bifidum … 71, 98
Bifidobacterium breve … 71, 98, 167, 169
Bifidobacterium infantis …… 151
Bifidobacterium lactis ……… 71
Bifidobacterium longum …… 71
Bilophila ………………………… 121
binning ……………………… 20, 30
BLAST ……………………………… 26
Blautia ……………………… 75, 129
bp ………………………………… **29**
BSH ………………………………… 122
Burkholderia thailandensis … 46
B型肝炎 …………………………… 88
B細胞 …………………………… 66, 70

C・D

Candida albicans …………… 105
Canu ………………………………… 20
CCM ………………………………… 38
CCP ………………………………… 114
CD ……………………………… 79, 87
CD103 ……………………………… 162
CDI ………………………………… 169
centenarian ……………………… 136
CIA ………………………………… 94
Citrobacter rodentium …… 64, **68**
CLA ………………………………… 123
Clostridium asparagiforme … 92
Clostridium clostridioforme … 69
Clostridium coccoides … 120, 156, 166

Clostridium difficile ……… 85, 98
*Clostridium difficile*感染症
………………………… 160, 169
Clostridium IV ………………… 99
Clostridium leptum …… 120, 156
Clostridium perfringens …… 92
Clostridium ramosum ……… 69
Clostridium XIVa …………… 158
COG ………………………………… 18
Collinsella aerofaciens ……… 71
colonic patch …………………… 94
Corynebacterium ………… 98, 104
CpGオリゴデオキシヌクレオチド
…………………………………… 74
CR ………………………………… 138
CRAMP …………………………… 128
C-reactive protein ……………… 93
CRP ………………………………… 93
cryptdin …………………………… 50
CSR ………………………………… 57
CTL ……………………………… 128
CVID ……………………………… 58
DADA2 …………………………… 24
DASS ……………………………… 144
DDBJ ……………………………… 26
Deblur …………………………… 24
δ-toxin …………………………… 107
denoising ………………………… 24
*de novo*アセンブリ ……… 18, **29**
Desulfovibrio …………………… 80
DHA ……………………………… 121
DIAMOND ……………………… 26
DLB ……………………………… 155
DNAメチルトランスフェラーゼ
…………………………………… 20
Dorea formicigenerans ……… 71
DSS ………………………… 52, 58
dysbiosis ………………… 53, 55, 69, 73, 78, 86, 93, 97, 104, 110, 194

E〜G

EAEマウス ……………………… **161**
EBI ……………………………… 177
EC ……………………………… 177
Escherichia coli ……………… 144
EEHI配列 ………………………… 59
Eggerthella lenta …………… 92
ELISA …………………………… 52

EMBL	177	
Enterobacteria	137	
Enterobacteriaceae	80, 166	
Enterococcus faecium	71	
Enterococcus hirae	70, 75	
Eomes	**62**	
EPA	121	
Eubacterium	82	
Eubacterium limosum	71, 136	
EVOTAR	190	
Fab領域	58, **59**	
FACS	44	
Fad–A	74	
Faecalibacterium	75, 100, 137	
Faecalibacterium prausnitzii	69, 71	
FALCON–Unzip	30	
Fc領域	58, **59**	
Firmicutes	80, 119, 135, 136, 167	
FISH	39, 44	
Flavobacteriales	104	
FMT	77, 85, 137, 170, 193	
FoxP3陽性T細胞	74, 101	
FP7	190	
Fusobacterium	74, 82	
Fusobacterium nucleatum	115	
FXR	124	
GALT	57, **93**	
Gammaproteobacteria	58	
GF（無菌）マウス	64, 101, 120, 161	
Gordonibacter pamelaeae	92	
GPCR（Gタンパク質共役型受容体）	123, 124	
GPR41	123	
GPR43	123	
Greengenes	24	
GVHD	75	
GWAS（ゲノムワイド関連解析）	79, 159, **160**, 187	

H〜K

H2020	190
Haemophilus	92
HDAC	123
Helicobacter hepaticus	52
Helicobacter pylori	66
Heligmosomoides polygyrus	129
HGAP	20
Hi–C	30
HLAアレル	127
HMO	98
HMP	177, 182, 194
Holdemania filiformis	71
HPLC–MS	107
HYA	123
IBD（炎症性腸疾患）	64, 78, 86, 97, 183, 189
IBS	88
ICD–10	185
ICI	70
IDBA–UD	30
IDO	69
IFN–γ	63, 80
IgA	56, 66, 110, 165
IgA1	56
IgA2	56
IgE	107
IHMC	177, 189
IHMC Policy Discussion Summary	177
iHMP	183
IHMS	189
IL	50
IL–1β	114, 141
IL–6	114
IL–10	69, 161
IL12A	74
IL–22	64
IL–23	161
ILC	61
ILC1	63
ILC2	64, 65
ILC3	50, 64
IMG/M	27
INRA	176
Ipilumimab	71
JMBC	172
J鎖	57
KEGG	18, 26
KetoA	123
Klebsiella pneumoniae	69
KRAS	74
K細胞	125

L〜N

Lachnospira	99
Lachnospiraceae	92, 99
Lactobacillus	98, 99, 120, 121, 138, 158, 166
Lactobacillus acidophilus	69
Lactobacillus casei	167, 169
Lactobacillus johnsonii	152
Lactobacillus murinus	69
Lactobacillus reuteri	151
Lactobacillus salivarius	92
LBD	155
leaky gut	79
LEfSe	99
Leishmania major	105
Lewy小体病	155
LIANTI	45
LPS	137, 143, 156, 165, 186
Lypd8	51
L細胞	123, 124
MALBAC	45
MALT	**93**
MAMP	143
MAPseq	25
mate–pair	31
MaxBin	25
MDA	44
MDP	79
MEGAHIT	30
MetaBAT	25, 30
METACARDIS	189
MetaCyc	26
MetaHIT	177, 189, 194
MetaPlatanus	32
metaSPAdes	30
MGE	20
MGnify	27
MG–RAST	27
MHC	128
MIAマウス	144
MICA	63
MicrobeDB.jp	27
MMLV	46
MMseqs2	26
mock community	173
MOG	162

Moleculo ……………………… 32	*Propionibacterium* …………… 98, 104	*Streptococcus* ………………… 129
Moloney murine leukemia virus ……………………………… 46	Proteobacteria ………… 80, 120, 136	*Streptococcus parasanguinis* … 71
MRSA ………………………… 106, 166	PSA ……………………………… 69, 162	*Streptococcus pneumoniae* …… 56
MS ……………………………… 159	PSMs …………………………… 106	STZ ……………………………… 129
MSモデルマウス ……………… 160	PSMα …………………………… 108	*Subdoligranulum* ……………… 99
Mucispirillum schaedleri ……… 69	PYY ……………………………… 123	Supernova ……………………… 31
Mycobacterium paratuberculosis ……………………………… 82	QOL ……………………………… 132	symbiosis ………………………… 55
	RA ………………………………… 91	SYSCID ………………………… 190
MyD88 ………………………… 107, 128	rCDI ……………………………… 85	T1D ……………………………… 127
MyNewGut ……………………… 189	RDP ……………………………… 24	T6SS ……………………………… 39
NanoSIMS ……………………… 47	Reg3 ……………………………… 50	Tfh 細胞 ……………………… 68, 93, **94**
NASH …………………………… 88	RePORTER …………………… 187	TGF-β ……………………… 69, 74, 102
NCBI …………………………… 177	RF ………………………………… 93	Th1 細胞 ………………………… 67
NCD ……………………………… **97**	RORγt ………………………… 69, 101	Th17 ………………………… 62, 161
Neisseria meningitidis ………… 56	*Rothia* ………………………… 100	Th17 細胞 …………………… 67, 93
NF-κB …………………………… 74	RT-qPCR ……………………… 166	TLR（Toll 様受容体）… 50, 128, 163
NGS ……………………………… 16	*Ruminococcaceae* …………… 75, 77	TLR2 …………………………… 121
Nivolmab ……………………… 71	*Ruminococcus* ………………… 120	TLR5 …………………………… 121
NK 細胞 ………………… 63, 137, 169	RYGB …………………………… 120	TMAO ………………………… 120
NODマウス ……………………… **128**		TNBS …………………………… 69
NORA …………………………… 92	**S〜U**	TNF-α ……………………… 114, 141
NSFC …………………………… 194	SAA …………………………… 68, 162	Treg ……………… 62, 67, 99, 160, 165
	Staphylococcus aureus ……… 106	T-RFLP ………………………… 82
O〜R	SC ………………………………… 57	TRPV1 ………………………… 126
O157 …………………………… 30	scaffold ………………………… **29**	TruSeq ………………………… 32
OMV ……………………………… 69	SCFA …………………………… 186	TrxA …………………………… 59
OTU ……………………………… 24	SFB …………………………… 93, 162	TSLP …………………………… 105
PAD …………………………… 114	Shannon 指数 …………………… 76	UC ……………………………… 79, 87
paired-end 法 ………………… 30	SHM ……………………………… 57	UCLUST ………………………… 24
Paris recommendation ……… 177	SHMT …………………………… 59	UNOISE3 ……………………… 24
pathobiont ……………………… 59	sickness behavior …………… 142	UPDRSスコア ………………… 157
PD ……………………………… 155	sIgA ……………………………… 57	
PD-1 ………………………… 58, 144	SILVA …………………………… 24	**V・W・Y**
PDモデルマウス ……………… 156	single copy 遺伝子 …………… 25	*Veillonella* ……………………… 99
Pembrolizumab ……………… 71	SIRS …………………………… 165	Verrucomicrobia ……… 119, 121, 152
phi29 DNA ポリメラーゼ ……… 43	SIS ……………………………… 37	VITCOMIC2 …………………… 25
PICS …………………………… 165	SKGマウス ……………………… 93	WGA-X ………………………… 45
pIgR ……………………………… 56	SMRT …………………………… 20	WMD …………………………… 179
Platanus-allee ………………… 31	*Sneathia* ……………………… 98	WNTシグナル ………………… 74
Porphyromonas ……………… 92	SNP ……………………………… 79	Y1F-Scan ……………………… 156
Porphyromonas gingivalis … 111	SOP …………………………… 189	
PPARγ ………………………… 126	SPF ……………………………… 39	
Prevotella ………… 37, 92, 98, 120, 158	SPFマウス …………………… 75, 136	
Prevotella histicola ………… 161	SRB ……………………………… 80	
Prevotella intermedia ……… 112	SSM ……………………………… 38	
PrimPol ………………………… 45	*Staphylococcus* ……………… 98, 104	
	Staphylococcus epidermidis … 105	

索引

編者プロフィール

大野博司（おおの　ひろし）

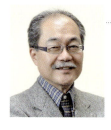

千葉大学医学部卒（1983年），麻酔科での臨床経験を経て大学院進学し，谷口克・斉藤隆両教授の元，免疫学を学ぶ．'91年医学博士．'94年より3年間米国NIH（Juan Bonifacino博士）にて細胞生物学（membrane traffic）の薫陶を受ける．帰国後千葉大学助教授を経て'99年金沢大学教授（がん研究所）．2002年理化学研究所免疫アレルギー科学総合研究センターチームリーダー兼務（'04年より専任）．2度の改組を経て'18年より現職．免疫学と細胞生物学の融合をめざして抗原の取り込みと輸送に特化した腸管上皮細胞M細胞を中心に据えた腸管免疫学と，宿主－腸内細菌叢相互作用の理解という密に関連する2つのテーマを掲げて研究している．

実験医学　Vol.37　No.2（増刊）

腸内細菌叢　健康と疾患を制御するエコシステム

編集／大野博司

実験医学 増刊

Vol. 37　No. 2　2019〔通巻630号〕
2019年2月1日発行　第37巻　第2号
ISBN978-4-7581-0376-3
定価　本体5,400円＋税（送料実費別途）

年間購読料
　24,000円（通常号12冊，送料弊社負担）
　67,200円（通常号12冊，増刊8冊，送料弊社負担）
郵便振替　00130-3-38674

© YODOSHA CO., LTD. 2019
Printed in Japan

発行人　一戸裕子
発行所　株式会社　羊　土　社
　〒101-0052
　東京都千代田区神田小川町2-5-1
　TEL　　03（5282）1211
　FAX　　03（5282）1212
　E-mail　eigyo@yodosha.co.jp
　URL　　www.yodosha.co.jp/
印刷所　株式会社　平河工業社
広告取扱　株式会社　エー・イー企画
　TEL　　03（3230）2744（代）
　URL　　http://www.aeplan.co.jp/

本誌に掲載する著作物の複製権・上映権・譲渡権・公衆送信権（送信可能化権を含む）は（株）羊土社が保有します．
本誌を無断で複製する行為（コピー，スキャン，デジタルデータ化など）は，著作権法上での限られた例外（「私的使用のための複製」など）を除き禁じられています．研究活動，診療を含み業務上使用する目的で上記の行為を行うことは大学，病院，企業などにおける内部的な利用であっても，私的使用には該当せず，違法です．また私的使用のためであっても，代行業者等の第三者に依頼して上記の行為を行うことは違法となります．

JCOPY ＜（社）出版者著作権管理機構　委託出版物＞
本誌の無断複写は著作権法上での例外を除き禁じられています．複写される場合は，そのつど事前に，（社）出版者著作権管理機構（TEL 03-5244-5088, FAX 03-5244-5089, e-mail：info@jcopy.or.jp）の許諾を得てください．

羊土社のオススメ書籍

実験医学別冊
細胞・組織染色の達人

実験を正しく組む、行う、解釈する免疫染色とISHの鉄板テクニック

高橋英機／監, 大久保和央／著, ジェノスタッフ株式会社／他

国内随一の技術者集団・ジェノスタッフ社のメンバーが総力を結集！免疫染色・in situハイブリダイゼーションで"正しい結果"を得るための研究デザインから結果の解釈まで、この1冊で達人の技が学べます

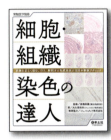

- 定価(本体6,200円＋税)　　■ AB判
- 186頁　　ISBN 978-4-7581-2237-5

実験医学 Vol.36 No.18
急増する炎症性腸疾患に挑む

腸内エコロジーの理解によるIBD根治への道

長谷耕二／企画

炎症性腸疾患(IBD)は、腸内細菌の"生態系"の破綻により発症すると考えられ、その維持機構の解明がすすめられています。栄養シグナル、生体バリア、再生医療と多角的視点から難病といわれるIBDの新規療法開発に挑む研究を紹介します。

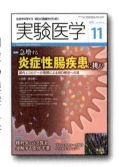

- 定価(本体2,000円＋税)　　■ B5判
- 145頁　　ISBN 978-4-7581-2513-0

実験医学 Vol.34 No.6
明かされる"もう1つの臓器"
腸内細菌叢を制御せよ！

宿主との相互作用のメカニズムから便移植の実際、バイオベンチャーの動向まで

福田真嗣／企画

予防・健康のカギを握る「腸内細菌叢」。明らかになる腸内環境と宿主の免疫・代謝との因果関係から、メタゲノムデータのアノテーション、便移植を始めとする応用と産業化の展開まで幅広く網羅しました。

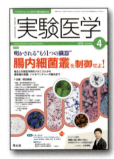

- 定価(本体2,000円＋税)　　■ B5判
- 141頁　　ISBN 978-4-7581-0150-9

実験医学別冊　NGSアプリケーション
今すぐ始める！
メタゲノム解析実験プロトコール

ヒト常在細菌叢から環境メタゲノムまでサンプル調製と解析のコツ

服部正平／編

試料の採取・保存法は？コンタミを防ぐコツは？データ解析のポイントは？　腸内、口腔、皮膚、環境など多様な微生物叢を対象に広がる「メタゲノム解析」。その実践に必要なすべてのノウハウを1冊に凝縮しました。

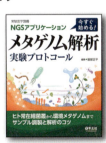

- 定価(本体8,200円＋税)　　■ A4変型判
- 231頁　　ISBN 978-4-7581-0197-4

発行　羊土社 YODOSHA
〒101-0052　東京都千代田区神田小川町2-5-1　TEL 03(5282)1211　FAX 03(5282)1212
E-mail：eigyo@yodosha.co.jp
URL：www.yodosha.co.jp/

ご注文は最寄りの書店、または小社営業部まで

栄養科学イラストレイテッドシリーズ

栄養学を学ぶために必要な要点を集約した，基礎からよくわかるオールカラーのテキスト．
管理栄養士国家試験のガイドラインに準拠！

食品学I
食べ物と健康―食品の成分と機能を学ぶ

水品善之，菊﨑泰枝，小西洋太郎／編

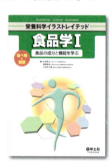

管理栄養士にとって大切な食品の基礎知識がしっかり身につく！国試出題基準に対応した内容で，Iではたんぱく質や脂質など食品を構成する物質，においや色の成分，人への働き等を丁寧に解説．見やすいオールカラー

- 定価（本体2,600円＋税）
- B5判
- 208頁
- ISBN 978-4-7581-0879-9

食品学II
食べ物と健康―食品の分類と特性、加工を学ぶ

栢野新市，水品善之，小西洋太郎／編

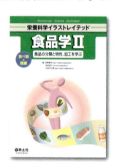

食品・食材そのものについて，正しい知識が身につく！日本食品標準成分表2015年版（七訂）に準じ，食品ごとに種類や性質，成分などを解説．献立作成等にも役立ちます．「食品学I」と併せて学べば基礎固めは完璧

- 定価（本体2,700円＋税）
- B5判
- 216頁
- ISBN 978-4-7581-0880-5

基礎栄養学 第3版

田地陽一／編

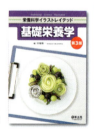

- 定価（本体2,800円＋税）
- B5判
- 208頁
- ISBN 978-4-7581-1350-2

食品衛生学

田﨑達明／編

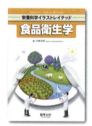

- 定価（本体2,800円＋税）
- B5判
- 224頁
- ISBN 978-4-7581-1352-6

近刊　微生物学　大橋典男／編　定価（本体2,800円＋税），2019年春発行予定

栄養科学イラストレイテッドシリーズ好評既刊

- 生化学
- 基礎化学
- 臨床栄養学
- 臨床医学
- 応用栄養学
- 解剖生理学
- 分子栄養学

羊土社 YODOSHA　〒101-0052　東京都千代田区神田小川町2-5-1　TEL 03(5282)1211　FAX 03(5282)1212
E-mail：eigyo@yodosha.co.jp
URL：www.yodosha.co.jp/

田﨑達明／編

羊土社のオススメ書籍

研究者・留学生のための アメリカビザ取得完全マニュアル

大藏昌枝／著,
大須賀 覚,野口剛史／監

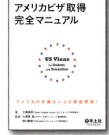

「留学でビザが必要になる,でも手続きは独力でやらないと…」そんな方への手引書です.必要書類の一覧と記入例はもちろん,大使館面接の注意点,Q&A集など,新規取得に必要十分な情報を,米国移民法弁護士が解説.

- 定価(本体3,200円＋税) ■ A5判
- 173頁 ■ ISBN 978-4-7581-0849-2

実験医学別冊 あなたのタンパク質精製、大丈夫ですか？
貴重なサンプルをロスしないための達人の技

胡桃坂仁志,有村泰宏／編

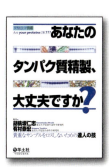

生命科学の研究者なら 避けて通れないタンパク質実験.取り扱いの基本から発現・精製まで,実験の成功のノウハウを余さずに解説します.初心者にも,すでにタンパク質実験に取り組んでいる方にも役立つ一冊です.

- 定価(本体4,000円＋税) ■ A5判
- 186頁 ■ ISBN 978-4-7581-2238-2

はじめてでもできてしまう科学英語プレゼン
"5S"を学んで、いざ発表本番へ

PhilipHawke, 太田敏郎／著

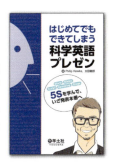

ネイティブ英語講師が教える理系の英語での伝え方の「基礎の基礎」.手順をStory, Slide, Script, Speaking, Stageの5Sプロセスに整理.これに倣えばはじめてでも立派に準備できる！

- 定価(本体1,800円＋税) ■ A5判
- 127頁 ■ ISBN 978-4-7581-0850-8

マンガでわかるゲノム医学
ゲノムって何？ を知って健康と医療に役立てる！

水島-菅野純子／著,
サキマイコ／イラスト

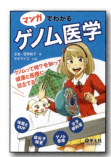

かわいいキャラクター「ゲノっち」と一緒に,生命の設計図＝ゲノムと遺伝情報に基づいた最新医学について学ぼう！ 非専門家でも読みこなせる「マンガ」パートと,研究者・医療者向けの「解説」パートの2部構成.

- 定価(本体2,200円＋税) ■ A5判
- 221頁 ■ ISBN 978-4-7581-2087-6

発行 羊土社 YODOSHA
〒101-0052 東京都千代田区神田小川町2-5-1　TEL 03(5282)1211　FAX 03(5282)1212
E-mail: eigyo@yodosha.co.jp
URL: www.yodosha.co.jp/

ご注文は最寄りの書店,または小社営業部まで

次世代シークエンスを始めたいあなたのためのオススメ書籍

発現解析などRNAを使ったあらゆる解析を網羅！

実験医学別冊　NGSアプリケーション

RNA-Seq 実験ハンドブック

発現解析からncRNA、シングルセルまであらゆる局面を網羅！

編集／鈴木 穣

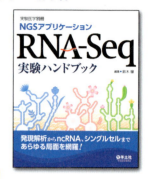

次世代シークエンサーの数ある用途のうち最も注目の「RNA-Seq」に特化した待望の実験書が登場！遺伝子発現解析から発展的手法，各分野の応用例まで，RNA-Seqのすべてを1冊に凝縮しました．

- ◆定価（本体7,900円+税）
- ◆AB判　282頁
- ◆ISBN978-4-7581-0194-3

実験医学別冊

次世代シークエンス 解析スタンダード

NGSのポテンシャルを活かしきるWET&DRY

編集／二階堂愛

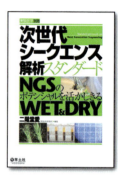

エピゲノム研究はもとより，医療現場から非モデル生物，生物資源まで各分野の「NGSの現場」が詰まった1冊．コツや条件検討方法などWET実験のポイントが，データ解析の具体的なコマンド例が，わかる！

- ◆定価（本体5,500円+税）
- ◆B5判　404頁
- ◆ISBN978-4-7581-0191-2

こちらもオススメ

実験医学2018年1月号

どこでも 誰でも より長く ナノポアシークエンサーが 研究の常識を変える！

企画／荒川和晴

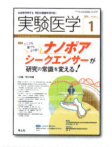

◆定価（本体2,000円+税）　◆B5判　139頁　◆ISBN978-4-7581-2503-1

発行　羊土社 YODOSHA

〒101-0052　東京都千代田区神田小川町2-5-1　TEL 03(5282)1211　FAX 03(5282)1212
E-mail：eigyo@yodosha.co.jp
URL：www.yodosha.co.jp/

ご注文は最寄りの書店，または小社営業部まで